CES ONDES QUI TUENT,
CES ONDES QUI SOIGNENT

« Espaces libres »

JEAN-PIERRE LENTIN

CES ONDES QUI TUENT, CES ONDES QUI SOIGNENT

Téléphones portables, ordinateurs,
micro-ondes, électricité, magnétisme :
Quels dangers pour notre santé ?

Albin Michel

Albin Michel
▪ *Spiritualités* ▪

Collection « Espaces libres »
dirigée par Jean Mouttapa et Marc de Smedt

Introduction

Attention, crise d'angoisse planétaire.

Et si les téléphones portables, ces émetteurs de micro-ondes que nous calons contre notre tête, étaient autant de bombes à retardement, avec à la clé des millions de tumeurs au cerveau dans dix ans ?

Et si les champs électriques et magnétiques, émis par tous les appareils qui nous entourent, perturbaient silencieusement nos cellules et nos organes, pour créer à la longue, chez les uns des migraines, des douleurs, des embêtements chroniques, chez d'autres des hypersensibilités de type allergique, et pour certains des leucémies et des cancers ? Avec, à l'horizon, au fur et à mesure que les sources d'émission se multiplient, une proportion de plus en plus importante de l'humanité victime de l'« électropollution » ou de l'« électrosmog » ?

Et si on découvrait que ces ondes et ces champs sont impliqués dans l'une ou l'autre de ces grandes maladies énigmatiques qui semblent se développer en même temps que l'ère moderne, et qui narguent la médecine actuelle, parce qu'on n'est guère avancé, ni sur leur cause ni sur leur guérison – Alzheimer, Parkinson, asthme, arthrite, allergies, fatigues chroniques, dépressions... ?

Ce sont là trois scénarios extrêmes, peut-être trop pessimistes, mais qui suscitent à l'heure actuelle des interrogations sérieuses, exprimées par des scientifiques, des groupes d'étude, des comités d'experts, des rapports officiels, des congrès internationaux, ou simplement des associations de citoyens.

A l'opposé, il y a un scénario de science-fiction plus sympathique. En même temps qu'on découvre comment l'électromagnétisme compromet notre santé, on lui trouve des utilisations qui soignent, font repousser les os, réduisent l'inflammation et la douleur, stimulent l'immunité, estompent l'anxiété ou la dépression, neutralisent les microbes, réduisent les tumeurs... En fait, ce n'est pas de la science-fiction – on le verra dans les derniers chapitres de ce livre. Ces thérapies électromagnétiques, souvent qualifiées de « médecine du XXIe siècle » par leurs pratiquants, sont encore pratiquement inconnues des médias et du grand public. Elles représentent pourtant un espoir énorme.

Dans les deux cas, on se trouve face à un continent presque inconnu du monde vivant, que la science commence à peine à cartographier. Ici, les certitudes vacillent, rien n'est évident – ou alors les évidences varient fortement selon les points de vue. L'effet des ondes sur le vivant est établi, mais les seuils de sensibilité et les normes admissibles sont âprement discutées. Et pour une grande part, on n'a pas d'explication sur les mécanismes qui produisent l'effet. La science du bioélectromagnétisme est récente, en fait elle est en train de naître sous nos yeux, quelque peu laborieusement et péniblement – on verra comment dans les chapitres qui suivent. Elle est loin d'être adulte à l'heure actuelle. Mais il est visible qu'on franchit une étape cruciale. Pendant l'année 2000, on a compté un nombre extraordinaire de congrès, de symposiums techniques et scientifiques, de rapports d'experts, de journées parlementaires et de débats législatifs, tandis que les médias ont régulièrement relayé toutes sortes de nouveaux résultats scientifiques. Tout cela, en grande partie, à cause du téléphone mobile. Des fonds énormes ont été débloqués ou promis, en Europe et aux Etats-Unis, pour attaquer le problème à une échelle encore jamais tentée.

Il faut dire que, dans les années qui viennent, on s'apprête à « électromagnétiser » le monde comme jamais. En matière de télécommunications sans fil, on est à peine au début de l'histoire. Bientôt, arriveront les prochaines générations de portables à haut débit, suivis par les produits « Bluetooth », le standard universel de communication par micro-ondes entre des émetteurs-récepteurs personnels, des ordinateurs et une multitude d'appareils ménagers et de systèmes d'identification. Le bombardement électromagnétique généralisé sur toutes les fréquences est un horizon inéluctable. Or, selon les chercheurs, nous sommes déjà exposés à deux cents millions de fois plus de rayonnements que les hommes de l'ère pré-électrique, soit ceux qui ont vécu pendant la quasi-totalité de l'histoire de l'espèce humaine – sans parler des millions d'années pendant lesquelles l'évolution des êtres vivants s'est produite dans l'environnement électromagnétique naturel, très loin de ce qui nous entoure aujourd'hui.

Ce livre ne milite pour aucune cause particulière, et pourtant il se situe dans un domaine miné par les controverses. La science du bio-électromagnétisme est secouée par des heurts, parfois violents, entre les audacieux et les conservateurs, les visionnaires et les sceptiques, les officiels et les francs-tireurs, les alarmistes et les insouciants. Le journaliste scientifique s'aventure en plein champ de bataille, et l'auteur de ce livre se considère un peu comme un reporter de guerre ! Il est vrai que les enjeux sont importants, jusqu'à des questions de vie ou de mort. Je n'ai donc pas cherché à masquer mes convictions, acquises au contact des uns et des autres.

J'ai tenté de présenter équitablement tous les points de vue, mais j'ai pris, sur tous les sujets cruciaux, des positions. On lira lesquelles.

Le domaine est d'autant plus disputé que des intérêts économiques et politiques puissants sont en jeu. Si, aujourd'hui, on manque autant de réponses claires, si la science du bio-électromagnétisme emploie dix mille fois moins de chercheurs que la biologie moléculaire et génétique, pour ne citer qu'elle, c'est qu'elle s'est longtemps heurtée à ce qu'il faut bien appeler des lobbies. Pour les grandes compagnies industrielles qui procèdent à l'électrification du monde, les inquiétudes sanitaires ne sont pas de mise. L'armée, de plus en plus consommatrice d'appareils électromagnétiques émettant à de très fortes intensités, accueille fraîchement des mises en garde qui la brideraient ou multiplieraient ses coûts. L'industrie pharmaceutique, elle, exerce un pouvoir considérable sur la recherche biologique et médicale, la voie chimique est donc privilégiée par rapport à toutes les autres formes de thérapie. Au final, c'est toute la philosophie biologique au XXe siècle qui rejette souvent les visionnaires du bio-électromagnétisme, taxés de dérive spiritualiste ou de charlatanisme.

Malgré tout, cette science progresse et peut déjà nous apprendre beaucoup de choses. Nous allons raconter son histoire, tirer le bilan de ses découvertes les plus récentes, et donner aussi, grâce à ces connaissances nouvelles, des informations pratiques et concrètes concernant notre usage du téléphone portable, de l'ordinateur, de l'écran de télévision, des appareils et des réseaux électriques qui nous entourent.

Mon enquête n'est pas née d'un coup de tête ou d'un effet de mode. En fait, c'est le résultat de quinze ans de travail. Au milieu des années 1980, j'étais un journaliste scientifique en quête de sujets « nouveaux et intéressants ». Je me suis vite aperçu qu'il y avait en science d'étranges recoins, des zones d'ombre, d'oubli ou d'opprobre. C'est ainsi que je me suis intéressé aux pionniers méconnus du bio-électromagnétisme, et que ce sujet est devenu une passion, partagée au fil des ans avec un petit nombre de mordus, à la recherche de livres rares et de revues confidentielles. Puis, à partir de 1995, Internet a multiplié les sources de contact et d'information, et j'ai pu dialoguer avec des spécialistes du monde entier. Pendant des années, ce labeur personnel est resté pour moi une passion privée, un dada, un hobby, un jardin secret. Le sujet intéressait peu de monde et je n'ai guère réussi à « caser » grand-chose dans les médias. Certes, en même temps que j'apprenais, j'écrivais aussi beaucoup, en anglais, sur les forums spécialisés d'Internet. En toute liberté et gratuité, pour le plaisir d'échanges directs et chaleureux avec quelques centaines de personnes, des scientifiques, des médecins et aussi des amateurs, des inventeurs, des utilisateurs, des passionnés. J'ai aussi, plusieurs années de suite, donné des conférences sur ce sujet au festival Science-Frontières de Cavaillon, ce qui m'a permis de dialoguer avec le public français.

Puis une opportunité s'est présentée à la télévision. J'écrivais des documentaires réalisés par ma femme, Laurence. Arte nous a commandé un film d'une heure sur le bio-électromagnétisme. En quelques mois, nous avons pu nous rendre dans les laboratoires français spécialisés, chez des experts en Belgique, au congrès mondial de la Société de bio-électromagnétisme à Munich, et à Moscou, où nous avons rencontré les plus grands chercheurs russes sur ce sujet. Donc, le film étant un travail de couple, on ne s'étonnera pas que j'emploie, dans le livre, quand je relate notre périple, un « nous » qui n'a rien de royal, mais qui est simplement et tendrement conjugal.

Dans ce livre, comme dans le film, il y a de bonnes et de mauvaises nouvelles. Il est important que les deux soient prises en compte, pour faire mentir le chercheur

Clas Tegenfeld, qui écrivait : « Il existe à ce jour au moins quinze mille publications scientifiques à propos des effets des champs électromagnétiques sur la santé. Mais j'ai bien peur qu'en réalité nous ne voulions pas connaître la vérité. » Il faudra peut-être quelques siècles avant qu'on ait fait le tour de la question, mais d'ores et déjà le voyage est riche en découvertes, en paradoxes et en surprises. A terme, l'homme parviendra certainement à domestiquer la face obscure de la force, et fera de sa face claire une médecine raffinée. En chemin, il se peut que la biologie tout entière tremble sur ses bases, et ce n'est pas un des moindres attraits de cette quête que de nous laisser entendre les premiers grondements d'une probable révolution dans la science du vivant.

1

Au commencement était la force

Au fait, c'est quoi, l'électricité, le magnétisme, les ondes ? Tout ce qu'il faut savoir pour mieux comprendre la suite se trouve dans ce chapitre, qui prend la forme d'un glossaire, sans ordre alphabétique, mais en rangement raisonné. Evidemment, le scientifique ou autre lecteur averti et pressé sautera ce chapitre s'il veut plonger dans le vif du sujet. Les autres pourront y rafraîchir leurs connaissances avant d'entrer au cœur du débat actuel sur les ondes et notre santé. Voici donc notre entrée en matière, ou plutôt notre sortie hors de la matière, vers l'étrange univers des courants, des champs, des fréquences et de l'énergie pure.

Électromagnétisme

L'électromagnétisme est une des quatre grandes forces de l'univers (avec la gravitation et les deux forces nucléaires). Et quelle force ! Elle agit aussi bien à l'échelle des atomes qu'à celle des galaxies. Dans l'infiniment petit, c'est elle qui maintient l'édifice de chaque atome, avec la charge électrique positive du proton, dans le noyau, qui attire (mais juste ce qu'il faut) la charge négative de l'électron en orbite autour du noyau. Et c'est encore cette force qui lie les atomes entre eux, pour former des molécules, de la matière, des éléments, des combinaisons chimiques, des minéraux, des astres, des cellules, des hommes. A l'échelle du cosmos, chaque étoile envoie vers l'infini des quantités colossales d'énergie électromagnétique, qui jouent un rôle certain, mais encore mal connu, dans la naissance, la vie et la mort des galaxies.

La force électromagnétique possède toujours un double visage. Charges électriques positive et négative, pôles nord et sud de l'aimant, champ électrique et champ magnétique, ces dualités fondatrices règnent sur l'univers. Ce qui ne manque pas d'alimenter toutes sortes de spéculations philosophiques. Dans ce livre, on verra aussi que l'électromagnétisme mène un double jeu vis-à-vis de notre santé.

C'est aussi la seule force que l'homme sache réellement manipuler. Nous l'avons domestiquée, en partie, depuis deux siècles. Ce fut l'œuvre de Galvani, Volta, Von Guericke, Franklin, Gray, Laplace, Coulomb, Ampère, Œrsted, Faraday, Henry, Kirchhoff, Maxwell, Hertz, Helmholtz, Lorentz, Tesla, Edison, Branly, Popov, Marconi...

Nous sommes tous, en dernière analyse, des êtres électromagnétiques. Quant aux différentes manifestations de cette force, courants, champs ou ondes, elles sont présentes depuis la nuit des temps dans la nature, avec les champs électriques et magnétiques terrestres, les orages, les aurores boréales, les ondes émises par le Soleil. Aujourd'hui, tout change. Nous sommes entrés dans l'ère de l'électromagnétisme artificiel. Pour le meilleur et pour le pire...

Électricité

Le mot vient du grec, *elektron*, qui désigne l'ambre jaune, une substance translucide et précieuse, faite de résine végétale fossilisée. L'ambre provoque un curieux phénomène quand on la frotte : elle attire des objets légers, une plume ou une feuille de papier. Il s'agit de la première forme d'électricité connue, observable grâce à ses capacités d'attraction et de répulsion. Dès l'Antiquité, on s'est aperçu que le frottement libérait deux forces contraires – le verre, par exemple, donne une autre sorte d'électricité. Deux corps chargés de la même électricité se repoussent, tandis que deux matériaux porteurs d'une électricité différente s'attirent. Au XVIIIe siècle, on parle d'électricité vitreuse et d'électricité résineuse, avant que Benjamin Franklin ne trouve la dénomination moderne : électricité positive et négative.

Ce sont là les deux formes de l'électricité statique, c'est-à-dire l'accumulation de charges électriques immobiles, en quelque sorte « scotchées » aux objets frottés. Mais la grande révolution va venir de l'électricité en mouvement, en d'autres termes du courant électrique. Or, comme par un clin d'œil au sujet de ce livre, cette découverte est due à un biologiste ! Luigi Galvani, en disséquant des grenouilles, produit des décharges électriques avec son scalpel et croit avoir trouvé « l'électricité animale », un nouvel avatar du fabuleux fluide vital postulé depuis l'Antiquité. Son collègue Alessandro Volta reproduit ses expériences et s'aperçoit que l'électricité ne vient pas de la grenouille, mais du contact entre deux métaux différents, le muscle de la grenouille agissant simplement comme conducteur. La différence de potentiel entre les deux métaux entraîne une circulation continue des charges électriques, et Volta invente en 1800 la première pile électrique, ainsi nommée car c'est un empilement de disques de cuivre et de zinc séparés par du tissu humidifié. L'âge moderne de l'électricité commence.

Le courant, c'est donc la circulation des charges électriques. Un pur transfert d'énergie. Ces charges voyagent grâce à des porteurs, les électrons, de charge négative. Plus rarement, les protons d'hydrogène, de charge positive, peuvent courir eux aussi. On distingue trois sortes de courants : métallique, ionique et de semi-conduction. Le courant métallique est le plus familier, c'est celui qui circule dans les câbles et alimente tous les appareils électriques. Il dépend d'une particularité des métaux, qui possèdent une couche superficielle d'électrons faiblement liés à leurs noyaux, et donc disponibles pour le transport électrique. Le courant ionique voyage grâce aux ions – des atomes ou des molécules qui ont perdu ou gagné des électrons –, et sont donc porteurs d'une charge électrique, positive ou négative. L'électricité qui circule dans nos nerfs et nos muscles est de cette nature. Enfin, les courants de semi-conduction se déplacent dans les microcavités de certains matériaux cristallins. Ils sont extrêmement faibles, mais très utilisés aujourd'hui, puisqu'on les trouve à l'œuvre dans les puces, les microprocesseurs et les circuits informatiques. On verra que certains chercheurs émettent l'hypothèse que ce type de courant existe également à l'intérieur des organismes vivants.

Une propriété essentielle de l'électricité véhiculée par nos réseaux de distribution est qu'il s'agit de courant alternatif, c'est-à-dire un courant qui change de polarité plusieurs dizaines de fois par seconde, au contraire du courant continu ou direct, produit par une pile ou une batterie. Au début du siècle, une terrible bataille oppose Thomas Edison, partisan du courant continu, à Nikola Tesla, qui propose l'usage du courant alternatif. Edison organise même des réunions publiques où l'on électrocute des chats et des chiens au courant alternatif pour démontrer les dangers de ce nouveau système. C'est non seulement cruel, mais d'une rare mauvaise foi, car le courant continu à forte puissance est en fait encore plus dangereux. Quoi qu'il en soit, le courant alternatif sort vainqueur, car il se montre beaucoup plus pratique pour le transport de l'électricité sur de longues distances. Mais on se rend compte aujourd'hui que l'oscillation perpétuelle du courant alternatif, cinquante fois par seconde en Europe et soixante fois en Amérique ou au Japon, est probablement responsable d'effets biologiques indésirables.

Magnétisme

Dans une ville d'Asie Mineure nommée Magnesia, les Grecs anciens découvrent la pierre d'aimant (*lithos magnes*), qu'on appelle aujourd'hui magnétite, et dont la capacité d'attirer certains métaux comme le fer fournit une source inépuisable d'émerveillement. Comme l'étymologie est décidément pleine de surprises, on mentionnera que l'origine du mot « aimant » n'a rien à voir avec l'amour, malgré d'incontestables phénomènes d'attirance physique, mais vient de l'adjectif grec *adamas*, indomptable ou indestructible, qui donne aussi les mots adamantin et diamant.

La nature des aimants commence à s'éclairer à partir des années 1820, lorsqu'on découvre des liens intimes entre l'électricité et le magnétisme, jusqu'à les considérer comme deux manifestations de la même force fondamentale. Le passage d'un courant électrique dévie l'aiguille d'une boussole, donc l'électricité en mouvement crée un champ magnétique – c'est le principe de l'électro-aimant. A l'inverse, un aimant en mouvement donne naissance à un courant électrique. C'est l'induction électromagnétique. Elle permet de concevoir la dynamo, le générateur, le moteur électrique, toutes les bases de l'industrie moderne. Et aussi de comprendre ce qui se passe au niveau atomique : à l'intérieur des métaux susceptibles d'être aimantés (fer, nickel, cobalt), la rotation perpétuelle des électrons engendre des champs magnétiques minuscules. A vrai dire, les électrons tournent dans n'importe quel matériau, mais dans la plupart des cas ces rotations se font dans tous les sens et les champs s'annulent – sauf dans les matériaux métalliques magnétiques, par un phénomène d'alignement des électrons, qui permet aux champs de s'additionner et d'exercer une force d'attraction ou de répulsion.

Champ

Tous les courants électriques et tous les aimants génèrent autour d'eux ce qu'on appelle des champs. Il s'agit d'un des concepts les plus fondamentaux de la physique, mais sa définition n'est pas facile. Le champ est une influence exercée dans l'espace qui environne le corps émetteur. Il n'est pas identique en tous points, et décroît rapidement avec la distance par rapport à l'émetteur. Ses valeurs sont mesurables et calculables, sa répartition en intensité forme en volume des ovoïdes concentriques qu'on appelle des lignes de force, mais malgré tout, d'une certaine manière le champ ne s'explique pas. Pour la physique, c'est un outil commode pour décrire le monde, mais il laisse en suspens des questions fondamentales. Celle de savoir, par exemple, si le champ magnétique ou le champ gravitationnel existent grâce à d'hypothétiques particules, magnétons ou gravitons. Cela reste aujourd'hui une prodigieuse énigme.

Malgré tout, le champ est une donnée incontournable. Einstein écrivait à son propos : « Nous pouvons donc considérer la matière comme constituée par les régions de l'espace où le champ est extrêmement intense. En fait, il n'y a guère de place, dans cette nouvelle physique, pour qu'il existe à la fois des champs et de la matière, parce qu'en dernière analyse le champ est la seule réalité. »

Il y a toujours, autour d'un courant électrique, deux champs étroitement liés : un champ électrique et un champ magnétique. Le champ électrique est assez facilement diminué par les matériaux qu'il rencontre, tandis que le champ magnétique traverse tout. Les champs issus du courant alternatif sont eux-mêmes alternatifs, et leur oscillation crée des courants électriques induits dans les matériaux conducteurs, notamment dans les corps vivants. Ces courants sont très faibles, quelques millièmes d'ampère, ils circulent entre les cellules et sont sans doute en partie responsable des effets biologiques.

Onde

Un émetteur de radio ou de télévision, un radar, un téléphone portable, un appareil de radiographie ou une source lumineuse produisent des ondes électromagnétiques. Une onde est constituée par un champ électrique et un champ magnétique qui oscillent très rapidement et voyagent ensemble, à la vitesse de la lumière – et pour cause : la lumière est elle-même une onde électromagnétique. Les ondes sont produites par l'accélération, la décélération ou le choc de charges électriques en mouvement rapide.

Alors que les champs issus du courant électrique perdent leur intensité en quelques mètres, les ondes peuvent franchir des milliers de kilomètres. Elles véhiculent nettement plus d'énergie, et peuvent notamment entraîner un échauffement des molécules dans les cellules vivantes. On ne s'étonnera donc pas que les ondes soient particulièrement sur la sellette quant à leurs éventuels effets sur la santé.

Fréquence

Ce qui différencie les catégories d'ondes électromagnétiques, c'est leur fréquence, ou leur longueur d'onde

– deux manières de présenter la même grandeur, de façon inverse. Une onde est un mouvement cyclique, comme une vague, qui donne régulièrement des pics et des creux. La fréquence est le nombre de pics ou de creux qui passent en un point donné pendant une seconde. La longueur d'onde est la distance entre deux pics ou deux creux. On peut utiliser indifféremment l'une ou l'autre valeur, mais dans ce livre on mentionnera surtout la fréquence. Elle se mesure en hertz, abrégé par les lettres Hz. Un hertz est égal à un cycle par seconde. Cette unité de mesure, d'ailleurs, ne s'applique pas seulement à l'électromagnétisme, mais à n'importe quel phénomène cyclique rapide, comme par exemple le son.

Les ondes électromagnétiques ont des fréquences qui se chiffrent en kilohertz (kHz, milliers de Hz), en mégahertz (MHz, millions de Hz) ou en gigahertz (GHz, milliards de Hz). Voici les fréquences des principales ondes électromagnétiques :

— radio, très grandes ondes : 10 à 30 kHz

— radio, ondes longues : 30 à 500 kHz

— radio, ondes moyennes : 500 à 1600 kHz

— radio, ondes courtes : 1,6 à 30 MHz

— radio FM, télévision, CB, talkie-walkie, ondes ultracourtes : 30 à 300 MHz

— radio-balises, radios militaires, satellites, téléphones portables : 300 à 3 000 MHz

— radar : 3 à 30 GHz

— futurs systèmes de télécommunications : jusqu'à 60 GHz

— ondes millimétriques : 30 à 300 GHz

— infrarouge, lumière visible, ultraviolet : trillions (millions de milliards) de hertz

— rayons X : quintillions (milliards de milliards) de hertz

— rayons gamma : sextillions (millions de milliards de milliards) de hertz

Radioactivité

Plus la fréquence d'une onde est rapide, plus elle transporte d'énergie. Ce fait explique que les ondes électromagnétiques les plus rapides, les rayons X et les rayons gamma, peuvent provoquer sur les cellules vivantes des dégâts dramatiques. Leur énergie arrache des électrons aux molécules, en particulier nos molécules les plus précieuses, qui forment l'ADN, notre patrimoine génétique. D'où les mutations, les malformations, les cancers. En termes savants, on dit que ces ondes, familièrement appelées « radioactives », sont ionisantes, puisqu'en faisant sauter des électrons elles donnent aux molécules une polarité électrique qu'elles n'ont pas à l'état normal, elles les transforment en ions.

Les ondes électromagnétiques dont il sera question dans ce livre, principalement les ondes radio et les micro-ondes, sont appelées « non ionisantes ». Elles ne transportent pas suffisamment d'énergie pour affecter les électrons de nos cellules. On en a longtemps conclu qu'elles étaient sans danger. Hélas pour nous, ce verdict rassurant est de plus en plus contesté.

Modulation

Une onde, on vient de le voir, est caractérisée par sa fréquence. Mais on va comprendre sans peine que cette valeur ne suffit pas à rendre compte de toutes ses propriétés. Supposons par exemple que vous régliez votre poste de radio sur la fréquence de 101,5 MHz. S'il s'agissait d'une onde de fréquence pure, vous entendriez un sifflement ininterrompu. Or, vous écoutez des sons extrêmement complexes, de la musique en stéréo et des paroles humaines. L'onde de 101,5 MHz est ce qu'on appelle une onde porteuse. A l'intérieur de cette onde, une multitude de variations très fines codent toutes les subtilités du son. Ce sont les modulations. On verra qu'elles jouent un rôle important dans les effets biologiques des ondes.

Résonance

Nous utiliserons souvent ce terme dans ce livre. Il est absolument fondamental pour comprendre l'effet des ondes sur la matière inerte comme sur les êtres vivants. Par le phénomène de la résonance, une onde, c'est-à-dire une oscillation, peut être influencée par une autre onde, une autre oscillation. Une des métaphores les plus sympathiques pour comprendre la résonance est celle de la balançoire. Le mouvement de cette planche de bois suspendue à des cordes est une oscillation. Or, si vous poussez la balançoire, vous influencez son mouvement. Mais tout dépend de la manière. Si vous imprimez des mouvements au hasard, n'importe quand, la balançoire tangue, s'agite dans tous les sens et finit par s'arrêter. Si vous imprimez un mouvement léger mais bien synchronisé avec les allées et venues de la balançoire, elle oscille de plus en plus fort, avec une amplitude qui semble disproportionnée par rapport à l'énergie, somme toute modeste, que vous avez dépensée pour ces chiquenaudes. En électromagnétisme, c'est la même chose. Une oscillation synchronisée avec une autre oscillation peut exercer une influence considérable, pour stimuler ou pour inhiber la première oscillation.

Cette synchronisation obéit à des lois précises. Elle suppose un rapport régulier entre les deux oscillations, ce qu'on appelle une cohérence. Si le rapport est incohérent, aucun effet ne se produit, ou bien l'effet est chaotique. S'il existe une cohérence, les ondes sont amplifiées ou amorties. C'est la résonance. Elle se produit par exemple si les deux ondes possèdent la même fréquence, mais aussi si la deuxième fréquence est un multiple ou une fraction de la première fréquence. En d'autres termes, la deuxième fréquence peut être double, triple, quadruple, etc. Ou bien divisée par deux, trois, quatre, etc. Ça ne marche qu'avec des nombres entiers. Ces multiples ou ces fractions de fréquences sont nommées les harmoniques.

Toute notre maîtrise de l'électromagnétisme, dans ses applications scientifiques et industrielles, et tous les effets de l'électromagnétisme sur les êtres vivants sont fondés en dernière analyse sur les phénomènes de résonance.

Géomagnétisme

Depuis des milliards d'années, notre planète baigne dans l'électromagnétisme. Au début de son histoire, encore mal connue, les forces étaient violentes, mais peut-être essentielles à l'apparition de la vie. On pense que de puissantes décharges électriques ont alimenté les réactions chimiques qui ont abouti à la synthèse des premières molécules organiques. Par la suite, le jeu s'est calmé. La terre s'est entourée d'une triple couche protectrice qui fait obstacle aux rayonnements les plus énergétiques et sans laquelle la vie ne saurait durer. Il y a la magnétosphère, immense champ magnétique en forme de citrouille cosmique – un magnétisme engendré par le métal en fusion qui tourbillonne au sein du noyau terrestre. Tout se passe comme si notre planète, avec ses deux pôles, était un gigantesque aimant. Dans l'espace autour de la Terre, ce champ magnétique dévie les flux de particules chargées et dangereuses, émis lors des éruptions solaires. D'autres rayonnements, tout aussi destructeurs pour la vie, sont interceptés en route – les rayons ultraviolets sont en grande partie filtrés par la couche d'ozone, et les micro-ondes sont absorbées par la vapeur d'eau dans la haute atmosphère.

Evidemment, la plus grande partie de l'électromagnétisme qui parvient sur Terre est constituée par la lumière du Soleil. En outre, nous recevons de faibles quantités d'ondes radio, venues du Soleil et des autres étoiles. Mais nous sommes également baignés par des champs électriques et magnétiques naturels, d'origine terrestre, et il semble que leurs légères fluctuations ne soient pas sans influence sur notre fonctionnement. En particulier, les orages équatoriaux et tropicaux envoient des champs qui rebondissent entre le sol et l'atmosphère, le tout bat comme une horloge, à des fréquences extrêmement lentes – ce sont les résonances Schumann, découvertes en 1957. Elles oscillent entre 8 et 32 Hz et, comme par hasard, beaucoup de processus spontanés dans nos cellules ou nos organes vibrent dans la même gamme de fréquences.

Unités de mesure

Et voici la partie la plus ingrate. Pour la science, tout est chiffre, nombre, mesure. J'essaierai, dans la mesure du possible, de ne pas saouler le lecteur avec un déluge de données chiffrées. Néanmoins, il faudra de temps en temps s'y référer. Je conseille vivement à toutes les âmes sensibles de sauter les lignes austères qui suivent, pour n'y revenir qu'en cas de besoin, si on y tient absolument...

Ampère (A). C'est la quantité de charges électriques élémentaires qui circulent dans un courant. Notre électricité domestique fonctionne entre 1 et 40 ampères. Les courants qui circulent à l'intérieur de notre organisme se chiffrent en milliampères (mA, millièmes d'ampères) ou en microampères (µA, millioniémes d'ampères).

Volt (V). Cette unité mesure la tension, ou différence de potentiel. On compare souvent la circulation du courant électrique à celle d'un cours d'eau. Dans ce cas, l'ampérage équivaut à la quantité d'eau qui passe à chaque seconde, tandis que le voltage représente la dénivellation entre le sommet et la partie la plus basse d'une chute d'eau. On comprend donc que plus la dénivellation est importante, plus le flot est puissant. C'est la même chose pour la tension, qu'on appelle aussi voltage.

Watt (W). Là, il s'agit de mesurer le travail fourni par un courant électrique, ou toute autre forme d'énergie. Dans le cas de l'électricité, ce travail est égal à l'ampérage multiplié par le voltage. En d'autres termes, un courant de fort ampérage et de faible voltage fournit le même travail qu'un courant de faible ampérage et de fort voltage – mais le comportement de ces deux types de courant est évidemment différent. Les « gros » courants électriques, par exemple ceux qui sont transportés par les lignes à haute tension, ont à la fois un fort ampérage et un haut voltage. Lorsqu'ils arrivent jusqu'à nos habitations, ils sont beaucoup moins puissants, en ampérage et en voltage, à la suite de leur passage dans une série d'appareils qu'on appelle les transformateurs.

Volt par mètre (V/m). C'est l'unité de mesure du champ électrique, c'est-à-dire de l'influence exercée à distance par des charges électriques sur d'autres charges électriques. A titre d'exemple, le champ électrique naturel (continu) au niveau du sol va de 100 à 300 V/m. Le champ électrique artificiel (alternatif) dans une habitation moderne peut varier de 1,5 à 10 V/m si l'installation est bien conçue, avec une mise à la terre correcte, ou entre 10 et 200 V/m si elle est défectueuse. Le volt par mètre est aussi l'une des unités de mesure utilisées pour déterminer l'intensité des ondes radio, puisqu'elles transportent des champs électriques en oscillation rapide.

Gauss (G). C'est l'unité de mesure qu'on emploiera le plus souvent dans ce livre pour chiffrer l'intensité du champ magnétique. En fait, il existe plusieurs autres unités de mesure magnétique (tesla, œrsted, ampère/mètre), mais le gauss est l'unité la plus commode pour estimer les champs de notre environnement naturel ou artificiel. Le champ magnétique terrestre, par exemple, fait environ un demi-gauss, et les champs émis par le courant électrique et les appareils domestiques se chiffrent en milligauss (mG, millièmes de gauss).

Hertz (Hz). Comme on l'a déjà précisé, les hertz mesurent la fréquence, par exemple celle du courant alternatif (50 Hz en Europe, 60 Hz en Amérique), ou celle des ondes électromagnétiques. En ce qui concerne les ondes, il est important de signaler que la fréquence ne nous renseigne pas sur la puissance du rayonnement, qui va évidemment influer sur les effets biologiques. Cette puissance, ou intensité, se mesure grâce aux unités suivantes.

Watt par centimètre carré (W/cm^2). C'est la densité de puissance d'une onde, le travail qu'elle est capable de fournir sur une surface donnée. En pratique, dans notre environnement, les valeurs se chiffrent en milliwatts ou en microwatts par centimètre carré.

Watt par kilogramme (W/kg). C'est la quantité de rayonnement électromagnétique absorbée par les tissus vivants, également nommée SAR (*specific absorption rate*) ou TAS (taux d'absorption spécifique) ou DAS (débit d'absorption spécifique). Elle dépend de la densité de puissance, bien sûr, mais aussi de la fréquence : les différents types d'ondes n'ont pas les mêmes propriétés face aux corps vivants. Les grandes ondes nous traversent de part en part sans nous toucher, tandis que les ondes de haute fréquence, comme les micro-ondes du téléphone portable, interagissent avec nos tissus, qui les absorbent et les transforment en chaleur.

2

De l'électricité, des vaches et des hommes

Voici l'histoire d'une prise de conscience, lente, tardive, et inachevée. Les champs émis par le réseau et les appareils électriques sont-ils un facteur de risque pour la santé ? Les chercheurs russes ont été les premiers à attaquer le problème, dans les années 1950, en étudiant les animaux et les hommes vivant à proximité des installations électriques, d'abord industrielles, puis domestiques, et en établissant à partir de 1958 des normes et des limites d'exposition. En Occident, on a longtemps ignoré ces découvertes, considérées comme des erreurs, des délires paranoïdes, voire des exercices de désinformation. Jusqu'à ce que des chercheurs américains, puis européens, fassent les mêmes constatations inquiétantes et reprennent les recherches à partir de zéro. Le bilan actuel est pour le moins contrasté. Schisme des nations, choc des scientifiques, nous débarquons en pleine tempête.

Histoires de fantômes à Moscou

Moscou, juin 2000. Nous sommes dans l'endroit où tout a commencé. C'est un gros immeuble un peu vieillot, sans ostentation. Une plaque à côté de la porte d'entrée indique : « Institut de recherche de la médecine du travail ». Au premier étage, des portraits stylisés de chercheurs barbus rendent hommage aux pionniers qui ont œuvré ici. Au-dessus, un petit musée très kitsch aligne les souvenirs glorieux, photos des fondateurs et des expériences, livres dans toutes les langues conservés sous globe, appareils anciens, et une vaste carte du monde, où se tissent en lignes de couleur les liens avec les centres de recherche des cinq continents. Et puis, surplombant le tout, un double drapeau rouge d'époque avec la faucille, le marteau et le sigle CCCP (URSS). Au quatrième étage, le laboratoire électromagnétique occupe une enfilade de vastes pièces où s'empilent des appareils pour la plupart hors d'usage et des drôles de structures métalliques ou vitrées. Ce département a été fondé en 1953 et longtemps dirigé par une forte femme, Zinaïda Gordon, l'auteur des premières publications scientifiques sur les effets de l'environnement électromagnétique. Aujourd'hui, Leonid Paltsev dirige le laboratoire depuis dix ans, avec son adjointe Nina Rubtsova. Paltsev est un bel homme aux cheveux argentés, à la voix douce. Rubtsova, une femme carrée, énergique et joviale. Quand ils nous accueillent pour la première fois, en fin d'après-midi, ils sont les seuls êtres humains dans l'immense étage désert.

Paltsev raconte : « Dans ses moments d'activité la plus intense, le laboratoire employait jusqu'à quarante ou quarante-cinq chercheurs. Il y avait des spécialistes de différents domaines, des médecins, des biologistes, des biophysiciens, des physiologistes, des chimistes et des ingénieurs. Il fallait ces profils variés, parce que le problème des champs électromagnétiques est assez complexe. Mais aujourd'hui nous ne sommes plus que huit. En quelques années, le financement de la science russe s'est brutalement effondré. » Ici, on a tout étudié, sur des milliers d'animaux et de volontaires humains, comme en témoignent les kyrielles de photos exposées aux murs ou archivées dans des placards métalliques.

Souris, rats, lapins ou singes ont été exposés aux champs électriques ou magnétiques et aux ondes radio, à toutes sortes de fréquences et d'intensités. Les premières études concernaient des expositions dans certaines professions de l'électricité, elles ont révélé des troubles nerveux et cardio-vasculaires. Ensuite, on a élargi à l'ensemble de l'environnement et à l'exposition du public à domicile, à proximité de lignes à haute tension, dans les ascenseurs, dans les tunnels du métro, etc.

Voici comment Leonid Paltsev résume les conclusions en matière de santé humaine : « A notre avis, la première cible qui souffre, c'est le système nerveux central. C'est lui qui régule tous les autres organes. Puis des symptômes perturbent l'activité cardio-vasculaire, non seulement le fonctionnement du cœur lui-même, mais aussi le système vasculaire périphérique, à commencer par les vaisseaux sanguins du cerveau. Pour moi, c'est ce double mécanisme qui déclenche tous les autres troubles dans l'organisme. Qu'est-ce qui vient ensuite ? Des effets sur les systèmes hormonaux, la glande thyroïde et l'hypophyse, les glandes surrénales, il y a une altération générale de tout le système endocrinien. Puis, après de longues irradiations, on a une perturbation du système immunitaire, une sorte d'épuisement. Et là, de nombreuses maladies peuvent survenir, infectieuses ou non. En plus, il y a des problèmes pour la reproduction : fausses couches, grossesses anormales, accouchements prématurés, retards de croissance, pathologies du nouveau-né... »

Nous visitons d'immenses pièces où les recherches ont eu lieu. Ici, pour les champs électriques, une épaisse table métallique surmontée d'une énorme plaque qui coulisse en hauteur sur des pas de vis gros comme des troncs – le spectacle évoque les vieux films de Frankenstein. Là, pour les champs magnétiques, une sorte d'écrou géant, à l'intérieur duquel on place les animaux.

Plus loin, une pièce entière en forme de prisme composé de panneaux transparents, pour l'étude des ondes radio. Deux mannequins de taille humaine, métallisés de la tête aux pieds, sont adossés contre un mur. Ce sont les « fantômes », une des fiertés de l'institut. Le terme de fantôme désigne, dans tous les labos de bio-électromagnétisme à travers le monde, des maquettes en forme de rats ou de têtes humaines qui servent à mesurer la propagation des ondes à l'intérieur du corps. D'ordinaire, ils sont simplement remplis d'un gel qui imite les propriétés électriques des tissus vivants. Mais ces fantômes-là, avec leurs entrailles à moitié déroulées dans un fouillis de câbles et de circuits électroniques, ressemblent plutôt à des androïdes de science-fiction. Reliés à des ordinateurs, ils permettent d'analyser plus finement et précisément le parcours des courants dans les différentes parties du corps humain – d'une zone à l'autre, l'intensité des champs absorbés peut varier du simple au décuple. A part ces créatures, le matériel est dans l'ensemble assez semblable à ce qu'on trouve dans les laboratoires occidentaux. Mais ce dont on a pu disposer ici, c'est ce qu'il y a de plus précieux en science : du temps. « Nous avons pu étudier des effets qui se produisaient sur plusieurs générations d'animaux. Nous l'avons fait avec des souris, des rats, des lapins, des chiens. Et nous avons montré des modifications de la descendance après une exposition de longue durée sur les mères, des modifications très significatives. Nous avons eu des naissances prématurées, et des petits qui présentaient des retards de croissance et de développement. Nous obtenions aussi des animaux dont le système immunitaire était perturbé et diminué. Ce genre d'études exige beaucoup de temps, des animaux qu'on pourra nourrir, entretenir et étudier pendant des années. C'est impossible en ce moment, mais j'espère que cela redeviendra possible à l'avenir. D'autant plus que l'effet génétique est selon moi un des problèmes les plus importants dans l'étude des effets du rayonnement électromagnétique. »

Nina Rubtsova insiste sur la méthodologie scientifique et son caractère nécessairement inachevé. « Ce que nous avons découvert n'est pas très différent de ce qu'ont trouvé les chercheurs du monde entier, et on doit admettre que beaucoup de questions restent actuellement sans réponse. Nous n'avons pas de certitude, par exemple, sur le cancer ou les maladies neurologiques graves comme Alzheimer ou Parkinson. Mais ce qui nous distingue, c'est que nous avons pu croiser, au sein d'une même recherche, des données qui venaient aussi bien des enquêtes sur le terrain, sur les lieux de travail, que des expériences en laboratoire ou en clinique. Comme partout, nous avons déterminé des seuils d'intensité au-delà desquels les champs électriques ou magnétiques deviennent dangereux pour la santé, et nous avons appliqué un facteur de sécurité, en divisant ces intensités par 5 ou par 10, pour recommander des niveaux admissibles. Les normes sont toujours un compromis entre le souci de protéger les hommes et les exigences pratiques de l'industrie. Je pense que nous sommes arrivés à un bon équilibre. »

Normes de sécurité — le schisme mondial

En 1958, l'URSS édicte des normes officielles, qui n'ont pratiquement pas varié jusqu'à aujourd'hui. Par la suite, la plupart des pays de l'ex-Bloc communiste, y compris la Chine, ont également adopté ces normes. Elles sont nettement plus strictes qu'à l'Ouest et reconnaissent l'existence de risques sanitaires à des puissances beaucoup plus faibles que celles indiquées dans les documents officiels du monde occidental. Dans certains cas, les seuils à ne pas dépasser varient, entre l'Est et l'Ouest, d'un facteur de 1 à 1 000 ! Récemment, l'Organisation mondiale de la santé, une agence de l'ONU, est intervenue en faveur d'une harmonisation des normes mondiales. Les mauvaises langues prétendent qu'il s'agit, plutôt que de protéger les populations, de faciliter les échanges économiques et de simplifier la vie des industriels. Quoi qu'il en soit, les pays appliquant les normes russes ont été priés de s'aligner sur les normes occidentales. Jusqu'ici, ils s'y refusent. Mais pour combien de temps ?

Nous avons rencontré l'homme qui dirige la sécurité électromagnétique en Russie, Yuri Grigoriev. Comme nous n'avons pas eu l'autorisation de le filmer dans les locaux du Centre de sécurité électromagnétique, à l'Institut de biophysique de Moscou, il nous reçoit chez lui, dans un appartement rempli de bibelots et de photos de famille. C'est un petit homme rondouillard et rigolard, on devine qu'il échappe un peu à la misère généralisée de la science russe grâce aux emplois officiels et parce qu'il siège dans des commissions internationales. Il défend la ligne russe avec ferveur : « Les expériences que nous avons menées à Moscou, à Leningrad et à Kiev sont uniques au monde et j'estime plus que jamais que notre approche est la plus juste. Tous ces travaux n'ont pas forcément été publiés sous formes d'articles dans des revues scientifiques. Certains ont fait l'objet de thèses universitaires, beaucoup ont été simplement archivés. Aujourd'hui, ces résultats ne sont guère accessibles. C'est pourquoi j'ai fait une demande officielle à Michael Repacholi, qui dirige la commission sur l'électromagnétisme à l'Organisation mondiale de la santé. Nous sommes prêts à ressortir tous ces travaux, avec l'aide des quelques responsables qui sont encore en vie, à les traduire et à les publier, afin que ces expériences puissent être évaluées et éventuellement reproduites. Cela nous demanderait environ un an de travail, mais pour cela nous avons besoin d'un financement spécial. Pour l'instant, je n'ai pas reçu de réponse. »

Pour comprendre où en sont nos normes et notre science occidentale, il faut repartir en arrière, au début des années 1970. C'est-à-dire repartir de zéro ou presque. A l'époque, les normes, quand elles existent, autorisent des puissances énormes, qu'on ne rencontre jamais dans l'environnement normal et que seules certaines grosses machines industrielles peuvent atteindre. Dans les comités officiels qui fixent les limites admissibles, on trouve avant tout des ingénieurs électriciens, parfois des physiciens, très rarement des médecins ou des biologistes, puisque ces derniers ne comprennent strictement rien à l'électromagnétisme. C'est bien le seul domaine concernant la santé publique où pratiquement aucun professionnel de la santé n'a son mot à dire ! En outre, les représentants de l'industrie siègent dans toutes les commissions clés et les rares recherches de laboratoire sur le sujet sont financées et coordonnées par des structures qui dépendent des compagnies électriques. Aux Etats-Unis, c'est l'EPRI (Electric Power Research Institute). En France, EDF a ses propres chercheurs et finance des recherches ponctuelles dans d'autres laboratoires. Partout ailleurs, c'est le même tableau. Conclusion générale : « Circulez, y a rien à voir »...

Et les vaches donnent l'alerte

Une vache, c'est plus sensible qu'on ne pense. Au contraire de l'homme rural avec ses bottes en caoutchouc et ses semelles en élastomère, la vache a les quatre sabots au contact de la terre humide et vit dans des élevages jalonnés d'éléments métalliques. Autant de conditions propices au passage du courant électrique à travers le corps. Or, voici que d'étranges maladies font leur apparition dans des régions d'élevage en Amérique du Nord – le Wisconsin, le Michigan ou le Minnesota. Etranges, parce que les vétérinaires n'arrivent pas à en trouver la cause. Les symptômes : baisses intermittentes de la production laitière, refus de nourriture ou d'eau, comportements anormaux, nervosité, mammites, affections de la peau, enflures et infections, augmentation anormale des leucocytes et d'autres marqueurs cellulaires, fausses couches, retard de croissance, mort subite des veaux. Les porcs aussi sont atteints, avec un fort taux de mortalité des portées, une diminution du poids moyen, des dysenteries et des entérites à répétition et des symptômes d'agressivité entre animaux pouvant aller jusqu'au cannibalisme.

Un ingénieur électricien, Spark Burmaster, va se passionner pour l'énigme de ces maladies sans nom. Depuis des années, il parcourt les fermes isolées du Wisconsin pour installer des éoliennes, des panneaux solaires et d'autres sources d'énergie alternative. Burmaster écoute les éleveurs et commence à relever des indices. Il remarque que les bêtes guérissent souvent lorsqu'on les transporte dans d'autres fermes. On signale aussi des améliorations quand le bétail est installé dans des bâtiments en bois, ou sur des planchers au-dessus du sol. Autre constatation troublante : dans les zones affectées, on voit non seulement des maladies et des comportements aberrants du bétail, mais une disparition de la faune sauvage, des rongeurs aux batraciens, des insectes aux vers de terre. Burmaster entend aussi parler, dans les zones touchées, de problèmes avec les installations électriques. Des ampoules claquent en série, des téléviseurs et d'autres appareils sont fusillés par des sautes de courant, il y a des parasites à la radio et à la télévision, les téléphones crachotent ou sonnent sans raison, des incendies inexplicables se déclarent sur des transformateurs et des pylônes, des compteurs électriques tournent alors qu'aucun appareil n'est en marche, et les hommes reçoivent des décharges électriques en touchant un robinet ou une conduite d'eau.

Burmaster commence alors à promener un peu partout un voltmètre, pour ausculter le sol, les tuyaux, les barrières et les charpentes métalliques. Dans toutes les fermes à problèmes, il trouve des courants anormaux. Il en déduit que les bêtes doivent ressentir des picotements d'origine électrique lorsqu'elles boivent, qu'elles touchent des éléments de l'étable ou même la trayeuse. Souvent, le sol entier est électrifié, et les animaux sont parcourus en permanence par des courants alternatifs, certes peu puissants, mais certainement stressants. Alors, sur les conseils d'experts bénévoles, de Burmaster et de quelques autres, les éleveurs commencent à porter plainte contre les compagnies d'électricité. Mais ces dernières accusent les mauvaises installations électriques des utilisateurs. Pourtant, le plus souvent, après des vérifications et des rénovations, le problème persiste. Il faut donc admettre qu'il s'agit d'une pollution électrique venue des lignes de distribution.

C'est ce qu'on appelle des « courants vagabonds », ou « tensions parasites », des flux d'électrons injectés dans le sol par le réseau électrique, qui retournent vers leurs points de départ. Ils peuvent provenir de mises à la terre défectueuses ou de branchements incorrects, mais souvent c'est la ligne de distribution elle-même qui, par souci d'économie, n'utilise que partiellement le fil de neutre pour le retour du courant vers sa source d'émission et se sert de la terre pour boucler la boucle. La théorie voudrait que les électrons lâchés dans la nature reviennent rapidement et directement vers les installations électriques mais la réalité semble tout autre. Les courants font des détours et empruntent les voies de moindre résistance, notamment les cours d'eau, les réservoirs, les failles humides et les objets métalliques. Et il ne s'agit pas, comme le disent initialement les compagnies d'électricité, de phénomènes rares dans des zones rurales isolées, mais d'un défaut général dans la configuration des lignes et de la distribution électrique. Le réseau n'a jamais été planifié globalement, il s'est composé par ajouts successifs au cours des décennies, sans schéma directeur et sans garde-fous techniques. D'après certaines estimations, 20 % du courant électrique s'échappe dans le sol. Certains experts avancent même le chiffre de 70 %. Il semble que l'Europe ait mieux conçu ses installations, mais le problème y est aussi signalé dans certaines régions. Par exemple, l'expert britannique Alasdair Phillips écrit : « Les compagnies britanniques d'électricité ont l'habitude d'interconnecter les neutres de plusieurs sous-stations. C'est soi-disant nécessaire pour éviter des survoltages intervenant quand le neutre local est rompu. Cela augmente beaucoup les courants nets superflus dus à des défauts dans les appareils ou les installations. Cette situation pourrait être empêchée assez facilement si l'industrie de la distribution électrique se penchait sur ce problème. »

Les courants vagabonds se rencontrent particulièrement autour des fins de ligne, c'est-à-dire du dernier pylône d'un réseau. Dans ce cas, il suffit souvent de couper tout simplement le câble de mise à la terre, et les courants indésirables disparaissent immédiatement, de même que les problèmes sanitaires. En général, les compagnies électriques ne l'entendent pas de cette oreille et exigent le rétablissement des câbles. Des fermiers ont pu prouver, certificats vétérinaires à l'appui, que la réparation des câbles faisait réapparaître tous les symptômes. Mais le problème n'est pas circonscrit aux fermes isolées. Dans les années 1990, Spark Burmaster étendra ses enquêtes à l'environnement urbain et trouvera là aussi des courants vagabonds. Bizarrement, ils trahissent souvent leur présence par un indice visuel, à savoir des traînées noirâtres qui apparaissent sur les toitures, même récentes, affectant certains immeubles ou pâtés de maisons et pas les bâtiments voisins alors que les matériaux sont identiques. Une correction des câblages électriques fait souvent disparaître ces traînées dans le mois qui suit. Par ailleurs, d'après les données de Burmaster, les habitants de ces maisons souffriraient plus qu'ailleurs d'allergies multiples et de maladies à long terme – arthrite, diabète, troubles cardiaques, cancers. Tout comme certains éleveurs et leurs familles...

Danse avec les néons

En fait, les éleveurs ont mis le doigt sur quelque chose de beaucoup plus vaste que les seuls courants vagabonds. Et ils ne tardent pas à s'apercevoir que les mêmes symptômes se retrouvent aux abords immédiats de certaines installations électriques, centrales, transformateurs, lignes à haute ou très haute tension – sans que cette fois le sol soit en cause. C'est donc un autre type d'énergie qui s'échappe du réseau électrique, quelque chose qui se propage sans contact : ce sont les champs électriques et magnétiques. Alors apparaît un symbole fort, une de ces images qui frappent la conscience collective bien mieux que tous les discours. On voit une main qui tient un tube fluorescent (ce qu'on appelle toujours un néon, bien qu'on ait depuis longtemps cessé d'utiliser ce gaz), à quelques mètres d'une ligne à haute tension. Le tube n'est relié à aucun fil, et pourtant il s'allume. C'est de l'électricité induite. Et ça matérialise l'invisible, l'existence des champs qui nous entourent.

Ce geste, on le reverra, dans le monde entier, partout

où des comités locaux engagent un bras de fer contre des compagnies de distribution électrique. Comme la démonstration n'est convaincante que dans l'obscurité, toutes ces manifestations auront lieu de nuit, et on dansera en brandissant les néons, comme un rituel pour chasser les démons électriques. La danse des néons fait son effet : après les pétitions et les plaintes, l'affaire monte aux administrations locales, régionales, fédérales, nationales. La question de la santé publique est posée. Un mécanisme se met en branle. Et c'est alors qu'on se tourne vers ceux qui doivent tirer tout cela au clair : les scientifiques. Mais, au début des années 1970, les chercheurs occidentaux n'y connaissent strictement rien. La question les prend complètement par surprise.

Le premier scientifique à s'y plonger sérieusement s'appelle Robert Becker. Il est chirurgien-orthopédiste et chercheur dans un hôpital de Syracuse, dans l'Etat de New York. Il a déjà publié des travaux originaux sur des courants électriques qui stimulent la repousse des os et des tissus vivants (nous en reparlerons en temps voulu). Il s'est aussi intéressé aux effets du magnétisme naturel ou artificiel sur le système nerveux, et il a lu des traductions d'articles russes. C'est donc un des très rares biologistes américains à posséder quelques notions du sujet. Et le voici membre d'un comité de sept experts chargés d'examiner un litige entre des citoyens ruraux du Wisconsin très en colère et des porte-parole de l'armée américaine. L'objet du débat n'est rien moins que la plus gigantesque installation électrique jamais construite. Les militaires ont enterré, dans la région du lac Clam, entre le Wisconsin et le Michigan, dix mille kilomètres de câbles électriques. C'est le Projet Sanguine, une immense antenne – et ce n'est qu'un prototype expérimental à échelle réduite ! Ce réseau électrique souterrain met en œuvre une nouvelle technique de communication avec les sous-marins, les ELF (*extremely low frequencies*), des fréquences électriques extrêmement basses qui se propagent sous la mer, même à grande profondeur, après avoir rebondi sur la haute atmosphère. Pour cela, on crée un champ qui vibre constamment sur des fréquences de 45 à 76 hertz et qui s'étend jusqu'à l'ionosphère. On est exactement dans la même gamme que l'oscillation à 60 hertz du courant électrique alternatif. Et les habitants se plaignent, ils reçoivent des décharges électriques en touchant les robinets d'eau, les téléphones ou les clôtures métalliques. Pour l'armée, il semble inconcevable que ces fréquences puissent affecter la santé. On demande donc l'avis des chercheurs.

Sur la piste du stress magnétique

Robert Becker commence par passer en revue les recherches expérimentales sur le sujet, et trouve un certain nombre d'indices inquiétants. Des laboratoires militaires ont constaté une augmentation des triglycérides du sérum sanguin, un indicateur de stress, chez des techniciens qui travaillent sur le site du Projet Sanguine et chez des cobayes humains soumis au même type de champs magnétiques en laboratoire. Une autre expérience sur des volontaires montre qu'ils n'arrivent plus à faire une simple addition. Ces recherches militaires, menées sous la direction du Dr Dietrich Beischer au laboratoire de Pensacola, ont été tenues secrètes pendant deux ans. D'autres recherches militaires montrent un ralentissement des réflexes moteurs chez des singes, des retards de croissance chez des rats, des troubles du développement sur des embryons de poulets, des signes de désorientation chez des jeunes mouettes. Le tout même à de très faibles puissances. En décembre 1973,

Becker et les autres experts remettent leur rapport. A l'unanimité, ils prescrivent d'arrêter le projet et recommandent des études « urgentes et absolument nécessaires » sur les effets de ces fréquences extrêmement basses, concernant à la fois le Projet Sanguine et les lignes électriques en général. La marine américaine classe le dossier sous la forme d'un document confidentiel et n'en tient strictement aucun compte.

Le même mois, Becker apprend qu'une ligne à très haute tension, de 765 kilovolts, va être installée près de sa maison de campagne dans la région de New York. En fait, c'est une nouvelle génération de lignes qui pointe son nez en Amérique du Nord, pour satisfaire des besoins croissants et transporter l'électricité produite par les centrales nucléaires. Jusqu'ici, on ne dépassait pas 345 kilovolts, mais désormais on passe à des puissances supérieures. Pour alimenter la ville de New York, on prévoit 200 kilomètres de lignes à 750 kilovolts depuis la centrale hydroélectrique de la baie James au Québec. D'autres lignes du même type sont prévues depuis le Niagara ou Rochester. Toutes ces lignes traversent des régions agricoles et d'élevage, et les fermiers se mobilisent. Entre 1974 et 1976, on demande à Becker de préparer des rapports en vue des futures auditions publiques, mais les choses traînent, et, entre-temps, en juin 1976, la construction de la grande ligne Québec-New York est autorisée, tandis que les auditions commencent enfin. Becker sera le seul expert médical à témoigner. Il compte citer les études militaires sur le Projet Sanguine, mais c'est peine perdue – ces recherches, selon l'armée, n'ont jamais eu lieu ! Quand Becker cherche à joindre Dietrich Beischer, le responsable des recherches, un expert militaire chevronné, on lui répond que le nom est inconnu. En fait, Beischer a été mis à la retraite anticipée et tous ses travaux sont classés secrets militaires.

Avec une petite équipe, quelques collègues et des jeunes diplômés, Robert Becker mène ses propres expériences. Les premières, en 1975, concernent des volontaires humains, soumis à des champs magnétiques de 5 à 10 gauss oscillant à 60 hertz. On leur fait passer le plus basique des tests cérébraux – pousser un bouton dès qu'apparaît un signal lumineux – et on mesure un ralentissement du temps moyen de réaction. Mais quand Becker, qui continue à étudier les publications russes, apprend que le neurologue Youri Kholodov a observé des lésions au cerveau chez des lapins exposés à 100 gauss, il arrête définitivement toute recherche sur l'homme. Il poursuit sur des lapins et des rats, il étudie l'effet des champs sur l'immunité et les hormones, surtout les hormones liées au stress. Il mène aussi une expérience d'exposition sur plusieurs générations de rats et obtient des effets marqués sur les portées, de la mortalité infantile aux retards de croissance ou à l'obésité. Ce qu'il a découvert recoupe ce dont il s'est persuadé, au cours de ses recherches : les êtres vivants utilisent de faibles courants électriques de très basse fréquence pour toutes sortes de régulations internes. Ces basses fréquences semblent proches de celles du magnétisme terrestre naturel, mais elles se révèlent aussi semblables aux fréquences artificielles d'introduction récente, et Becker s'interroge sur le risque éventuel pour des populations exposées en permanence. Sa conclusion globale est que les champs électromagnétiques de faible intensité à 60 hertz agissent comme des « stresseurs ». Quand le stress est passager, l'organisme arrive à compenser, comme il compense toutes sortes de variations dans son environnement – l'excès de froid ou de chaleur, par exemple, s'il n'est pas trop prononcé et ne dure pas trop longtemps. Mais quand le stress devient chronique, c'est-à-dire constant et répété, l'organisme finit par décompenser. Il se produit un épuisement des mécanismes de défense, visible dans l'analyse du sang. D'où une fragilité face à toute une série de maladies, jusqu'au cancer.

En 1976, l'armée gagne un round. Des comités locaux ont fait capoter l'installation au Texas de Seafarer, l'antenne militaire géante qui doit succéder à Sanguine. On veut à présent la construire dans la péninsule du Michigan, mais l'opposition locale est massive. Un comité de quinze membres est nommé pour évaluer les risques, cette fois sous l'égide de l'Académie des sciences américaine. Sa composition est typique : on y compte trois experts employés par des compagnies électriques, aucun spécialiste connu pour ses positions contradictoires, et une majorité de chercheurs respectés mais sans compétence particulière dans ce domaine. Contacté par Andrew Marino, un jeune et fougueux collaborateur de Becker, le directeur du comité, un biologiste de Harvard, se déclare choqué et promet d'intervenir. Il n'en fera rien. Finalement Becker et Marino envoient leurs conclusions au comité, qui n'en tient aucun compte et déclare l'antenne sans aucun danger pour la santé humaine. Mais la presse reprend les avertissements de Becker. Un article paraît dans la revue *Science*, l'émission *60 minutes* de la chaîne CBS filme le laboratoire de Becker. Le reportage est diffusé en février 1977. C'est une première : les médias entrent en lice.

Pour Robert Becker, comme pour ses collaborateurs, les conséquences professionnelles de cet engagement ont été catastrophiques. En 1980, il perd tous ses financements de recherche du National Institute of Health, l'organisme public qui coordonne la recherche médicale américaine, ainsi que son poste à l'hôpital de Syracuse. Il doit fermer son laboratoire, son équipe se disperse et Becker prend une retraite anticipée à cinquante-six ans. Depuis, il écrit des livres et des articles, mais son activité pratique de chercheur a été cassée.

Des enfants en danger de leucémie

Après Becker, une autre scientifique va tirer la sonnette d'alarme, en prenant le problème par un biais très différent. Nancy Wertheimer est psychologue expérimentale de formation, épidémiologiste de métier, c'est-à-dire spécialiste des études médicales sur de larges populations humaines, avec les outils de l'analyse statistique. A l'université de Denver, dans le Colorado, elle travaille pour percer un mystère : qu'est-ce qui provoque les leucémies infantiles ? Ces cancers des cellules sanguines apparaissent chez un enfant sur trois cents, sans raison apparente. Wertheimer, à l'époque, est plutôt à l'affût d'un facteur toxique ou infectieux présent dans l'environnement. Elle enquête minutieusement sur le domicile de chaque enfant malade, note toutes les habitudes familiales, l'alimentation, les matériaux de construction ou d'ameublement, la présence d'usines ou d'autoroutes dans le voisinage, bref, tout ce qui pourrait fournir un indice. Puis elle passe tout à la moulinette des statistiques, mais rien ne sort. Un jour, une photo vue dans un journal déclenche une nouvelle association d'idées. La photo montre un enfant qui tient dans sa main un tube fluorescent allumé sous une ligne à haute tension. Wertheimer superpose alors la carte des leucémies avec celle des lignes, des sous-stations et des transformateurs montés sur des pylônes. Et là, une relation apparaît clairement : la proximité immédiate d'une de ces installations électriques est signalée dans presque tous les cas.

Nancy Wertheimer communique ses données à un collègue physicien, Ed Leeper, qui suggère une action du champ magnétique, parce qu'il n'est arrêté par aucun matériau et pénètre tout, y compris le corps humain.

Wertheimer commence alors à faire des mesures sur place, avec un détecteur magnétique bricolé par Leeper, puis, en 1975, avec des appareils plus sophistiqués. L'année suivante, elle étend sa recherche à l'ensemble des cancers infantiles et, encore une fois, apparaît un lien avec la proximité des lignes ou des transformateurs. Comme elle n'est toujours pas certaine à cent pour cent, elle analyse à nouveau toutes ses statistiques pendant les deux années qui suivent, en prenant en compte d'autres facteurs comme la pollution ou le trafic routier. Finalement elle publie en mars 1979 un article intitulé « Les configurations de câblage électrique et les cancers infantiles » dans le *Journal of Epidemiology*. Dans le monde scientifique et médical, personne ne prend l'article au sérieux. Ses conclusions paraissent tout simplement incroyables.

En 1980, Wertheimer soumet à l'Institut national de la santé un projet de recherche sur les cancers de l'adulte et les champs magnétiques créés par le réseau électrique. La demande est refusée, mais Wertheimer s'entête, poursuit avec ses propres moyens, recense 1179 cas de cancers d'adultes dans la région de Denver et, pendant deux étés, visite toutes les maisons concernées et note le détail des installations électriques. En 1986, Wertheimer et Leeper publient leurs conclusions, toujours dans le *Journal of Epidemiology* : « L'association est claire et hautement significative pour les cancers d'adultes au-dessous de cinquante-cinq ans. » La même année, on publie aussi une autre étude de Wertheimer montrant un taux anormal de fausses couches chez des femmes utilisant des couvertures chauffantes, dont les circuits créent un champ magnétique alternatif de 5 à 10 milligauss.

Nancy Wertheimer a eu plus de chance que Robert Becker. Ses résultats ont suscité l'incrédulité ou l'indifférence, mais elle n'a pas perdu son emploi. Puis d'autres chercheurs ont confirmé ses découvertes. Lentement mais sûrement, dans les années 1980 et 1990, le débat s'ouvre à grande échelle autour des troubles de santé liés au réseau électrique. Les scientifiques, les pouvoirs publics, les compagnies électriques, les organismes internationaux, les médias, tout le monde va s'y mettre. Nous entrons dans des décennies mouvementées, où les problèmes d'environnement explosent de tous côtés, où l'opinion publique se sensibilise jusqu'à l'allergie, où les politiques ne savent plus très bien sur quel pied danser, entre la raison économique qui voudrait qu'on fiche une paix royale aux grands acteurs de l'industrie et de l'énergie, et les sonnettes d'alarme de certains chercheurs ou d'associations citoyennes. Bon gré mal gré, les financements se multiplient, les scientifiques travaillent, les experts se réunissent, les parlementaires débattent.

La valse des rubans bleus

On appelle « comités à rubans bleus » les réunions d'experts chargés par les pouvoirs publics de rédiger des rapports, d'évaluer les recherches existantes et de donner des recommandations. Sur vingt-cinq ans, l'histoire des comités qui ont planché sur la pollution électrique est édifiante. Un pas en avant, un pas en arrière !

1978. La commission sanitaire de l'Etat de New York statue face aux nouvelles lignes à très haute tension. Pour définir les niveaux maximaux autorisés et les distances de sécurité en deçà desquelles on ne doit pas séjourner, avec obligation de reloger ceux qui se trouveront dans ces zones ou « couloirs » autour des lignes, elle retient le chiffre de 1600 volts par mètre, qui ne remet pas en cause les usages existants autour des lignes anciennes à 345 kilovolts – on se doute pourtant que cette limite est trop laxiste. C'est un compromis, mais c'est quand même la première fois, dans le monde occidental, qu'une commission publique édicte des règles concernant les champs émis par le réseau électrique. Par ailleurs, la commission exige que les compagnies électriques financent de futures études sur les effets biologiques de l'électromagnétisme.

1980. Ces dernières s'y refusent, portent l'affaire devant les tribunaux, reçoivent le soutien de la Cour Suprême, puis finissent par céder au bout de deux ans et lâchent cinq millions de dollars pour des recherches qui doivent durer cinq ans.

1987. Le rapport sur les résultats obtenus (*Powerlines Project*) minimise systématiquement les risques. On y mentionne la possibilité que 10 à 15 % des cancers infantiles soient liés à l'environnement électrique, mais on ajoute que les résultats ne sont pas suffisamment étayés, qu'il faut mener d'autres recherches, et qu'aucun lien causal n'est actuellement prouvé.

1990. Toujours aux Etats-Unis, l'EPA (Environment Protection Agency) a commandé un rapport d'évaluation de la littérature scientifique – plus d'une centaine d'études récentes. Dans le document préparatoire, les champs électromagnétiques sont classés « cancérigènes de classe B ». Devant le tollé des industriels, cette mention est supprimée dans le rapport final. Et pourtant, on peut y lire ce paragraphe : « En conclusion, plusieurs études montrent un risque accru de leucémie, de lymphome et de cancer du système nerveux central chez les enfants exposés. Elles sont corroborées par des résultats similaires chez l'adulte dans plusieurs études sur l'exposition professionnelle. L'ensemble montre une association consistante et suggère un lien causal. »

La même année, les deux institutions internationales les plus influentes sur les normes, l'ICNIRP (International Committee on Non-Ionizing Radiation Protection) et l'IRPA (International Radio Protection Association) publient des recommandations provisoires. Leurs chiffres sont toujours en usage actuellement dans la plupart des pays occidentaux. Pour les champs magnétiques, en exposition longue, on ne doit pas dépasser 1 gauss pour la population, dans les habitations et les établissements publics, y compris les écoles, et 5 gauss pour les travailleurs, ou encore 50 gauss pour des expositions courtes ne dépassant pas deux heures. En fait, les champs rencontrés dans l'environnement, aussi bien ceux des lignes à haute tension que ceux des appareils domestiques, se situent très loin au-dessous de 1 gauss. Donc, selon l'ICNIRP et l'IRPA, ils ne présentent aucun danger. Mais c'est encore au cours de cette année 1990 que la Suède édicte une norme beaucoup plus stricte et prudente concernant initialement les écrans d'ordinateur : ils ne doivent pas exposer l'utilisateur à plus de 2,5 milligauss...

1992. Une nouvelle loi votée par le Congrès américain, l'Energy Policy Act, stipule qu'une vaste recherche sur les effets sanitaires éventuels de l'électromagnétisme sur la santé doit être entreprise sous l'égide de l'Institut national de la santé, et qu'un rapport doit être remis aux parlementaires dans quatre ans.

1993. En France, l'INSERM, le principal organisme de recherche publique pour la santé, publie un rapport sous forme d'évaluation de la littérature épidémiologique. On y lit cette phrase alambiquée, qui sera par la suite interprétée à diverses sauces : « Les études portant sur les associations entre exposition résidentielle aux champs électriques et magnétiques et cancer chez l'enfant ne sont pas toutes concordantes. Elles suggèrent cependant, prises dans leur ensemble, que, dans l'état actuel des connaissances, on peut admettre la plausibilité d'un effet des champs magnétiques sur l'apparition des leucémies. »

1994. Le Parlement européen vote une résolution qui recommande de réétudier les normes actuelles, d'instaurer des couloirs autour des lignes à haute tension excluant toute habitation ou locaux d'activité, et de prévoir des indemnisations pour le relogement des riverains des lignes. Mais, initialement, aucun pays ne bouge sauf le plus petit Etat d'Europe, le Luxembourg... Pendant ce temps, aux Etats-Unis, le rapport de l'Agence pour la protection de l'environnement est enfin prêt, mais ses conclusions sont jugées trop alarmistes par les dirigeants de cette agence, et le texte ne sera jamais communiqué au public. Après cette date, l'Agence stoppe tout financement interne pour des recherches touchant l'électromagnétisme.

1995. Un comité américain instauré par le Conseil national de protection et de mesure des radiations recommande de ne pas exposer les lieux publics et les habitations à plus de 10 milligauss, et suggère même une limite de 2 milligauss pour les écoles et les hôpitaux. Ce rapport préparatoire crée un tel parfum de scandale qu'il va être soumis à relecture et vérification pendant des années – en fait, le rapport final n'a toujours pas été publié à ce jour, et le chercheur qui présidait ce comité, W. Ross Adey, a démissionné depuis longtemps.

1996. Nouveau rapport de l'Académie des sciences américaines, réalisé par un comité de seize experts qui a évalué la littérature épidémiologique : « Il n'existe aucune évidence concluante et consistante montrant que l'exposition résidentielle à des champs électriques et magnétiques entraîne le cancer, des effets neurocomportementaux nocifs ou des effets sur la reproduction et le développement. » Et pourtant le rapport note la faible augmentation, de l'ordre de 1,5, du risque de leucémie infantile. La même année, à l'échelle planétaire, l'Organisation mondiale de la santé lance son International EMF Project, annoncé comme « un programme accéléré de recherches pour parvenir à un consensus scientifique et à une clarification ». La direction en est confiée à un chercheur qui dirigeait jusqu'ici l'ICNIRP, Michael Repacholi, et de fait l'OMS va désormais tenter de convaincre le monde entier d'adhérer aux normes de l'ICNIRP.

1997. La presse fait ses gros titres sur le verdict d'une étude américaine pilotée par le National Cancer Institute et présentée comme la plus vaste recherche jamais effectuée sur le sujet. Martha Linet, l'auteur du rapport, conclut qu'il n'y a pas de lien démontré entre les lignes à haute tension et les leucémies infantiles. Beaucoup de commentateurs écrivent alors que la question est définitivement enterrée et qu'il est temps d'arrêter de perdre du temps avec ce domaine de recherche. Mais un examen critique de l'étude montre qu'on peut en tirer des conclusions diamétralement opposées ! Les auteurs n'ont en effet retenu que les expositions situées sous la limite de 2 milligauss, alors que leurs données montrent, dans quatre localités, une augmentation des leucémies de 53 % lorsque les niveaux sont supérieurs à 2 milligauss, de 72 % au-dessus de 3 milligauss et de 600 % entre 4 et 5 milligauss. Ces augmentations ont été qualifiées dans l'étude, eu égard au faible nombre de personnes dans ces tranches, de simples « hasards statistiques ».

1998. Le rapport pour en finir avec tous les rapports, exigé par la loi américaine, sort enfin. Il est intitulé EMF RAPID (*Electric and Magnetic Fields Research and Public Information Dissemination*). Il aura demandé cinq ans de travail, un budget de 65 millions de dollars, réparti sur une trentaine de sous-comités pilotant des centaines de projets de recherche. Sa conclusion la plus frappante, et la plus commentée par les médias, consiste à classer les champs électromagnétiques, en utilisant la nomenclature du Centre international de recherche contre le cancer, comme « agents cancérigènes possibles » (classe 2B). A titre de comparaison, dans cette nomenclature adoptée par l'OMS, le niveau 1 désigne un effet cancérigène certain, 2A un effet probable, 3 un effet non classable et 4 l'absence d'action cancérigène. Comme pour toutes les conclusions importantes du rapport, cette classification en 2B a donné lieu à un vote : 18 voix pour, 9 contre. A l'époque, les médias y voient un important changement de cap. Mais quand on épluche le rapport on constate que, sur les questions plus précises, le verdict est extrêmement prudent.

Dans la plupart des cas les commissions se prononcent pour une « évidence inadéquate » ou « marginale » ou « insuffisante ». On cite bien des études montrant des risques accrus de leucémie, de cancers, d'arythmie cardiaque, d'Alzheimer ou de Parkinson, de sclérose latérale, de fausses couches, de retards de croissance du fœtus, mais c'est du non-concluant, du pas assez convaincant, du non-prouvé, du pas assez robuste, de l'échantillon trop limité, de la contradiction d'une étude à l'autre... Les seuls résultats qui passent la barre concernent la leucémie infantile et la leucémie lymphoïde chronique des adultes après exposition professionnelle. Ce qui suffit pour un classement en « cancérigène possible ». Kenneth Olden, directeur de l'Institut national de santé environnementale, qui a présidé les débats, écrit : « A mon avis, la conclusion de ce rapport est insuffisante pour justifier un effort agressif de réglementation. » On se bornera donc à favoriser l'éducation du public et des professionnels concernés sur les moyens de réduire les expositions. C'est ce que le rapport appelle une « approche réglementaire passive ».

2000, une année charnière

2000 est une année dont on se souviendra dans l'histoire de la protection contre la pollution électrique. Elle commence en fanfare par une nouvelle loi en Suisse, qui fait sécession par rapport au reste du monde occidental et rejoint pratiquement les législations des pays de l'Est. Pour l'exposition du public au champ magnétique du réseau électrique, la Suisse décrète une limite de 10 milligauss, soit cent fois moins que la limite préconisée par l'ICNIRP.

En Italie, trois cadres de l'ENEI, l'équivalent italien d'EDF, sont mis en examen par un juge de Vénétie, pour « homicide et lésions involontaires, catastrophe involontaire et refus de communication de documents ». Initialement, les magistrats ont instruit la plainte d'une association de parents d'élèves à Murano qui refusaient d'envoyer leurs enfants dans une école construite sous une ligne. L'enquête s'est élargie à d'autres plaintes de même nature, et le procureur, après avoir examiné six mille dossiers médicaux, estime actuellement que trente cas de leucémies et tumeurs, dont neuf décès, peuvent être attribués aux champs émis par le réseau.

En Espagne, un juge de Murcie donne raison à une famille qui se plaint d'effets nocifs causés par un transformateur engendrant des champs magnétiques de 10 à 40 milligauss dans la maison. La compagnie électrique Iberdrola INC est condamnée à une indemnisation de 600 000 pesetas pour le préjudice subi, et à un dédommagement sur la perte de valeur de la maison, au cas où on n'arriverait pas à réduire les champs électromagnétiques. La compagnie a fait appel, mais cette sentence du juge José Moreno est tout de même une première historique.

En France, en juin 2000, une nouvelle législation est votée dans une relative discrétion – aucun média à notre connaissance n'en a parlé. Il s'agit d'un des nombreux amendements à la nouvelle loi « Solidarité et Renouvellement urbain ». Ce petit texte a été initialement approuvé à l'unanimité par l'Assemblée nationale, puis refusé par le Sénat, réécrit par une commission mixte et finalement voté par l'Assemblée. Il soumet la construction de bâtiments à proximité de lignes de plus de 130 kilovolts à des servitudes particulières – le Conseil d'Etat et les préfets doivent préciser la délimitation de périmètres de sécurité.

Nous avons rencontré Michèle Rivasi, députée socialiste de la Drôme, qui a rédigé cet amendement avec le député de l'Essonne André Blazy. Biologiste de formation, Rivasi avait suivi auparavant plusieurs problèmes d'environnement, dont le dossier sulfureux des pollutions radioactives. En 1986, au lendemain de Tchernobyl, elle a fondé la CRIIRAD (Commission de recherche et d'information indépendantes sur la radioactivité), un organisme sans lien avec l'industrie ou les pouvoirs publics. Et la voici désormais mobilisée sur la pollution électromagnétique. « J'ai été alertée par des lettres de nombreuses personnes qui soulevaient le problème des lignes à haute tension, et j'ai retrouvé une situation comparable à celle que j'avais connue pour les faibles doses de radioactivité, c'est-à-dire que les avis des scientifiques sont contradictoires et qu'il existe une forte pression des lobbies industriels, privés ou publics. En 1999, j'ai organisé un colloque sur les lignes électriques et la santé à l'Assemblée nationale, avec une cinquantaine de chercheurs et d'experts. On a pu faire le point. Aujourd'hui, nous n'avons pas de certitudes absolues sur les risques sanitaires, mais on sait au moins qu'il y a des effets biologiques sur le système immunitaire, sur la production d'hormones ou sur les membranes cellulaires.

Ces informations ont été diffusées auprès de tous les élus, et puis il a fallu travailler pour les toucher personnellement et les sensibiliser. Est-ce qu'un député ou un sénateur irait vivre sous une ligne à haute tension ? Non. Alors pourquoi le permettrait-on pour le reste de la population ? C'est vraiment un cas typique où il faut appliquer le principe de précaution. »

En mars 2001, les médias du monde entier redécouvrent le danger des lignes électriques grâce à un rapport commandé par une commission officielle britannique, le National Radiation Protection Board. Une fois de plus, un comité d'experts a épluché toute la littérature scientifique sur le sujet. Une fois de plus, le verdict est à double sens – pas de preuves incontestables sur le cancer en général, mais il confirme la « possibilité » d'un risque accru de leucémies infantiles autour des lignes à haute tension. Une fois de plus, le comité est purement consultatif. Une fois de plus, l'organisme commanditaire souligne que les preuves sont insuffisantes. Une fois de plus, les pouvoirs publics ne bougeront pas le petit doigt...

Voilà où nous en sommes aujourd'hui. Le fameux principe de précaution vient de marquer timidement quelques points. Beaucoup de questions et d'inquiétudes demeurent. A l'heure actuelle, le téléphone portable mobilise la plupart des efforts de recherche et pratiquement plus rien ne se fait en laboratoire sur les champs issus du réseau électrique. Mais on peut consulter les résultats de centaines d'études scientifiques qui ont fait beaucoup avancer les connaissances, même s'il n'y a toujours aucun consensus. Alors, qu'avons-nous appris de ces vingt ans de recherches dans les pays occidentaux ?

Lignes à haute tension, le feuilleton continue

La science dispose de plusieurs méthodes très différentes pour aborder le problème des risques sanitaires liés à l'environnement. Chacune apporte ses pièces à un vaste puzzle. Nous commençons par l'épidémiologie, une discipline qui, comme son nom l'indique mal, ne traite pas spécialement des épidémies, mais étudie les problèmes de santé à l'aune des statistiques portant sur des populations, de quelques centaines à quelques millions de personnes, pour chercher les causes ou les facteurs responsables de telle ou telle maladie.

On l'a vu, l'augmentation du risque de leucémie chez les enfants se retrouve avec obstination, même en Europe, où le niveau moyen des champs magnétiques issus du réseau électrique est moins élevé qu'outre-Atlantique. Certes, cette augmentation n'apparaît pas dans toutes les études, ce qui permet de voir, si on y tient absolument, une absence de preuve définitive. Mais les tenants du principe de précaution peuvent s'appuyer aujourd'hui sur la majorité des études publiées. Les plus célèbres ont eu lieu en Suède, sous la direction de Maria Feychting ou d'Anders Ahibom. D'autres viennent des Etats-Unis, du Canada, de Grande-Bretagne, d'Allemagne, de Finlande, de Norvège et du Danemark.

Voici par exemple les études les plus récentes, parues au cours des trois dernières années. Lois Green, à Toronto, étudie deux cent un enfants atteints de leucémie et pratique des mesures à leur domicile. Elle trouve un risque multiplié par 4,5 quand les champs magnétiques sont au-dessus de la moyenne. Joachim Schüz, à Mayence, examine cinq cent quatorze enfants leucémiques sur le territoire de l'ex-Allemagne de l'Ouest, pour vérifier une hypothèse lancée par une autre étude allemande – il s'agit de porter une attention particulière aux niveaux des champs magnétiques pendant la nuit. Effectivement, la moyenne sur vingt-quatre heures ne donne qu'une faible corrélation (1,55), tandis que les valeurs nocturnes font apparaître un lien beaucoup plus net (3,21). Une « méta-analyse » effectuée par le Childhood Leukemia EMF Study Group, un groupe de chercheurs internationaux, qui cumule les chiffres des recherches précédentes dans huit pays, trouve un effet statistiquement significatif au-dessus de 3 milligauss. Quant au rapport britannique de mars 2001, qui analyse également les recherches antérieures, il estime que la leucémie infantile, qui frappe en moyenne un enfant sur mille quatre cents, passe à deux pour mille quatre cents sous des champs magnétiques anormalement élevés.

Ce rapport mérite quelques précisions supplémentaires. Il est signé par un comité d'experts indépendants présidé par une vieille gloire de l'épidémiologie, sir Richard Doll. Ce professeur de médecine à l'université d'Oxford, âgé aujourd'hui de quatre-vingt-six ans, a été le premier chercheur à identifier le risque de cancer ou de maladies cardiaques causés par le tabac, dès 1950. La suite de sa carrière, en revanche, en fait plutôt un ami des industriels. On lui doit notamment des études, aujourd'hui bien risibles, qui innocentaient l'amiante ou le plomb dans l'essence. Son nouveau rapport sur les champs électromagnétiques et le cancer, pris dans sa totalité, est extrêmement sceptique quant à la réalité des risques sanitaires. Interrogé par un journaliste australien, Richard Doll déclare même qu'il vivrait sans hésitation sous une ligne à haute tension. Il fait valoir que la leucémie infantile est une maladie rare, que seuls 0,5 % des foyers britanniques sont exposés à des niveaux importants de champ magnétique ou électrique, et que ces niveaux ne sont provoqués par les lignes à haute tension que dans 20 % des cas. Le NRPB, l'organisme qui a commandé le rapport, est d'ailleurs bien connu pour ses positions très favorables à l'industrie, et les normes britanniques sont actuellement parmi les plus laxistes au monde. Et pourtant, c'est bel et bien l'information sur les leucémies infantiles qu'ont retenue les médias. On peut y voir une ironie de l'histoire ou une forme de justice immanente !

Enfin, plus discrètement, à la fin du mois de mars 2001, dans la revue *Medical Hypothesis*, paraît un article d'un pionnier du domaine, l'épidémiologiste Sam Milham. Il a carrément étudié les statistiques américaines sur la leucémie lymphoblastique aiguë affectant les enfants âgés de deux à quatre ans depuis le début du siècle, et les a corrélées avec l'avancement des travaux d'électrification, année par année, région par région. Conclusion : 24 % d'augmentation quand les réseaux sont mis en place !

A combien estimer le nombre d'enfants qui seraient victimes du risque de leucémie ? D'après certains auteurs, ce serait cinq à vingt cas chaque année sur cent mille enfants exposés, ou bien 3 % du nombre total. Autre calcul : sous les champs élevés, on passerait à quatre cas sur vingt mille contre un sur vingt mille dans une situation normale. Une estimation fait état de un million d'Américains, tous âges confondus, vivant ou travaillant au-dessus du seuil des 10 milligauss, ce qui donnerait donc une cinquantaine de cas chaque année. En France, une association de défense aligne des chiffres plus pessimistes, en se basant sur l'hypothèse de trois millions de Français (adultes et enfants) vivant ou travaillant sous des champs de forte intensité, on arriverait à six cents cas annuels de cancers, dont cent leucémies infantiles. Il s'agit là, évidemment, de calculs extrêmement hasardeux.

A la fois dramatique et marginale, la leucémie des enfants est peut-être l'arbre qui cache la forêt. Elle serait, d'après beaucoup de chercheurs, l'aboutissement d'un processus, qui, dans la majorité des cas, se traduirait par des manifestations plus bénignes. Les champs magnétiques agiraient comme un facteur de stress répétitif, provoquant à la longue une baisse de l'immunité qui ouvre la voie aux maladies. Malheureusement, très rares sont les études épidémiologiques qui ont considéré d'autres symptômes que les maladies cancéreuses. Il faut dire qu'il est moins aisé de quantifier pour l'usage statistique des affections comme les troubles neurovégétatifs, les migraines, la dépression ou l'anxiété. Deux études de 1997, l'une en Finlande et l'autre en Pologne, ont cherché une corrélation avec la dépression, et l'ont effectivement trouvée. Mais c'est encore bien peu.

L'hypothèse de la double pollution

A l'université de Bristol, en Angleterre, une équipe menée par Denis Henshaw lance une idée nouvelle en 1998 : il y aurait une action conjuguée entre le champ électrique et la pollution atmosphérique, une potentialisation des particules cancérigènes en suspension. Les lignes à haute tension provoquent, surtout par temps humide, ce qu'on appelle un effet couronne. Il s'agit de décharges électriques dans l'air, c'est la cause de ces grésillements déplaisants qu'on entend souvent sous les lignes. Les décharges ont pour effet de charger électriquement les molécules d'air – on dit qu'elles sont ionisées. Or les ions, les molécules chargées, peuvent se comporter comme des noyaux qui agrègent autour d'eux des particules polluantes ultra-fines, qu'on appelle des aérosols, ou les poussent à se coller à des particules plus grosses, qui sont ensuite entraînées par le vent, parfois à grande distance des lignes. On calcule qu'à la hauteur de la tête, près d'une ligne à haute tension, 20 % des aérosols deviennent ionisés. L'effet se fait sentir fortement jusqu'à deux cents mètres de la ligne, et peut se retrouver même à plusieurs kilomètres, selon la direction du vent. On sait par ailleurs que les aérosols électriquement chargés sont plus susceptibles d'être absorbés par les poumons, donc de passer dans le sang, et finalement dans la moelle osseuse, là où se déclenche la leucémie.

En 2000, toujours à l'université de Bristol, Alan Preece donne une première confirmation par une étude sur l'ensemble des cancers, toutes tranches d'âge confondues, dans le sud-ouest de l'Angleterre. Ceux qui vivent à moins de quatre cents mètres d'une ligne ont un risque plus élevé (estimé à + 29 %), particulièrement de cancers du poumon, quand la direction habituelle du vent va de la ligne vers les habitations. Il faudrait donc reprendre toutes les études précédentes pour intégrer ce nouveau facteur. Les calculs de Preece suggèrent que ce phénomène, touchant tous les cancers et plus seulement les leucémies infantiles, provoquerait trois mille morts par an en Angleterre, soit autant de victimes que les accidents de voiture.

L'hypothèse de Bristol, malgré son caractère récent, commence à séduire beaucoup de monde. Elle a l'immense avantage de faire appel à des mécanismes physiques parfaitement connus, alors que toutes les théories qui postulent une action directe du champ magnétique ou électrique sur les organes et les cellules sont pour l'instant spéculatives et, pour certains, difficiles à avaler. Mais l'auteur de cette idée va plus loin. Interrogé par le quotidien britannique *The Times* en mars 2001, Dennis Henshaw confirme et précise les chiffres déprimants d'Alan Preece. Selon lui, chaque année les lignes à haute tension seraient responsables de huit morts par leucémie infantile, quatorze par cancer de la peau, quatre cents de cancer du poumon, plusieurs milliers à cause de maladies liées à la pollution atmosphérique, comme les affections respiratoires, les allergies et l'asthme aggravé, plus neuf mille cas de dépression et soixante suicides. Lui aussi reprend l'analogie avec les accidents de la route, sauf que ces derniers se répartissent sur l'ensemble de la population, tandis que seule une personne sur cinquante vit à proximité des lignes. « Donc le risque est cinquante fois plus grand que lorsqu'on prend la route. » Bien sûr, tout cela n'est pas certain et prouvé à cent pour cent, mais, dit-il, « si on attend encore dix ans avant d'avoir les preuves définitives, on va reproduire exactement ce qui s'est passé pour la maladie de la vache folle ».

Si on entre dans le détail, les prévisions d'Henshaw dessinent un tableau complexe. Les dépressions et les suicides sont causés par l'influence nocturne des champs magnétiques, qui réduit la production de mélatonine. Les cancers de la peau viennent du radon et d'autres sous-produits de la radioactivité naturelle ou artificielle, rendus plus virulents par les champs électriques. Quant aux maladies respiratoires, elles associent l'ionisation d'origine électrique avec les particules d'hydrocarbures relâchées par les automobiles et l'industrie. Et pour nous désespérer un peu plus, Henshaw ajoute : « Toutes ces données sont connues par la physique et la chimie depuis des décennies. Mais je suis interloqué par ce que la société est prête à accepter. Un déraillement de train qui fait trente et un morts déclenche en Grande-Bretagne un plan de protection qui coûte un milliard de livres. Un unique accident du Concorde immobilise toute la flotte pendant des mois. Eh bien, ici, nous sommes dans une situation tout à fait comparable. Dans un siècle, nous considérerons les pylônes comme des aberrations du XXe siècle, et les nouvelles générations se demanderont comment nous avons pu laisser faire ça. »

Des professions à risque

L'épidémiologie a tout intérêt à se pencher sur les conditions de travail : on peut plus facilement isoler certains facteurs de l'environnement, auxquels toute une population est exposée de façon régulière, souvent intense, en tout cas mesurable. Par exemple, c'est grâce aux chiffres sur les travailleurs de l'amiante, qui l'inhalaient en quantité pendant des années, qu'on a pu établir une action cancérigène et élargir l'étude à l'amiante présente dans l'environnement. Il était donc logique d'examiner les données médicales à long terme sur des professions et des postes particulièrement exposés aux champs électromagnétiques, notamment dans les industries de la production et de la distribution de l'électricité. On dispose aujourd'hui d'environ deux cents études de ce genre dans le monde.

On y trouve souvent des risques augmentés pour une série de maladies dont les noms ne disent rien de bon : leucémie aiguë, leucémie lymphocytique chronique, leucémie myéloïde aiguë, tumeurs au cerveau, cancer du sein, y compris chez les hommes, cancer des testicules, anomalies des chromosomes, maladies cardio-vasculaires, maladie d'Alzheimer et dépression mesurée par le taux de suicides.

Les failles majeures de ce type d'études, c'est qu'on a du mal à exclure l'action d'autres facteurs toxiques présents dans le même environnement industriel (matériaux, produits chimiques, fumées) et qu'il est pratiquement impossible de quantifier les niveaux d'exposition reçus pendant des dizaines d'années, à différents postes, ou même d'assigner des niveaux précis à chaque poste. On se demande d'ailleurs toujours s'il vaut mieux établir une moyenne sur toute une vie professionnelle, ou si on doit plutôt tenir compte du temps passé sous les expositions les plus fortes, et où situer le seuil.

L'exemple qui suit donnera une idée des subtilités et des embrouilles qui compliquent ce genre de recherche. Il s'agit de la plus vaste série d'études jamais réalisée sur les travailleurs de l'électricité. Elle cumule les données fournies par trois compagnies mastodontes du secteur, Electricité de France, Hydro-Québec et Hydro-Ontario. Les premiers résultats ont été publiés en 1994, sous la direction de Georges Thériault. Il s'agissait d'analyser l'incidence des cancers, corrélée avec l'intensité du champ magnétique, chez les ouvriers et techniciens employés entre 1970 et 1989. Dans l'ensemble, l'augmentation du risque a été jugée peu significative, et les conclusions sont parfois citées à l'appui d'une absence de lien démontré. Toutefois, on a quand même trouvé une augmentation de deux types de leucémie chez les Canadiens. Curieusement, ce résultat n'apparaît pas dans la partie française de l'étude. La différence pourrait s'expliquer par le fait qu'EDF, au contraire des Canadiens, n'a pas intégré dans les statistiques les données concernant les travailleurs à la retraite. Or, en matière de cancer, les retraités sont aux premières loges. Par la suite, une épidémiologiste qui travaillait à l'époque pour EDF, Ellen Imbernon, a planché sur un outil d'évaluation informatique qui prenait en compte les doses reçues et les retraités. Ses conclusions montraient un risque accru de leucémie et de cancers du cerveau. Elle a été licenciée en août 1996 pour « insubordination », et ses fichiers ont été confisqués.

Les chercheurs d'Hydro-Ontario, sous la direction d'Anthony Miller, ont poursuivi la recherche pour préciser la relation entre la dose et l'effet et séparer, dans la mesure du possible, les évaluations du champ électrique et du champ magnétique. Leur dernière publication date de mai 2000 et propose des chiffres d'une ampleur jamais atteinte jusqu'ici : pour certaines catégories de personnel, ils ont trouvé des taux de leucémies et de lymphomes multipliés par huit ou dix. C'est énorme. Et pourtant l'étude porte sur des statistiques sanitaires déjà épluchées dans une publication de la même équipe en 1996, qui donnait des chiffres beaucoup moins spectaculaires. Qu'est-ce qui a changé ? L'étude précédente prenait en compte la valeur moyenne ou cumulée des champs rencontrés pendant toute la vie de l'employé. Tandis qu'ici on considère les « effets de seuil », c'est-à-dire qu'on prête attention au fait qu'un employé peut, au cours de sa carrière, passer quelques années à certains postes particuliers où il subit des champs particulièrement élevés. Lorsqu'on s'intéresse à ces seuils, des corrélations importantes apparaissent. Une autre surprise de cette étude récente, c'est qu'elle indique un rôle prédominant du champ électrique pour ces effets sanitaires, plutôt qu'avec le champ magnétique. Cela va à l'encontre d'une tendance qui s'imposait depuis des années et qui mettait tout sur le dos du champ magnétique. L'hypothèse magnétique vient du fait que ce champ traverse tous les obstacles, au contraire du champ électrique, et que les études sur l'exposition résidentielle montrent un effet équivalent pour les lignes aériennes et les lignes enterrées. Il faudrait donc en conclure que la leucémie des enfants et celle des adultes, qui sont deux maladies très différentes, n'obéissent pas aux mêmes lois vis-à-vis de l'électromagnétisme.

Que disent les expériences en laboratoire ?

C'est ce que la biologie sait faire de mieux pour tester ce qui nous empoisonne. Dans les laboratoires, des animaux – le plus souvent des rats ou des souris – reçoivent des rayonnements soigneusement calibrés, en même temps que des groupes témoins qu'on place exactement dans les mêmes conditions, sauf que les générateurs ne sont pas branchés. Les témoins servent à exclure l'effet d'un stress qui serait simplement dû à l'enfermement périodique des animaux dans les chambres d'exposition. Puis on peut faire tous les tests possibles et imaginables pour voir si les animaux irradiés présentent des symptômes particuliers.

En théorie, cette méthode est rigoureuse et fiable. En pratique, c'est beaucoup moins évident. Les animaux n'ont pas les mêmes caractéristiques ni la même sensibilité que les humains par rapport aux champs – les rongeurs, par exemple, seraient dix à vingt fois moins affectés que nous par les courants induits. Il faut donc administrer des puissances plus fortes, ce qui ne fait pas toujours appel aux mêmes mécanismes et rend délicates les comparaisons. Par ailleurs, les expositions en laboratoire ne sont pas forcément équivalentes à ce que les hommes rencontrent chez eux ou au travail. Au laboratoire, on crée les champs les plus « propres » possibles – uniformes, réguliers, faciles à mesurer, ou, en jargon professionnel, sinusoïdaux. Alors que dans l'environnement les champs sont multiples et varient constamment, ce qui contribue peut-être aux effets nocifs. Bref, il ne faut pas compter sur les expériences animales pour connaître le fin mot de l'histoire. Mais elles fournissent des indices, dans un sens ou dans l'autre, soit pour rendre plausible un effet constaté sur l'homme, soit au contraire pour jeter le doute.

Voici ce qu'on a constaté jusqu'ici chez nos cousins les rats, les souris, les cochons d'Inde, les chiens, les singes, les porcs, les moutons, les hamsters, les lapins, les grenouilles, les escargots, les salamandres...

Comportement et système nerveux. Des tests de mémorisation ou de temps de réaction, sur des singes, indiquent un ralentissement. Des rythmes du cerveau captés par l'électroencéphalographe sont modifiés – plutôt accélérés pendant les premières semaines, puis ralentis au bout de deux mois. Toujours chez le singe, on voit des troubles du rythme circadien et de l'alternance veille-sommeil.

Neurotransmetteurs. Ces messagers chimiques du cerveau, chez le singe ou le rat, subissent des réductions de 20 à 30 %. On l'a constaté sur un grand nombre de ces molécules, à commencer par les plus usuelles (dopamine, sérotonine, acétylcholine). On voit aussi certains taux augmenter après une exposition courte.

Cœur et système vasculaire. On mesure des accélérations cardiaques chez le singe, le rat, le pigeon ou la grenouille.

Sang et système immunitaire. Sur les rats et les souris, on trouve souvent des baisses de globules rouges et de globules blancs (lymphocytes, leucocytes, monocytes, éosinophiles, polynucléaires neutrophiles).

Hormones. On observe des dérèglements de plusieurs hormones, notamment une augmentation des hormones liées au stress comme l'ACTH et la corticotropine.

Développement embryonnaire. L'exposition permanente d'œufs de poule pendant toute la gestation a donné, dans une expérience espagnole très controversée, jusqu'à 80 % de malformations sur les embryons. Le même protocole, à proximité d'un écran d'ordinateur, fait augmenter d'environ 50 % la proportion de fœtus mort-nés.

Reproduction. Des porcs exposés croisés avec des porcs non exposés donnent, à la troisième génération, un poids moyen inférieur et plus de malformations congénitales. Une étude sur sept générations de rats montre une augmentation des avortements spontanés et des malformations, et une diminution du nombre de petits par litière. Des souris exposées ont des problèmes ovariens menant à la stérilité.

Cancer. Chez des souris et des rats, on voit parfois une augmentation des lymphomes, des tumeurs mammaires (chimiquement induites) ou des cancers de la peau (chimiques ou greffés).

Gènes et ADN. Toujours chez le rat et la souris, quelques expériences montrent des dégâts génétiques visibles, des cellules aux noyaux rétrécis (« micronoyaux »), des ruptures des brins d'ADN.

Une autre approche en laboratoire consiste à irradier non pas des êtres vivants mais des cellules prélevées ou des micro-organismes, cultivés dans des petites soucoupes transparentes qu'on appelle boîtes de Petri. L'avantage est qu'on peut obtenir des résultats rapides et facilement quantifiables. L'inconvénient est qu'il est difficile de passer de l'échelle cellulaire à celle de l'organisme entier, notamment pour prédire un problème de santé. Parmi les milliers de réactions possibles, on a retenu surtout celles qui pourraient intervenir dans la cancérisation des cellules – donc les mécanismes qui augmentent la prolifération, inhibent la différenciation, perturbent l'expression de certains gènes et les voies de transduction des signaux. On a cherché des protéines qui signalent l'activation de gènes liés au cancer. On a aussi tenté de voir directement des mutations génétiques, et notamment les cassures des brins d'ADN. Et on a testé la capacité des cellules à réparer leur ADN après une agression. Dans toutes ces directions, une partie des recherches a mis en évidence des processus de cancérisation, avec une relation entre la dose et l'effet – les effets sont plus importants quand les intensités sont plus fortes.

Enfin, il existe quelques expériences sur l'homme. Les études sur les volontaires humains se déroulent nécessairement à court terme, quelques heures, parfois une semaine ou deux, et c'est leur principale limite. Si, comme on peut le supposer d'après les données de l'épidémiologie, les problèmes de santé surviennent après des expositions répétées et prolongées sur des mois ou des années, ces expériences de laboratoire ne permettent guère de trancher sur la question des risques. Elles peuvent néanmoins apporter des éléments. Voici la liste des symptômes qu'on a pu obtenir sur des humains en laboratoire : désynchronisation et raccourcissement du rythme circadien, diminution des performances intellectuelles, modifications de l'électroencéphalogramme, troubles du sommeil, baisse de la production de mélatonine par la glande pinéale, augmentation des œstrogènes chez les femmes, diminution de la testostérone chez les hommes, ralentissement du rythme cardiaque et arythmie.

Quand les experts mènent l'enquête

Un énorme bémol doit s'ajouter à ce qu'on vient de lire. Aucun de ces résultats n'est à l'heure actuelle « homologué », c'est-à-dire admis par l'ensemble des chercheurs, parce que aucun n'a été suffisamment reproduit par d'autres équipes. Dans la plupart des cas, quand la même expérience est répliquée par cinq ou six équipes, au moins la moitié des résultats sont négatifs, l'exposition au champ n'a produit aucun effet. On reviendra en temps utile sur les raisons qui peuvent expliquer ces contradictions. En conséquence, paradoxalement, l'angle d'étude qui permet aujourd'hui de se faire la meilleure opinion est aussi celui que la science a le plus de mal à manipuler, quand elle ne refuse pas carrément d'en tenir compte. Il s'agit de l'examen de cas individuels, de familles ou de petits groupes très ciblés. En médecine, on appelle ça le domaine clinique, et les observations qu'on y fait sont souvent précieuses. Ici, on parlera plutôt d'enquêtes sur cas-témoins ou enquêtes d'observation.

Voici un exemple. Une visite de la médecine du travail découvre chez une femme de quarante-sept ans des troubles du rythme cardiaque qu'elle n'avait pas l'année précédente. Les examens complets ne trouvent aucune cause. Puis le médecin fait le rapprochement avec le nouveau bureau qu'elle occupe depuis neuf mois, où elle se plaint que l'écran d'ordinateur scintille et fluctue jusqu'à donner le mal de mer. On s'aperçoit alors que le bureau est situé au-dessus de deux transformateurs, on mesure les champs magnétiques dans le bureau, on trouve 230 milligauss, avec des pics à 315 milligauss. Il a suffi que la patiente change de bureau pour que les troubles cessent, en quelques mois. Pour le transformateur, on a refait le câblage et posé une plaque de blindage, les champs ont été réduits de vingt fois.

Ce cas précis a été découvert et suivi par le médecin du travail et une « consultante en santé environnementale », le Dr Suzanne Deoux. Cette dernière appartient à un corps de métier récent, encore peu représenté, celui des experts indépendants spécialisés dans les effets de l'électromagnétisme. Nous en rencontrerons plusieurs au cours de cette enquête et, même si leurs travaux n'aboutissent pas à des publications dans des revues scientifiques prestigieuses, on verra qu'ils ont beaucoup de choses à dire. Mais il arrive aussi, par un hasard heureux, qu'un chercheur scientifique et médecin en exercice se retrouve confronté, sur son propre lieu de travail, à des champs anormalement élevés, et qu'il en profite pour mener une étude clinique. C'est ce qui est arrivé à Laurence Bonhomme-Faivre, chef de service à l'hôpital Paul-Brousse à Villejuif. Elle constate que les transformateurs, les groupes électrogènes et les câblages haute tension dans les sous-sols de l'hôpital dégagent dans les pièces au-dessus des moyennes de 12 à 66 milligauss au niveau du sol, 3 à 15 milligauss à hauteur d'homme. Elle peut donc étudier treize personnes qui passent plus de huit heures par jour dans cet endroit, et treize témoins du même service travaillant dans d'autres locaux. Les analyses de sang montrent, pour le groupe exposé, des baisses de plusieurs types de cellules immunitaires – lymphocytes CD2, CD3, CD4, leucocytes, polynucléaires neutrophiles. La même zone a été mise à profit pour étudier des souris, et on a vu chez certains animaux des baisses de globules rouges ou de leucocytes. Les résultats ont été publiés dans les revues *Environment Health* et *Life Sciences* en 1998.

Un exemple intéressant, à mi-chemin entre l'expertise de proximité et la recherche scientifique classique, est celui de Coutiches, un village du nord de la France surplombé, à partir de 1989, d'une ligne de deux fois 400 kilovolts. Alertés par les habitants, les experts y relèvent des champs magnétiques de 7 à 48 milligauss à trente mètres des lignes, de 2 à 10 milligauss à cent mètres. Coutiches va devenir, au début des années 1990, la première cause célèbre qui attire l'attention sur les lignes à haute tension en France. Des experts indépendants comme le Belge Jean-Marie Danze ou le Français Roger Santini vont y faire leurs premières armes et y trouver la vocation de toute une vie. Dès 1991, un protocole d'accord entre la municipalité et EDF crée deux commissions, l'une pour la mesure des niveaux de champs, l'autre pour le suivi médical, sous la direction du Pr Paul Pèlerin à Lille. En 1994, lors d'un colloque à l'Assemblée nationale, son rapport fait état d'hypernervosité, de vertiges, de nausées, d'hypotension, de troubles visuels et surtout d'insomnies, qui touchent particulièrement les enfants. Tous ces troubles disparaissent dès que les résidents passent quelques jours loin de chez eux, et, lorsque les enfants vont dormir une nuit ailleurs, leur sommeil est normal. Quant aux bilans sanguins, ils montrent chez 30 % des sujets une carence en fer. En 1999, toujours devant l'Assemblée nationale, une équipe de l'hôpital Saint-Vincent à Lille, dirigée par Eric Hachulla, présente une étude précise et régulière chez 91 habitants de Coutiches vivant à moins de deux cents mètres des lignes, avec des tests comparatifs sur une population témoin vivant un peu plus loin. L'étude est publiée en 2000 dans l'*European Journal of Internal Medicine.* Les résultats montrent un profil sanguin singulier, inconnu de la médecine, une « pseudo-carence en fer ». On parle de pseudo-carence car l'organisme ne manque pas réellement de fer, mais le sang en exhibe tous les signes habituels. Bref, le métabolisme du fer a été bizarrement modifié et emprunte des voies détournées, chaotiques, sans qu'on puisse dire si le phénomène est dangereux pour la santé à long terme. En tout cas, c'est la première fois qu'on tient un effet biologique bien caractérisé sur toute une population vivant sous les lignes. Et ce n'est pas une bizarrerie isolée. Les auteurs signalent qu'ils ont déjà retrouvé le même profil sanguin chez les habitants d'un autre village du nord de la France surplombé par des lignes, Bollezeele.

Une hormone sous surveillance : la mélatonine

Parmi les hypothèses qui permettraient d'expliquer la survenue de certaines maladies – aussi bien la dépression, les insomnies ou le cancer –, il en est une qui mérite un développement particulier. On la doit initialement à Richard Stevens, un chercheur du Pacific Northwest National Laboratory, dans l'Etat de Washington, en 1987. Voici son raisonnement. Nous possédons, dans l'endroit le plus profond et le plus protégé du cerveau, une glande qui descend du « troisième œil » des anciens vertébrés et que Descartes considérait comme le siège de l'âme – c'est la glande pinéale, qui, malgré sa petite taille, voit passer le plus important flux sanguin de l'organisme, ex aequo avec les reins. La glande pinéale secrète plusieurs hormones, en suivant des rythmes diurnes et nocturnes. Parmi ces hormones, il y a la mélatonine, produite uniquement pendant la nuit et dans l'obscurité. Certains la considèrent comme une régulatrice du sommeil, et elle peut être prescrite pour combattre les effets du décalage horaire après de longs trajets aériens. Mais, avant tout, la mélatonine semble une substance protectrice contre les cancers hormono-dépendants (cancers du sein, de l'utérus, des ovaires, des testicules, de la prostate). Elle protège par une double action : préventive comme anti-oxydant et piège à radicaux libres, ce qui protège l'ADN des substances toxiques, et curative par une action inhibitrice sur certaines tumeurs. Or, dans les pays développés, on constate à la fois une baisse générale des niveaux de mélatonine et une augmentation des cancers hormono-dépendants. Le rythme circadien de la mélatonine, avec son pic au cœur de la nuit, semble particulièrement lié à la lumière. On a donc incriminé un changement de notre environnement lumineux. Nous avons désormais des éclairages artificiels la nuit et une luminosité artificielle le jour. Mais des recherches montrent que les champs électromagnétiques de 50 à 60 hertz auraient également une action sur la glande pinéale et la mélatonine.

Peu après la publication de Richard Stevens, Wolfgang Löscher à Hanovre fait une première expérience sur des rats femelles exposés à des champs magnétiques à 50 hertz, et constate à la fois une baisse de la mélatonine et une incidence accrue des tumeurs mammaires provoquées par un produit chimique, à la fois sur le nombre et la taille des tumeurs. Au laboratoire où travaille Richard Stevens, on n'arrive pas à reproduire ces résultats, mais des dizaines d'autres travaux suivent. La synthèse présentée par le rapport RAPID fait état de onze études sur la mélatonine chez des volontaires humains, qui, prises ensemble, donnent de façon consistante une réduction, alors que toutes les autres analyses de sang humain citées dans ce rapport n'ont donné aucune différence concernant les hormones. En 1998, Scott Davis, du Fred Hutchison Cancer Research Center à Seattle, étudie deux cents femmes munies d'un détecteur portable de champs magnétiques, ainsi que de détecteurs installés dans leur chambre à coucher. Un doublement du champ magnétique pendant la nuit entraîne une baisse de 8 % de la mélatonine mesurée dans l'urine, un triplement provoque une réduction de 15 %.

Ces baisses n'ont pas été retrouvées dans toutes les expériences, mais il existe aussi une autre manière d'impliquer la mélatonine, sans réductions mesurables des quantités circulantes. Robert Liburdy, au laboratoire national Lawrence Berkeley, montre en 1997 qu'un champ magnétique de 60 hertz à une puissance de 12 milligauss inhibe l'action anticancéreuse de la mélatonine et aussi de plusieurs médicaments comme le tamoxifen. Ce serait dû à une désensibilisation des cellules, en d'autres termes à un blocage des récepteurs de la mélatonine situés sur leur membrane. Bref, l'hypothèse de l'action des champs sur la mélatonine gagne du terrain, même si on ne connaît pas le mécanisme exact de cette influence. Mais, on va le voir, ce n'est pas la seule piste.

Courant propre et « courant sale »

Récemment, plusieurs spécialistes ont émis l'hypothèse que la composante la plus nocive, dans les champs du réseau électrique, ne serait pas le rythme de base de 50 ou 60 hertz, mais toute une série d'irrégularités, de crêtes et de saccades qu'on regroupe sous le nom de transitoires (en anglais, *transients*). Des transitoires se produisent quand on actionne un interrupteur, quand un dispositif automatique se met en marche, quand un moteur électrique démarre. Ceux-là sont de courte durée, moins d'une seconde, et ont des pics de fréquence dans la gamme des mégaHertz (millions de hertz), et des intensités de plusieurs dizaines de milligauss. Ces pics peuvent induire dans le corps humain des signaux qui dépassent le bruit électrique normal de la cellule. Il y a aussi tous les dispositifs qui font varier le courant, et tous les moteurs sophistiqués et économes en énergie, développés depuis trente ans, qui changent de régime en fonction des conditions, et réinjectent des hautes fréquences dans le réseau électrique. On peut encore ajouter les harmoniques et les sous-harmoniques du 50/60 hertz, les champs électriques et magnétiques rotatifs associés au courant triphasé, les déséquilibres entre courants de phases différentes, l'effet couronne, ou même les messages qui circulent le long des câbles électriques, à destination des techniciens, sur des fréquences d'environ 100 kilohertz.

Il se pourrait que ce « courant sale » constitue l'affront le plus patent à nos facultés d'adaptation, prises au dépourvu par des sautes continuelles et imprévisibles. Et le problème, semble-t-il, ne fait que commencer. La part des hautes fréquences serait actuellement de 20 %, et pourrait monter, selon une projection lue dans le magazine américain *Fortune* en juillet 1999, jusqu'à 70 % au cours des prochaines années. Aujourd'hui, l'hypothèse de l'implication des hautes fréquences électriques pour les effets sanitaires est vraiment prise au sérieux, à tel point que Michael Repacholi, le directeur des études sur l'électromagnétisme à l'Organisation mondiale de la santé, la considère comme une des principales pistes de recherche à creuser dans les années qui viennent. Les conséquences sont colossales : toutes les expériences en laboratoire, qui s'appliquent depuis des décennies à produire du courant alternatif de 50 ou 60 hertz aussi propre que possible, seraient à refaire de A à Z !

Mode d'emploi et bons conseils

Ainsi parle donc la science. Mais que dit-elle au juste ? Comme le notent tous les rapports officiels, on manque de preuves et de certitudes, puisque la plupart des recherches donnent des résultats contradictoires d'un laboratoire à l'autre. A partir de là, on peut choisir de voir le verre à moitié plein ou le verre à moitié vide, selon sa philosophie, son tempérament, ses intérêts... D'âpres débats ont lieu aujourd'hui concernant le « principe de précaution ». Y a-t-il, à partir des recherches qui suggèrent des effets nocifs, suffisamment de biscuits pour que les experts et les politiques décident des mesures protectrices qui peuvent coûter cher aux entreprises ? Nous en reparlerons globalement, après avoir examiné les effets éventuels des ondes radio et des téléphones portables. Mais quoi qu'il en soit, bien avant toute intervention des Etats, chacun peut appliquer pour soi-même et son entourage l'« approche de précaution ». C'est-à-dire apprendre à évaluer son propre environnement électromagnétique et faire en sorte, quand les champs sont importants, de ne pas s'exposer plus que de raison.

Pour savoir avec précision ce qu'il en est chez soi, à son bureau ou partout où l'on passe du temps, il faut mesurer, avec des appareils spécialisés, les champs magnétiques et électriques à différents endroits, dans différentes pièces et de préférence à différentes heures. Les appareils de mesure étalonnés ne coûtent pas une fortune. On vend des mallettes complètes pour environ cinq cents euros. On peut également louer ce matériel. Chacun peut aussi faire appel à un professionnel qui vient faire des mesures à domicile. Malheureusement les experts sont rares, difficiles à trouver, et leurs prestations peuvent coûter cher. On trouvera quelques orientations dans la bibliographie finale de ce livre.

A l'intérieur des habitations, en ville, loin de toute grosse ligne ou transformateur, et en l'absence de courants vagabonds ou de mauvaise mise à la terre, on trouve un « bruit de fond » incontournable – tous les câbles électriques raccordés émettent de faibles champs électriques, même quand les appareils ne sont pas allumés. Ceux qui alimentent un engin en marche ou en veilleuse émettent en plus des champs magnétiques. Normalement, tout se situe autour d'un milligauss en champ magnétique, un niveau universellement reconnu comme inoffensif. Mais on trouvera des champs beaucoup plus importants au voisinage immédiat d'un certain nombre d'engins électriques domestiques.

Voici par exemple quelques chiffres sur nos appareils les plus familiers, mesurés à une distance de quinze centimètres. Les records viennent du rasoir électrique, avec 100 à 600 milligauss, de l'aspirateur, 300 à 700 milligauss, de l'ouvre-boîte électrique, 600 à 1500 milligauss, du sèche-cheveux, 300 à 700 milligauss, et de la scie électrique, 200 à 1 000 milligauss. Dans un registre plus modeste, entre 100 et 200 milligauss on trouve le lave-linge, le lave-vaisselle, la perceuse, la photocopieuse, les radiateurs, les lampes fluorescentes. Et dans la tranche des champs les plus faibles, pas plus de 50 milligauss, on a le four électrique, la cafetière, le réfrigérateur, le toasteur, le fer à repasser, la chaîne hi-fi, le fax, le radio-réveil et les écrans de télévision ou d'ordinateur.

Ces chiffres peuvent paraître monstrueux quand on vient d'évoquer un risque de leucémie infantile au-dessus de 3 milligauss. Mais la situation est très différente. Dans le cas des champs engendrés par des lignes à haute tension ou des câbles enterrés, le rayonnement est permanent, vingt-quatre heures sur vingt-quatre, et présent dans tous les recoins de l'habitation. Autour des appareils ménagers, dès qu'on s'éloigne d'un mètre, la plupart des champs magnétiques descendent sous la barre des 2 milligauss. Et surtout, ces appareils ne servent que pour de courtes durées. Or, tout se joue à long terme.

Le bon sens incite à concentrer notre attention sur quelques cas précis. Un ordinateur, un écran de télévision ou une console de jeux vidéo nous tient parfois compagnie pendant des heures, tous les jours. En fait, leurs rayonnements viennent surtout du tube cathodique, qui remplit une bonne partie du volume. C'est un puissant émetteur de champs, sur plusieurs fréquences, 50/60 hertz pour l'alimentation électrique, mais aussi des fréquences radio dans la gamme des mégahertz et des circuits de balayage autour de 17 kilohertz. Les champs rayonnés sont d'autant plus puissants que l'écran est large, et plus intenses sur les côtés et derrière l'appareil que devant l'écran. Des champs magnétiques, que les cloisons n'arrêtent pas, peuvent atteindre, à trente centimètres de distance, plus de 10 milligauss. On devrait en tenir compte dans les bureaux qui alignent plusieurs ordinateurs, où l'on peut travailler juste derrière l'ordinateur de son voisin. Il faut aussi éviter que l'arrière d'un poste de télévision placé contre un mur ne se situe tout à côté d'une pièce contiguë, qui peut être une chambre d'enfant. La distance de sécurité, pour les côtés et l'arrière du tube cathodique, se situe aux environs de un mètre vingt. Face à l'écran, les règles de base consistent à se tenir éloigné d'au moins soixante centimètres, ou de la longueur d'un bras, ou encore de cinq fois la diagonale de l'écran.

Les écrans plats et les ordinateurs portables posent moins de problèmes, ils émettent trois fois moins en champ magnétique, mais à peu près autant en champ électrique, donc la prudence s'impose également.

La chambre à coucher, où l'on passe une partie importante de sa vie, est évidemment un endroit à surveiller de près. Le radio-réveil émet un champ magnétique très variable selon les marques, il peut être négligeable mais certains modèles peuvent rayonner jusqu'à 10 milligauss à trente centimètres de distance. L'approche de précaution, en l'absence de mesures, impose donc de ne jamais dormir avec son radio-réveil près de la tête, et de l'éloigner d'environ un mètre cinquante, ce qui suffit largement pour voir l'heure et entendre les sons qui réveillent !

Parmi les autres appareils à risques, il y a bien sûr les couvertures chauffantes, à éviter absolument. Le chauffage au sol, rayonné par des résistances électriques insérées dans le béton, est également à proscrire. Les champs magnétiques qu'il engendre atteignent plusieurs dizaines de milligauss dans toute une pièce. Il faut mentionner aussi les lampes fluorescentes ou halogènes, qui émettent en moyenne vingt fois plus de champ magnétique que les ampoules classiques. Elles sont en principe assez éloignées de nos têtes, donc peu préoccupantes, mais on est en droit de se méfier de certains hôtels ou bureaux modernes, où les halogènes et les néons recouvrent des parois entières.

L'approche de précaution suggère aussi de différencier les risques selon les situations individuelles. Les adultes en bonne santé sont beaucoup moins touchés que les malades, les enfants ou les personnes âgées. Certains individus souffrent par ailleurs d'une hypersensibilité électrique, une sorte d'allergie, contre laquelle la médecine est totalement impuissante. Pour tous ces cas, il existe des solutions. On peut blinder tous les câbles au moyen de gaines qui font écran aux champs électriques et magnétiques, installer des « bio-rupteurs » qui coupent toute alimentation électrique pendant la nuit, voire, si on en a les moyens financiers, modifier tous les appareils électriques pour les brancher sur du courant continu.

Reste le problème des champs extérieurs à l'habitation, contre lesquels on ne peut rien. On a déjà parlé des lignes aériennes à haute tension (plus de 60 000 volts) ou à très haute tension (plus de 200 000 volts), et des transformateurs, souvent abrités dans de grosses armoires métalliques collées aux murs des immeubles, ainsi que des câbles enterrés sous les trottoirs. Leurs émissions varient selon des configurations techniques complexes, que nous ne détaillerons pas ici. Seules des mesures sur le terrain donneront une idée du problème. En tout état de cause, à l'heure actuelle, en France, aucune norme de sécurité officielle ne permet d'espérer la moindre indemnisation pour un relogement en cas de champs anormalement élevés. Un procès est actuellement en appel, perdu en première instance par les plaignants, Gilles Pourrier, un médecin, et Patricia Nunez, une pharmacologue, qui ont fondé à la suite de leurs déboires une association nationale contre les nuisances électromagnétiques, AntiGauss. Une autre association, Point à la ligne, a réussi à faire étudier par EDF le déplacement éventuel de la ligne qui surplombe un lotissement pavillonnaire à Louvres, en région parisienne. Il faut dire que, dans ce cas, des ingénieurs ont planché sur un projet « clés en main ». Leur proposition met à profit la construction de la nouvelle autoroute francilienne, là où, de l'avis général, les lignes ne dérangeraient personne.

Etant donné qu'il n'y a guère de recours, le mieux est d'éviter toute résidence en deçà d'une distance de sécurité d'environ deux cents mètres pour les lignes à très haute tension et cent mètres pour les lignes à haute tension et les voies ferrées du TGV. À ce propos, signalons que dans ces trains, qui font la fierté de notre technologie nationale, on est généralement exposé à des champs magnétiques de forte intensité. Les trains français ordinaires fonctionnent en général au courant continu, qui est inoffensif. Le TGV, lui, est alimenté en courant alternatif. Jean-Marie Danze, un expert indépendant, nous a dit à ce sujet : « Des avocats du barreau de Rennes qui plaidaient à Paris après avoir pris le TGV m'ont raconté que, lorsqu'ils démarraient de Rennes, ils avaient leur dossier bien en tête et, quand ils arrivaient à Paris, ils souffraient de pertes de mémoire temporaires, il leur fallait une bonne heure pour récupérer leurs esprits. Du coup, avec Roger Santini, Pierre Le Ruz et Michel Bousquet, nous avons fait des mesures dans les TGV. A l'intérieur du train, nous avons détecté des champs magnétiques qui varient, à des vitesses relativement lentes, autour de 30 milligauss. Ils montent à 60 et même 80 milligauss en accélération brutale. Quand le train ralentit, c'est la même chose, nous avons une augmentation du champ magnétique. Et quand je parle avec des contrôleurs de TGV, je leur montre le petit appareil de mesure que j'ai toujours avec moi. Comme ils sont toujours debout, ils sont les plus proches des caténaires. Et ils me disent : « Oui, quand je travaillais sur un train Corail, je n'avais aucun problème de santé ou de fatigue. Mais à présent je me sens toujours fatigué, et je ne récupère plus. »

Tous ces problèmes, répétons-le encore une fois, ne sont absolument reconnus par aucune instance responsable. On va voir aux chapitres suivants qu'il en est de même pour d'autres nuisances encore plus inquiétantes...

3

La maladie des micro-ondes

Dans la deuxième moitié du XXe *siècle, l'environnement de la planète connaît un nouveau bouleversement, après celui du réseau électrique. Les ondes radio, ou radiofréquences, ou ondes hertziennes, ouvrent l'ère des télécommunications et entraînent une extraordinaire prolifération des rayonnements électromagnétiques. Les ondes radio n'obéissent pas aux mêmes lois que les champs du réseau électrique. Non seulement elles voyagent beaucoup plus loin, mais elles transportent plus d'énergie et peuvent être absorbées par les tissus vivants. Tout indique que leur action sur la santé devrait être plus marquée. C'est particulièrement le cas avec la partie extrême de ces ondes, composée des fréquences les plus rapides, les plus énergétiques, les plus pénétrantes : les micro-ondes.*

Naissance du monde sans fil

Radio vient du latin *radius*, rayon, *radiare*, rayonner. Ce qui donne une grande famille de mots – rayonnement, radiation et irradiation, radium, radieux... Le rayon part d'un centre et s'élance vers l'infini. Comme lui, l'onde électromagnétique peut traverser l'univers entier si aucun obstacle ne l'arrête. Son existence a été théorisée par James Clerk Maxwell en 1864, et mise en évidence par Heinrich Hertz en 1887. Ensuite, la course aux applications pratiques est assez confuse, et l'invention de la radio a des airs de foire d'empoigne. Le premier homme à transmettre une communication par ondes radio est sans doute un Américain autodidacte et fantasque, Nathan Stubblefield, qui passe complètement inaperçu. Puis c'est l'Indien Sri Jagdish Chandra Bose, à Calcutta, en 1895 – mais personne n'y prête attention. Edouard Branly, prestigieux savant français, fournit une clé avec son cohéreur, mais il n'a pas l'idée de s'en servir pour la télécommunication. Puis le Russe Alexandre Popov invente l'antenne, transmet les treize lettres du nom Heinrich Hertz et entreprend... d'étudier les décharges atmosphériques pendant les orages ! (Plus tard, la Russie soviétique lancera une campagne mondiale pour donner sa juste place historique à ce « véritable inventeur de la radio ».) Aux Etats-Unis, Nikola Tesla entre dans la bataille et fait construire des antennes gigantesques, qui ne donnent pas les résultats escomptés. Finalement, un jeune Italien, Guglielmo Marconi, à la fois inventeur génial et entrepreneur avisé, fabrique le premier poste de radio en 1896, et réalise la première liaison transatlantique en 1901. Les ondes radio font d'abord une révolution dans la communication avec les navires, les avions, les bases militaires ou scientifiques en mission sur des terres lointaines. Puis les amateurs s'y mettent après l'invention du poste à galène en 1910, la première station de radio commerciale voit le jour en 1920, en attendant la télévision, dont le premier brevet date de 1923.

On s'aperçoit très vite que les ondes radio interagissent avec la matière vivante, et dès le début du XXe siècle on les utilise, à forte puissance, pour chauffer la peau, les muscles ou les organes, à des fins médicinales. C'est ce qu'on baptise la « diathermie », toujours utilisée aujourd'hui. En fait, une onde transporte de l'énergie sous forme de champs électriques et magnétiques en oscillations très rapides. Plus ces oscillations sont rapides, c'est-à-dire plus la fréquence est haute (ou, en termes inverses, plus la longueur d'onde est courte), plus ces ondes sont énergétiques. La rencontre de cette énergie avec les êtres vivants se manifeste par le phénomène de l'absorption : l'énergie est captée par les tissus, surtout par les molécules d'eau qu'ils contiennent, et dissipée sous forme de chaleur. Pour les ondes relativement lentes (grandes ondes ou ondes longues, ondes moyennes), le phénomène n'a lieu qu'à de fortes puissances et très près de l'émetteur. Sinon, ces ondes se contentent de traverser le corps sans interagir. Mais pour les fréquences plus rapides (ondes courtes, ondes ultracourtes, micro-ondes), l'absorption se produit à des puissances de plus en plus faibles.

Pendant très longtemps, on considère que les ondes radio n'ont aucun autre effet sur les êtres vivants que l'échauffement. Dès 1934, Joseph W. Shereschewsky fait des expériences sur des souris et d'autres animaux et découvre que certaines fréquences sont mortelles (entre 18 à 66 mégahertz) par échauffement, mais d'autres fréquences, entre 90 et 100 mégahertz, semblent agir, par exemple sur les tumeurs, sans produire d'échauffement mesurable. Et voici un des concepts clés, le début d'un feuilleton dont on va suivre le déroulement houleux, la grande question qui agite les scientifiques et qui peut tout changer en matière d'effets sur la santé : les ondes agissent-elles sur les êtres vivants par le seul mécanisme de l'effet thermique, c'est-à-dire de l'échauffement, qui nécessite une puissance certaine, qu'on peut calculer, ou bien existe-t-il, à des puissances beaucoup plus faibles, des effets « non thermiques », qui feraient alors appel à des mécanismes biologiques encore inconnus ? Cette interrogation, qui suscite actuellement des débats passionnés, est donc déjà présente au milieu des années

1930. A l'époque, on recense de nombreuses études sur l'effet des ondes courtes, surtout en Europe. Le débat fait rage entre ceux qui postulent des effets non thermiques et ceux qui expliquent tout par l'échauffement. Faute de conclusions nettes, l'American Medical Association déclare en 1935 que « la charge de la preuve incombe toujours aux tenants d'effets non thermiques ». D'une certaine façon, on en est toujours au même point. Mais n'anticipons pas.

Des tours au-dessus de tout soupçon ?

Les ondes électromagnétiques nous entourent en permanence sur une multitude de fréquences. Elles viennent des émetteurs de radio et de télévision, mais aussi des satellites, des radioamateurs, des CB, des talkies-walkies, des téléphones portables et de toutes sortes de systèmes de télécommunications professionnelles, locales, administratives, policières, militaires, liées au transport, etc. L'énergie véhiculée, bien que suffisante pour faire entendre des sons ou apparaître des images, une fois captée par le poste récepteur, ne semble pas assez puissante pour affecter les êtres vivants – c'est en tout cas l'avis des commissions de contrôle dans les pays occidentaux. Mais certaines études épidémiologiques mettent en évidence des phénomènes inquiétants au voisinage immédiat des émetteurs.

En 1992, l'équipe de Steve Selvin étudie la distribution de quatre types de cancers infantiles (leucémie, lymphome et cancers du cerveau) dans toute la ville de San Francisco et notamment autour de la tour Sutra, un mât haut de trois cents mètres érigé sur une colline, dont on peut voir la pointe de tous les quartiers de la ville et qui abrite plusieurs émetteurs de radio et de télévision desservant San Francisco, Oakland et Berkeley. Les chercheurs concluent qu'ils n'ont trouvé aucun risque lié aux émetteurs. Pourtant, quand des experts indépendants reprennent les chiffres communiqués dans l'article, concernant cent vingt-trois cas de cancers d'enfants diagnostiqués entre 1973 et 1988, ils aboutissent à une constatation diamétralement opposée : il y aurait bel et bien une augmentation des cancers et leucémies similaire à celle qu'on trouve à proximité des lignes à haute tension. D'où vient la différence ? Selvin et ses collègues n'ont retenu qu'un rapport simple et linéaire avec la distance par rapport à l'émetteur. Mais quand on fait une estimation plus fine des puissances rayonnées, par le calcul et les mesures *in situ*, on s'aperçoit que la distribution de ces puissances obéit à des lois plus complexes. Autour de la tour Sutra, on a une zone de forte intensité dans un rayon de un kilomètre autour de l'émetteur. Puis les niveaux baissent, mais ils remontent entre deux et trois kilomètres, baissent à nouveau, remontent entre quatre kilomètres et demi et cinq kilomètres... On a donc une série d'anneaux concentriques, plus ou moins circulaires (il y a aussi des zones géographiquement particulières qui font tache, comme la colline en face de la tour), où les densités de puissance évoluent en dents de scie. Et lorsqu'on croise ces estimations avec les chiffres des cancers, on a d'un seul coup une corrélation très nette entre les puissances effectives et les taux de cancers. CQFD !

D'autres études suivent. En 1994, à Hawaii, près d'une tour radio, on trouve à nouveau un taux anormal de leucémies infantiles, multiplié par 2,09 – mais l'échantillon est très petit. En Angleterre, en 1997, l'équipe d'Helen Dolk est alertée par sept cas de leucémies et de lymphomes signalés par l'hôpital principal de Birmingham – tous concernent des personnes habitant près de la tour radio/TV de Sutton Coldfield. Dolk examine alors les statistiques sur l'ensemble des cancers dans cette zone, et trouve une augmentation des leucémies des adultes, corrélée avec la distance par rapport à l'émetteur. Encore une fois les échantillons sont minces et l'effet est faible, 1,8 à 2. Cela peut donc être dû au hasard. Lorsque Dolk élargit la recherche à une vingtaine d'émetteurs en Angleterre, elle ne retrouve pas la corrélation. Mais une autre équipe s'est intéressée récemment au site, avec des données plus récentes. Leur publication dans la revue *Epidemiology*, en janvier 2001, trouve à nouveau des augmentations de certains cancers, notamment des leucémies infantiles, et une corrélation avec la distance.

En Australie, de 1996 à 1998, Bruce Hocking, alors directeur des études médicales chez Telstra, l'opérateur public de télécommunications australien, étudie la population de Sydney dans un rayon de quatre kilomètres autour de trois hautes tours de télévision. Il constate une augmentation du nombre des leucémies infantiles, de l'ordre de 50 %. Depuis, ce chercheur a perdu son emploi chez Telstra – son département a été purement et simplement supprimé. Hocking est devenu un expert indépendant, il continue à suivre le dossier. Il a récemment témoigné devant une commission du Sénat australien, pour relater les derniers éléments en date – non seulement il confirme ces chiffres, mais il montre aussi que le taux de mortalité des enfants vivant près des tours, dix ans après le diagnostic de leucémie, est deux fois plus important que la moyenne nationale.

A partir de 1995, ce sont les plaintes des habitants qui attirent l'attention sur la tour radio de Schwarzenbourg, en Suisse, un vieil émetteur qui arrose toute l'Europe de programmes en ondes courtes. Cette fois, on ne fait pas d'étude épidémiologique, mais des experts organisent un suivi médical des riverains. La principale conclusion concerne des troubles du sommeil, ainsi que des symptômes diffus regroupés sous le nom de « fatigue chronique », le tout nettement corrélé avec la densité de puissance. A deux reprises, ils ont mis à profit une interruption temporaire des émissions pendant quelques jours, dont la population n'était pas informée, pour constater une amélioration pendant la pause. Ils ont également mesuré le taux de mélatonine dans la salive des vaches, et trouvé des niveaux réduits. Tout est redevenu normal après la fermeture définitive de l'émetteur en 1999.

La dernière affaire en date a fait beaucoup plus de bruit que toutes les études mentionnées jusqu'ici, en raison du caractère un peu particulier de ses protagonistes. En mars 2001, la très puissante radio du Vatican est mise en accusation par l'Etat italien et son bouillant ministre de l'Environnement, Willer Bordon. Le litige concerne les émetteurs de la radio catholique, une véritable forêt de tours métalliques plantées à proximité de Cesano, une petite ville de la banlieue romaine. Ils émettent en direction du monde entier, en trente-cinq langues, sur ondes courtes et sur ondes moyennes. Depuis des années, les résidents se plaignent de nuisances mineures : ils entendent les programmes en langues étrangères sur leurs lignes téléphoniques ou dans l'intercom de leurs portes d'entrée. Mais il y a plus inquiétant : une agence sanitaire locale a trouvé un nombre de leucémies infantiles anormalement élevé par rapport au reste de la population romaine. L'Italie a récemment adopté une loi qui fixe des limites de puissance plus strictes que partout ailleurs en Europe, et les dernières mesures montrent qu'à Cesano, le soir, on peut atteindre plus de trois fois le niveau autorisé. Mais le Vatican est un Etat indépendant et n'est pas assujetti à la loi italienne... Le ministre de l'Environnement a quand même trouvé la parade : il menace de couper immédiatement l'approvisionnement électrique des émetteurs si Radio Vatican ne se met pas en conformité. A l'heure où nous mettons sous presse, le Premier ministre italien a tempéré l'ardeur de Willer Bordon en accordant un délai, le temps qu'une commission commune planche sur des solutions techniques. En attendant, les autorités italiennes montrent qu'on ne plaisante pas avec les nouvelles normes. En avril 2001, un juge ordonne la fermeture de deux émetteurs installés sur les collines qui dominent Naples. Et le coupable n'est pas une vulgaire radio FM, c'est American Network Forces, qui assurait les liaisons radio pour toutes les troupes américaines stationnées en Europe !

Bref, les émetteurs de radio sont désormais sur la sellette, et ça ne fait sans doute que commencer. Les grandes tours ne sont d'ailleurs pas les seules en cause. On a également mis en évidence des anomalies dans des études sur la santé à long terme des radioamateurs : l'Américain Sam Milham, dès 1988, trouvait dans cette population de passionnés un taux accru de leucémies. Et sur des techniciens de maintenance d'un émetteur en ondes moyennes, le Polonais Stanislaw Szmigielski, en 1998, après une étude par questionnaires et des mesures en situation, a relevé une incidence accrue de divers troubles cardiaques, d'autant plus marquée que les doses reçues sont plus fortes.

On s'en doute, ces études sont trop peu nombreuses pour influencer le verdict des instances régulatrices. Les puissances mesurées dans toutes les recherches qui précèdent se situent bien au-dessous des limites considérées officiellement comme dangereuses. Donc ces résultats sont considérés comme erronés ou « non concluants ». Par ailleurs, comme on l'a signalé, le calcul des puissances rayonnées dans le voisinage d'un émetteur se révèle d'une redoutable complexité. Dans un rayon de cinq ou six kilomètres autour d'un émetteur puissant, on est dans ce qu'on appelle le champ proche, dont il est difficile de prédire les niveaux. Il faut tenir compte de la puissance de la source électrique, de la hauteur des tours, du gain des antennes, des orientations verticales et horizontales du faisceau, de la fréquence de l'onde porteuse, etc. Certains éléments métalliques ou électriques peuvent réfléchir et parfois concentrer l'énergie rayonnée, des collines ou des immeubles peuvent faire obstacle. Bref, la distribution des puissances dans le champ proche n'est pas du tout uniforme dans l'espace, et les calculs se montrent souvent trompeurs. Seules les mesures sur le terrain donnent une idée de la réalité, et elles peuvent révéler de grosses différences à quelques mètres de distance. Nous reviendrons sur ce casse-tête dans la discussion des antennes-relais du téléphone portable.

Micro-ondes, macro-effets

Les ondes hertziennes que nous venons de voir à l'œuvre – ondes radio AM ou FM, bandes UHF et VHF de la télévision – sont de la petite bière, en termes de pénétration dans les tissus vivants, par rapport à ce qui va suivre – les micro-ondes. Elles sont d'apparition relativement récente. Jusqu'aux années 1920, on pense que seules les grandes longueurs d'onde sont adaptées à la transmission sur de longues distances, et les compagnies construisent des antennes de plus en plus gigantesques pour tenter de minimiser les pertes de puissance et les parasites, sans grand succès. De son côté, Guglielmo Marconi, toujours en avance, prospecte l'idée inverse et montre que des ondes très courtes, dirigées en faisceaux étroits, sont tout à fait capables de franchir les océans, tout en exigeant beaucoup moins d'énergie. Vers 1930, tout le monde se rallie à cette solution. Commence alors la quête moderne de technologies permettant de transmettre des ondes de plus en plus courtes (donc des fréquences de plus en plus rapides), qu'on appellera bientôt les micro-ondes.

Comme elles sont réfléchies par les conducteurs électriques et les métaux, elles rendent possible l'invention du radar : on envoie des faisceaux de micro-ondes intenses, compacts et très directionnels, sous forme de pulsations rapides. Si elles sont réfléchies par un obstacle, le temps qu'elles mettent à retourner vers l'émetteur donne la distance par rapport à l'obstacle. Pendant la Seconde Guerre mondiale, cette technologie, qui permet la détection d'avions ennemis et le bombardement par temps couvert ou de nuit, donne un avantage certain aux Alliés. Durant toutes les années de guerre, les militaires demandent des micro-ondes de plus en plus performantes, pour obtenir une meilleure précision, et les ingénieurs font des prouesses. Les micro-ondes servent aussi aux télécommunications. Bell développe pour l'armée un réseau de relais téléphoniques. Après la guerre, pour les besoins civils, l'Amérique est vite quadrillée par des relais micro-ondes. Puis c'est l'essor des satellites et des systèmes de surveillance ou d'alarme. En 1945, la compagnie américaine Raytheon, qui domine le marché des émetteurs micro-ondes et des radars, dépose le brevet du four à micro-ondes, qui met à profit la capacité de la fréquence 2,45 gigahertz à chauffer les molécules d'eau. Les retombées concernent non seulement les ménages, mais aussi l'industrie, où les micro-ondes vont servir à toutes sortes d'opérations de chauffage, de séchage ou de synthèse chimique.

Mais qu'en est-il des effets sur la santé ? Pendant la guerre, personne ne prend de précautions. Chez les soldats préposés au maniement des radars, on voit apparaître une sorte de folklore, comme quoi ces nouvelles ondes pourraient rendre stérile ou chauve. La rumeur de stérilité est si persistante que certains soldats utilisent le radar comme contraceptif – ils se font « traiter » en stationnant devant l'émetteur juste avant de sortir en ville. On a également constaté un fait curieux, inexplicable, qui passe d'abord pour un racontar risible, mais que les statistiques vont confirmer avec obstination : chez les enfants engendrés par des techniciens du radar, il y a nettement plus de filles que de garçons !

En 1942, aux Etats-Unis, la marine entreprend la première étude sur les micro-ondes et la santé. Elle porte sur quarante-cinq techniciens civils, et ne trouve rien à signaler, sauf des symptômes jugés subjectifs comme la migraine, des douleurs aux yeux, des rougeurs au visage. Mais, à l'époque, les techniciens sont exposés à de faibles puissances. A la fin de la guerre, les puissances ont été multipliées par cent, à tel point que les soldats s'en servent pour faire cuire des œufs, griller du pop corn ou simplement se réchauffer autour des paraboles quand il gèle. C'est d'ailleurs ces observations spontanées qui donneront à Percy Spencer, de Raytheon, l'idée du four à micro-ondes. Dans l'ensemble, l'effet d'échauffement est bien toléré par les tissus musculaires, qui réagissent par une augmentation de la circulation sanguine et par la transpiration. En revanche, c'est plus problématique sur des tissus faiblement vascularisés comme l'œil ou les testicules. Depuis longtemps, les cataractes par échauffement sont connues dans des professions exposées à de fortes chaleurs, comme les souffleurs de verre. Mais quand on étudie l'effet des micro-ondes sur des yeux d'animaux, on ne provoque de problèmes graves qu'à de très fortes puissances, supérieures à celles des radars. Donc on ne s'inquiète pas.

Au début des années 1950, les avis varient considérablement quant à la dose maximum admissible. 100 milliwatts par centimètre carré ? Beaucoup de militaires y croient. 1 milliwatt par centimètre carré ? C'est la règle chez General Electric. Et chez Bell, c'est encore dix fois moins. En 1955, un grand symposium sur le sujet a lieu à Rochester. On a étudié, chez des animaux, les cataractes et l'échauffement des tissus. Mais les résultats dépendent de trop de variables – taille de l'animal, nature de sa fourrure ou de ses graisses, positionnement des émetteurs, température et humidité ambiante, et bien sûr les différentes fréquences... Impossible d'en conclure une limite de sécurité pour les humains.

Une solution est apportée par Herman P. Schwan, professeur d'ingénierie électrique au département biomédical de l'université de Philadelphie. Schwan est un physicien allemand, qui a quitté son pays après la Seconde Guerre mondiale pour s'installer aux Etats-Unis. Son travail consiste à calculer les quantités d'énergie qui pénètrent dans le corps humain, et à les comparer avec les quantités d'énergie naturellement présentes. Selon lui, deux processus peuvent rendre compte des effets éventuels sur la santé : soit les courants électriques induits dans l'organisme sont plus intenses que les courants normalement présents dans les nerfs et les muscles, soit les ondes engendrent un échauffement des tissus incompatible avec leur bon fonctionnement. Ces deux processus sont bien compris par la physique et peuvent être évalués par le calcul et par les mesures. En l'occurrence, Schwan a travaillé sur des flacons d'eau salée, censés reproduire les caractéristiques des tissus vivants. Les chiffres obtenus, et proposés à la marine américaine dès 1953, donnent comme limite de sécurité une densité de puissance de 10 milliwatts par centimètre carré. C'est ce qu'on nommera la « limite de Schwan ». Elle est adoptée, en 1957 et 1958, par l'armée de terre, la marine, l'aviation, Bell Telephone et General Electric. A peu de choses près, elle est toujours en vigueur aujourd'hui, sous d'autres noms, y compris pour les téléphones portables. Et pourtant, Schwan lui-même avait insisté sur le caractère très hypothétique et préliminaire de ces propositions de norme. On ne l'a pas écouté sur ce point.

L'armée américaine se décide enfin à lancer des recherches importantes pour y voir plus clair. En 1956, elle lance le programme Tri-Service, qui regroupe les trois corps (terre, mer, air), pour étudier l'effet sanitaire des micro-ondes. Il y aura des recherches en laboratoire, et des conférences annuelles jusqu'en 1960. Dire que la qualité de ces efforts laisse beaucoup à désirer pourrait passer pour une affirmation partisane. On laissera donc la parole, sur ce point, à un des participants, le capitaine Paul Tyler. Il écrit, dans un article de 1975, que les animaux de laboratoire ont été systématiquement exposés à de très fortes puissances (plus de 100 milliwatts par centimètre carré), qu'on n'a fait pratiquement aucune recherche sur les faibles puissances, et que tout s'est arrêté en 1960 alors qu'il restait bien des questions sans réponse. « Une atmosphère de complaisance s'est répandue sur ce pays », dit-il pour caractériser cette période. En tout cas, la limite de Schwan est confirmée par le rapport final, elle va bientôt être adoptée par les quatorze pays de l'OTAN.

L'étrange affaire de l'ambassade de Moscou

C'est un contrôle de routine, en 1962, qui révèle des phénomènes extrêmement curieux à l'ambassade américaine de Moscou. Des techniciens à la recherche de micros cachés découvrent que des micro-ondes de faible intensité sont émises depuis l'immeuble d'en face et rayonnent en permanence sur une grande partie des locaux et des appartements privés, à des puissances qui diffèrent selon les endroits. Au début on pense qu'elles font partie des techniques d'écoute ou de brouillage, mais on trouve des fréquences multiples (entre 0,6 et 9,9 gigahertz) et des fluctuations régulières (la modulation change tous les deux jours) qui ne cadrent avec rien de connu. Plusieurs agences, dont la CIA, commencent à enquêter sur le « signal de Moscou ». En 1966, sous l'égide du DARPA, le Département des recherches avancées du ministère de la Défense, on institue secrètement le projet Pandora pour étudier les effets biologiques des micro-ondes moscovites et leurs applications militaires possibles. Les résultats resteront secrets pendant dix ans.

Voici ce qu'on sait aujourd'hui sur ces recherches. Un laboratoire à Washington, le Walter Reed Army Institute of Research, irradie pendant trois ans des singes rhésus, à des fréquences et des puissances comparables à celles mesurées dans l'ambassade. Les résultats sont officiellement qualifiés de non concluants. Mais l'homme qui dirigeait le projet Pandora, Richard Cesaro, avouera en 1976 qu'on a obtenu chez les singes des « comportements aberrants », et que le projet a été terminé trop tôt. Joseph Sharp, qui dirige la psychologie expérimentale à Walter Reed, déclare que les conditions draconiennes du secret empêchaient de travailler correctement et de discuter les expériences avec des collègues. Des documents et des comptes rendus de réunions déclassifiés en 1977 montrent qu'on envisageait notamment l'existence d'un effet non thermique (*athermal*), connu des Russes, qui provoquerait des modifications comportementales, physiologiques et génétiques. Mais, en 1969, les responsables ont brusquement changé d'avis et déclaré que les résultats de Joseph Sharp étaient sans doute erronés, sans qu'on explique en quoi. La réunion finale du projet Pandora, en janvier 1970, ressemble à un enterrement express. Le rapport est très court et conclut que, tout compte fait, il n'existe aucun lien apparent entre ce type d'irradiation aux micro-ondes et les problèmes de santé.

Et pourtant, au sommet américano-russe de Glassboro, en juin 1967, Lyndon Johnson a demandé officiellement à Alekseï Kossyguine de faire cesser l'irradiation. Mais pour les Russes, depuis le début de l'affaire, il n'y a rien à répondre : tout cela n'est que fausse rumeur née de l'imagination paranoïaque des services secrets américains, ou bien désinformation calomnieuse. Cela dit, le niveau des micro-ondes baisse pendant quelques années. Mais, en 1976, les irradiations reprennent à pleine puissance et la nouvelle fait les gros titres dans la presse américaine, malgré le mutisme des autorités. Questionnés, les responsables militaires font des déclarations rassurantes, aucun effet sur la santé ne serait à craindre. Tout de même, en plein hiver, on démonte les cloisons extérieures de l'immeuble pour y insérer des feuilles d'aluminium. Et puis un journal révèle, au début de 1977, que l'ambassadeur américain à Moscou, Walter J. Stoessel, est atteint d'une leucémie. Officiellement, c'est démenti, mais on admet que le diplomate souffre de nausées et de saignement des yeux. Un journaliste d'Associated Press, Barton Reppert, se met sur l'affaire. Il va bientôt récolter des informations en rafales. En quelques mois, les langues se délient et les secrets militaires ou diplomatiques s'éventent. Ce qu'on apprend est franchement inquiétant.

Que s'est-il passé depuis le début présumé des irradiations en 1962 ? Deux ambassadeurs précédents ont envoyé à qui de droit des notes de protestation, mais n'ont rien dit au personnel. Ils sont morts tous les deux du cancer. Un employé a porté plainte après le décès de sa femme, d'un cancer, en 1968. Il a reçu dix mille dollars suite à un arrangement à l'amiable. La section moscovite de l'American Foreign Service Association, une sorte de syndicat du personnel diplomatique, se mobilise, relève un nombre anormal de fausses couches et envoie des télégrammes pressants au secrétaire d'Etat Henry Kissinger pour réclamer une enquête d'experts indépendants. L'association met en doute l'impartialité des médecins et spécialistes envoyés sur place, dont les briefings sont toujours rassurants. Le gouvernement s'engage alors à examiner médicalement les milliers de personnes qui ont séjourné à l'ambassade pendant cette période. Des tests génétiques à partir de frottis buccaux sont pratiqués en 1967 et 1968 sur les employés de l'ambassade, mais ils n'en connaissent pas la finalité – on leur dit qu'on cherche une bactérie. Les résultats, qualifiés eux aussi de non concluants, montrent pourtant des ruptures de chromosomes.

Les événements se précipitent à partir de 1976. En juin, deux petites filles de trois ans sont rapatriées aux Etats-Unis pour raisons médicales – elles semblent souffrir d'une maladie du sang, démentie officiellement. En septembre, l'ambassadeur Stoessel est muté en Allemagne. En novembre, les postes à l'ambassade sont déclarés « mauvais pour la santé » (*unhealthful*), sans qu'on cite le problème des micro-ondes. Du coup, les employés reçoivent 20 % de salaire en plus. En décembre, Kissinger envoie une note au personnel de l'ambassade de Moscou précisant les réponses à donner à neuf questions embarrassantes que pourraient poser des journalistes – il s'agit de nier tout problème de santé. En janvier 1977, tandis qu'un troisième enfant est rapatrié pour une maladie du sang, on prévient les employés que des tests sanguins ont relevé des taux trop élevés de lymphocytes chez un tiers des sujets, ce qui signale la résistance du système immunitaire à une agression, une infection virale par exemple. On parle de cause inconnue, probablement un virus ou un parasite, et on ne fait toujours aucune connexion avec les ondes. Interrogé par le *Washington Post*, un expert confie qu'il a constaté des augmentations de 40 % des lymphocytes, et d'autres augmentations pour les neutrophiles, les éosinophiles et les monocytes. Puis survient une brève diversion : le Département d'Etat annonce qu'on a trouvé une contamination au cyanure et au mercure dans l'eau de certains appartements de l'ambassade. Quelques semaines plus tard, rétractation : ce sont les tubes à essai du laboratoire qui étaient contaminés.

Dans un reportage publié par le *Washington Post*, le médecin de l'ambassade, le lieutenant-colonel Thomas Johnson, fait état de nombreux cas de colite, inflammation intestinale, ulcères, insomnies, anxiété, problèmes sexuels et appendicites aiguës chez les employés. Il attribue le tout au stress psychologique. En février 1977, une équipe médicale se rend à Moscou pour enquêter sur les 40 % de lymphocytes en plus. Conclusions rassurantes : c'est une petite augmentation, ça passe quand on quitte Moscou, c'est sans danger pour la santé. Mais une enquête menée personnellement par l'officier dont la femme était morte d'un cancer révèle que seize femmes ayant séjourné à l'ambassade souffrent aujourd'hui d'un cancer du sein. Bientôt, selon l'aveu de Zbigniew Brzezinski, conseiller du président Carter, on apprend que le taux de cancer à l'ambassade de Moscou est un des plus élevés au monde.

Alors une étude épidémiologique est lancée, à l'université John Hopkins, dirigée par Abraham Lilienfeld. Ce professeur n'est pas tout à fait novice sur les micro-ondes. Au début des années 1960, il a étudié des populations de techniciens radar, trouvé des anomalies des chromosomes dans le sang, et constaté aussi, dans une étude générale sur les parents d'enfants atteints du syndrome de Down (« mongolisme »), que les employés des radars figuraient parmi les professions à risque. Pour cette étude, il collecte des renseignements médicaux sur tout le personnel ayant séjourné à l'ambassade entre 1953 et 1976, ainsi que sur les densités de puissance des micro-ondes détectées dans les locaux. D'après les conclusions du rapport, elles se situent entre 2 et

28 microwatts par centimètre carré – c'est-à-dire très au-dessous des normes de sécurité américaines, mais nettement au-dessus des normes russes pour l'exposition du public, qui sont de 10 microwatts par centimètre carré. Le rapport Lilienfeld, remis en 1978, conclut qu'il n'y a pas de preuve évidente d'un lien entre les irradiations et des problèmes de santé. Toutefois, des réexamens ultérieurs des données du rapport, notamment celui d'Ana Johnson-Liakouris en 1998, font apparaître des zones très floues. En fait, le rapport Lilienfeld n'a retenu que deux pathologies significatives, les taux élevés de lymphocytes et les parasitoses intestinales. Il n'a pas tenu compte d'autres manifestations critiques, qu'on trouve souvent liées aux rayonnements électromagnétiques – les maladies de peau (eczéma, psoriasis, inflammations ou allergies), les troubles neurologiques (migraines, insomnies, fatigue, difficultés de concentration ou d'accommodation visuelle), les troubles de la reproduction (fausses couches, problèmes pendant la grossesse et l'accouchement) et les tumeurs, bénignes ou malignes. Ce qui fait quand même beaucoup d'omissions !

Bref, encore un rapport qui sert plus à enterrer qu'à faire toute la lumière. Ce qui arrange le gouvernement et l'armée. Au vu des conclusions négatives, pas question d'indemniser les cancéreux de l'ambassade ni de remettre en cause les normes américaines pour les installations radio ou radar.

Saura-t-on un jour ce qui s'est vraiment passé, et quelle fut la vraie raison de l'irradiation de l'ambassade américaine à Moscou ? Pour certains, c'est la conséquence des multiples systèmes d'écoute et de brouillage, combinés au rayonnement d'un puissant émetteur américain installé sur le toit. Pour d'autres, c'est une tentative délibérée de provoquer des nuisances, soit que les employés américains aient fait office de cobayes pour de futures guerres électromagnétiques, soit qu'on ait cherché à affaiblir leur résistance nerveuse pour les empêcher de travailler efficacement, soit encore pour disposer d'un élément de chantage dans l'inévitable course aux armements modernes.

En tout cas, cette affaire permet de franchir une étape et provoque une prise de conscience internationale sur l'effet des micro-ondes. Un doute tenace se glisse quant à la pertinence des normes et des directives officielles sur le sujet. Et une nouvelle génération d'enquêteurs et de chercheurs s'attaque au problème.

La guerre des experts est déclarée

L'affaire de l'ambassade de Moscou a clairement montré qu'en matière d'effets des micro-ondes les Russes en savaient plus que les Occidentaux. A partir de 1958, en URSS et dans les pays satellites, la limite d'exposition du public, pour une longue durée, a été fixée à 10 microwatts par centimètre carré. Elle a été déterminée à la suite de la série de recherches évoquée au chapitre précédent. En fait, les Russes étudient les effets des ondes radio depuis 1933. Pendant la Seconde Guerre mondiale, ils ont pris au sérieux les plaintes des techniciens radar pour migraine, douleur oculaire ou fatigue anormale. Dans les années 1950, les études dans les entreprises et en laboratoire ont fait apparaître toute une batterie de symptômes provoqués par les micro-ondes, même à très faible intensité : d'abord sur le système nerveux ou neuro-végétatif – vertiges, irritabilité, dépression, facultés intellectuelles diminuées, pertes de mémoire, et même hallucinations ; puis sur le système cardio-vasculaire – douleurs au cœur, bradycardie (ralentissement du rythme cardiaque), variations de la pression sanguine – à tel point que les médecins russes déconseillent aux personnes souffrant de troubles cardio-vasculaires de travailler dans les ondes radio et les radars. On a aussi constaté des modifications dans la formule sanguine, notamment les taux de globules blancs, ainsi que des problèmes hormonaux et thyroïdiens (élargissement de la thyroïde), des cas de stérilité, des diminutions de la lactation, et un taux anormal de naissances de filles.

Evidemment, en Occident, on refuse d'y croire. En juin 1967, le Congrès américain débat la première d'une série de lois sur les émissions des appareils électroniques et de télécommunications. Devant les commissions, des gradés de l'armée maintiennent que leurs limites de sécurité sont parfaitement au point. Seul un chercheur, Charles Susskind, mentionne les recherches russes et rapporte qu'en 1961, pour le compte de l'armée de l'air, il a étudié deux cents souris irradiées par un émetteur radar. Les autopsies ont montré une dégénérescence des testicules chez 40 % des mâles, et des cancers des globules blancs (leucose et leucémie) chez 35 % des animaux. Curieusement, lors de ces mêmes auditions, Herman Schwan, l'inspirateur des normes extrêmement laxistes de l'époque, incite à la prudence et fait une manière d'autocritique. Selon lui, il reste de lourdes incertitudes sur les effets des micro-ondes à long terme, leur action sur les enfants, sur le système nerveux ou sur les gènes. Il admet que sa norme a été « établie grossièrement » et « a sérieusement besoin d'être affinée ». Elle ne tient pas compte de la fréquence – alors que certaines fréquences pénètrent plus profondément que d'autres dans les tissus vivants, elle est inopérante face à des installations complexes qui émettent plusieurs types d'ondes, elle ne s'applique pas aux fours à micro-ondes, dont les fuites pourraient rendre aveugle...

On parle d'ailleurs beaucoup des fours ces années-là. Des tests ont montré que des appareils défectueux pouvaient émettre autour d'eux jusqu'à 20 milliwatts par centimètre carré, alors que la norme maximale est à l'époque de 5 milliwatts. Très clairement, le Congrès se sent submergé par la complexité des problèmes. La loi votée en 1968, Radiation Control for Health and Safety Act, confie au secrétaire d'Etat à la Santé la tâche de lancer de nouvelles recherches et de modifier éventuellement les normes. Et lorsque les scientifiques du domaine se réunissent en 1969, pour la première fois depuis la fin des conférences Tri-Service dix ans plus tôt, à l'occasion d'un symposium de trois jours en Virginie, on voit clairement apparaître deux camps, ceux qui croient à des effets néfastes des micro-ondes présentes dans l'environnement militaire, industriel ou domestique, et ceux qui n'y croient pas.

Des recherches nouvelles commencent, et pas seulement en Amérique. En France, l'armée organise des études en laboratoire à partir de 1966. Les résultats sont publiés dans des journaux militaires ou scientifiques comme *Corps Santé Armée, La Revue de médecine aérospatiale, Comptes rendus de la Société de biologie* ou *Archives des maladies professionnelles.* Les chercheurs s'appellent Luis Miro (le premier scientifique français de l'après-guerre à se spécialiser en bioélectromagnétisme), B. Servantie, G. Bertharion, R. Joly, G. Plurien, G. Drouet, R. Loubière, A. Pfister, H. Sentenac-Roumanov... Sur des rats et des souris, ces expériences montrent que les micro-ondes perturbent le système nerveux central, les tracés cérébraux, la sensibilité à certains médicaments ou l'activité des cellules macrophages. Ces effets apparaissent à des intensités très inférieures au seuil thermique. Les chercheurs français reconnaissent donc l'existence des effets non thermiques, malgré leur caractère inexplicable. Ils les appellent des « effets spécifiques ».

Et voici le premier croisé dans l'histoire des recherches sur les dangers sanitaires des micro-ondes. Il se nomme Milton Zaret, il est ophtalmologiste à New York, et il a participé en 1959, dans le cadre du programme militaire Tri-Service, à une étude sur les techniciens radar. Après l'arrêt des travaux, Zaret poursuit son enquête et visite de nombreuses installations militaires ou civiles utilisant les micro-ondes. Il ne trouve rien de vraiment spectaculaire, mais il est intrigué par quelques anomalies, notamment des cataractes qui ne semblent pas liées aux processus habituels d'échauffement. Ses rapports avec l'armée deviennent problématiques. Les militaires stoppent ses recherches sur les cataractes humaines pour lui confier des études sur le système nerveux animal, suite à l'affaire de l'ambassade de Moscou. Ce programme sera également stoppé net. Dès lors, Zaret crée sa propre fondation. C'est désormais un de ces experts indépendants dont le rôle est toujours crucial dans la recherche sur les risques sanitaires de l'électromagnétisme. Zaret va défendre des centaines de soldats atteints aux yeux, à qui l'armée refuse de payer une pension d'invalidité, prétextant qu'ils ont été exposés à des puissances trop faibles pour entraîner ces dégâts. Après plusieurs échecs, l'un des plaignants, Arthur Kay, gagne son procès en 1972 et d'autres suivront.

En octobre 1973, se tient un symposium international à Varsovie, sur les effets biologiques et les risques sanitaires des micro-ondes, avec soixante chercheurs de douze pays. La grande spécialiste soviétique, Zinaïda Gordon, fait état de vingt ans de recherches russes sur les effets des ondes radio. Mais la communication la plus importante est celle de la Polonaise Maria Sadcikova, qui a étudié des milliers de techniciens et caractérisé une « maladie des micro-ondes » typique, qui se manifeste d'abord par des troubles neurologiques, puis par des maladies cardio-vasculaires, avec un caractère cumulatif des doses reçues, et des dommages même à faible puissance. Milton Zaret assiste à la réunion de Varsovie. Il vient de se rendre en Carélie du Nord, en Finlande, pour enquêter sur un mystère – cette région détient le record du monde de maladies cardiaques, affectant notamment les jeunes, malgré le mode de vie plutôt sain de la population. Son hypothèse : ce serait dû aux rayonnements émis par une grosse installation radar soviétique de l'autre côté de la frontière, dont les ondes sont réfléchies par le lac Ladoga. Il présente aussi sa théorie sur le mécanisme d'action des micro-ondes sur la santé : elles provoqueraient une usure ou une fatigue des membranes cellulaires. Bref, c'est lui qui, en Occident, a popularisé la notion de « maladie des micro-ondes », et ses découvertes sont aujourd'hui considérées comme très en avance sur leur temps.

En février 1974, une conférence sur les effets biologiques des rayonnements non ionisants a lieu à New York. On y découvre les travaux de deux chercheurs dont on reparlera dans ce livre, car ils ont fait franchir à la jeune science du bio-électromagnétisme des pas décisifs. D'un côté, Allan Frey, biophysicien pour la firme Randomline en Pennsylvanie, relate une série de découvertes préoccupantes. Son intérêt pour le sujet commence en 1961, lorsqu'un technicien radar lui confie qu'il « entend » les micro-ondes. Intrigué, Frey se rend sur place et, dans le dôme des radars, lui aussi entend des clics et des sifflements qui semblent résonner à l'intérieur de son crâne. De retour dans son laboratoire, il étudie le phénomène et montre que certains individus, y compris des sourds, peuvent percevoir de cette manière les micro-ondes pulsées, à des fréquences situées entre 300 et 3 000 mégahertz et à des intensités inférieures à 10 milliwatts par centimètre carré. Il publie ses résultats, mais on ne le prend guère au sérieux.

Aujourd'hui, cet « effet thermo-acoustique » est bien documenté. Frey poursuit en implantant des électrodes dans le cerveau de chats et prouve que le cerveau réagit à des puissances aussi basses que 30 microwatts par centimètre carré. Il fait aussi des expériences sur des cœurs de grenouilles. En synchronisant les pulsations il peut modifier leur rythme, et même arrêter leurs battements. Il s'abstient par ailleurs de toute recherche sur des volontaires humains, pour des raisons éthiques, et confie que désormais il évite le plus possible de s'exposer lui-même aux micro-ondes. A la réunion de 1974, Frey raconte ses dernières observations. Les rats évitent spontanément les zones exposées aux micro-ondes. Et l'autopsie des animaux révèle pour la première fois un phénomène qui prendra une importance toute particulière dans les futures études sur l'effet des téléphones portables : chez les rats exposés, on constate que la barrière sang-cerveau, qui filtre le sang en direction du cerveau et empêche le passage des substances toxiques, est devenue plus perméable. Les conséquences sur le cerveau sont potentiellement dramatiques !

L'autre pionnier s'appelle W. Ross Adey. Ce chercheur d'origine australienne, installé aux Etats-Unis depuis 1952, a d'abord été chirurgien militaire avant de passer son doctorat et de se spécialiser dans l'étude du cerveau, avec un intérêt particulier pour les champs électromagnétiques émis par les neurones. A partir de 1965, il dirige le laboratoire de biologie spatiale, qui teste les futurs cosmonautes. Avec son équipe du Brain Research Institute à l'université de Californie de Stanford, Adey a mis en évidence des effets neurologiques sur les animaux et les hommes. Ses premières expériences ont lieu sur des singes. Leur comportement, leur temps de réaction et leurs tracés cérébraux sont altérés. Puis il retrouve les mêmes effets sur des rats, des lapins et des chats. Adey se passionne pour ce domaine aussi neuf que controversé, et ne mâche pas ses mots quand il reproche aux responsables militaires d'ignorer toutes les mises en garde des chercheurs et de considérer les êtres humains – soldats, techniciens ou riverains des installations radar – comme des cobayes. Il commence aussi une série d'expériences sur les effets des micro-ondes au niveau cellulaire. Il met en évidence des modifications des enzymes présentes sur la membrane des cellules et montre, sur des cellules cancéreuses en culture, que des cellules immunitaires, les lymphocytes T, n'arrivent plus à remplir correctement leur mission de protection contre le cancer. Enfin, avec sa collaboratrice Susan Bawin, Adey publie un des résultats les plus importants de ce siècle, à partir d'expériences sur des chats, puis des poulets, équipés d'électrodes insérées dans le cerveau : les radio-fréquences induisent des modifications dans le rythme d'entrée et de sortie des ions calcium à travers la membrane cellulaire. Ce mécanisme, dont on reparlera en détail au dernier chapitre, constitue encore aujourd'hui une des principales pistes pour comprendre comment les ondes agissent sur les cellules.

Au milieu des années 1970, une centaine d'études sur l'effet des micro-ondes sont en cours. On a trouvé, en laboratoire, des effets pathologiques sur des fœtus de souris, des scarabées, des embryons de poisson-zèbre, des levures, des cellules de rats ou de kangourous, des lymphocytes, des cellules de la moelle épinière. En épidémiologie, on constate un taux anormal de malformations congénitales et de morts prénatales autour de la base de Fort Rucker, en Alabama, qui abrite d'importantes installations radar, puis dans une seconde base à forte densité de radars, en Floride, mais l'armée conteste les chiffres et refuse d'entreprendre des recherches plus approfondies. On rapporte aussi des cas de cancer du cerveau, du pancréas ou du foie chez des hommes jeunes travaillant dans plusieurs bases militaires ou entreprises engagées dans la mise au point de nouveaux équipements radar. D'autres rapports anecdotiques concernent des réparateurs de fours à micro-ondes ou des ouvriers travaillant sur des machines industrielles de chauffage aux micro-ondes. L'armée lance un nouveau programme de recherches Tri-Service, et ses experts prédisent que, d'ici quelques années, les normes vont probablement devenir plus strictes, passant de 10 milliwatts à 1 milliwatt, ce qui va entraîner des frais considérables pour se mettre en conformité, notamment vis-à-vis des riverains des bases.

La plus vaste étude réalisée sur l'effet des micro-ondes radar concerne les anciens combattants de la guerre de Corée. Elle est menée par l'équipe de C.D. Robinette et publiée en 1980 dans la revue *American Journal of Epidemiology*. On a compilé les données médicales à long terme sur le personnel technique naval et on a croisé ces données avec les types d'équipements micro-ondes installés sur les navires militaires. L'analyse montre une corrélation entre les doses reçues et la mortalité générale, les cancers des voies respiratoires, les cancers lymphatiques et les leucémies, ainsi que les maladies neurologiques.

Des micro-ondes à portée de nos oreilles

1984 est une année symbolique à plus d'un titre. Orwell mis à part, on retiendra surtout, ici, que c'est la date où sont lancés les premiers téléphones cellulaires. Les communications par micro-ondes, jusqu'ici cantonnées aux matériels militaires ou industriels, vont peu à peu envahir notre environnement quotidien. Les recherches sur les ondes du portable feront l'objet du chapitre suivant. A vrai dire, à partir de cette date, il n'est pas toujours facile de distinguer les deux domaines, en particulier dans les expériences en laboratoire. Disons simplement que les rayonnements du portable agissent en champ proche, l'émetteur étant situé contre la tête, avec des effets très localisés, tandis que les radars nous affectent en champ lointain, par une exposition du corps entier de faible intensité. Cela dit, les découvertes sur les effets des micro-ondes en champ lointain ne sont pas sans incidence sur la question des antennes-relais qui captent et rediffusent nos conversations téléphoniques. Par ailleurs, les fréquences des micro-ondes du radar s'étalent sur un spectre assez large selon les types d'appareils, tandis que celles du portable se concentrent autour de quelques valeurs précises (autrefois 450 mégahertz, aujourd'hui 900 et 1800 mégahertz). Il existe aussi des différences considérables dans la façon dont les ondes sont modulées ou pulsées, et les recherches montrent souvent que la modulation joue un rôle majeur dans les effets biologiques.

1984 est aussi l'année où les résultats de recherches de grande envergure commencent à tomber. Sous la pression de l'opinion publique et des élus, l'U.S. Air Force a alloué quatre millions de dollars pour une étude des effets à long terme des micro-ondes de faible intensité. C.K. Chou et Arthur Guy, de l'université de Washington, exposent une centaine de rats pendant deux ans et analysent les effets sur le sang, le poids et le comportement. Leurs conclusions sont sans équivoque. Seize tumeurs malignes chez les rats exposés, contre quatre chez les témoins. Craig Byrus, de l'université de Californie à Riverside, irradie des lymphocytes humains, et des enzymes du type protéine kinase sont inactivées – or elles font partie de notre « première ligne de défense » contre le cancer. Bref, cette année-là, les nouvelles sont franchement mauvaises.

Par la suite, beaucoup d'études vont retrouver ce lien avec le cancer, notamment des recherches épidémiologiques sur des personnes exposées aux micro-ondes dans le cadre de leur travail ou de leur hobby. Certains de ces résultats viennent des pays de l'Est, et désormais on ne les prend plus à la légère. Ainsi Stanislaw Szmigielski, le grand spécialiste polonais, trouve un risque de cancer six fois plus élevé chez le personnel militaire exposé aux radars. En 1991, il tire les enseignements de vingt-neuf études épidémiologiques accomplies dans le monde entier au cours des années précédentes : vingt-deux d'entre elles montrent un risque augmenté pour plusieurs types de cancers. On commence à accepter l'idée que les micro-ondes infligent des dégâts sur nos gènes, c'est-à-dire sur l'ADN, exactement comme la radio-activité, mais par des mécanismes différents et encore inconnus. Par ailleurs, elles semblent affaiblir nos défenses immunitaires, et c'est l'action conjuguée de ces deux mécanismes qui provoque le cancer. En 1990, en Hongrie, l'équipe de Garaj-Vrhovac pratique des analyses sanguines sur des travailleurs exposés au radar et trouve un taux statistiquement significatif de cassures des chromosomes, ainsi que des déformations des cellules immunitaires, les lymphocytes. Ces chercheurs trouvent aussi les mêmes perturbations dans le sang de hamsters exposés en laboratoire. L'équipe hongroise expose également des cultures de lymphocytes humains, en 1992, et met en évidence des aberrations chromosomiques. On lui demande alors de pratiquer des analyses sur six techniciens de maintenance travaillant sur des radars de contrôle du trafic aérien qui ont été récemment victimes d'une surexposition accidentelle. Les résultats montrent un nombre d'aberrations chromosomiques supérieur de 3 à 33 % à celui de collègues non exposés. Pour les plus atteints, un suivi médical montre que les taux redeviennent normaux au bout de trente semaines.

Une quinzaine d'autres études, pendant les années 1990, aux Etats-Unis, en Allemagne, en Belgique ou en Israël, vont retrouver ces effets génotoxiques et cancérigènes. Il serait fastidieux de les énumérer ici. Une chose est sûre, c'est que le terme de « maladie des micro-ondes », proposé initialement à propos des employés de l'ambassade de Moscou, est finalement entré dans les mœurs. Et le cancer n'en est pas la seule manifestation. Une étude de 1990, par exemple, trouve une augmentation des taux de suicide chez les techniciens du radar, de la radio et de la radio-télégraphie en Grande-Bretagne. Ou bien, en 1996, une recherche épidémiologique sur les habitants de Skundra, un village de Lettonie à proximité d'une grande installation radar, met en évidence des perturbations de la mémoire et de l'attention, en particulier chez les enfants.

Face à ces découvertes inquiétantes, quelle a été l'évolution des normes officielles de sécurité ? A vrai dire, elles n'ont pratiquement pas bougé. Le principal organisme international sur la question, l'ICNIRP (International Committee on Non-Ionizing Radiation Protection, en français Comité international pour la protection contre les radiations non ionisantes) recommande, en ce qui concerne les micro-ondes de fréquence supérieure à 2 gigahertz, une limite de un milliwatt par centimètre carré pour le public, et de 5 milliwatts pour les professionnels. Selon beaucoup d'experts, c'est totalement inadéquat. Même les militaires semblent le reconnaître ! En 1993, deux bases américaines ont pris la décision unilatérale de diviser cette norme par cent, pour descendre à 100 microwatts par centimètre carré. C'est encore dix fois plus que la norme russe de 10 microwatts...

En 2000, lors d'une réunion de l'IIEE, l'Institut des ingénieurs électriciens et électroniciens, on a commencé à débattre sérieusement des normes futures. On peut lire dans le rapport introductif : « Les limites d'exposition sont fondées principalement sur une information scientifique publiée avant 1986. Il est temps de réaliser une révision complète. » Une commission a donc été fondée, avec des représentants de tous les organismes concernés. Le « sous-comité 4 » se fixe d'abord pour tâche d'évaluer la littérature scientifique récente, en attribuant des notes à chaque recherche en fonction de ses qualités scientifiques. Pas moins de mille quatre cent vingt-six publications ont été retenues. Le rapport précise : « Sont actuellement en cours d'examen des études sur la mutation génétique, le cancer, la tératogenèse (malformations à la naissance), les effets sur la reproduction, les effets sur les organes sensoriels, le système nerveux et le comportement, les effets sur les systèmes immunitaire, hématopoïétique, thermorégulateur, cardiovasculaire et glandulaire. » Un avant-projet pour de nouvelles normes devrait être présenté à la fin de 2001.

Ces normes futures nous protégeront-elles une fois pour toutes de la maladie des micro-ondes ? Rien n'est moins sûr. Plus de quarante ans se sont écoulés depuis que les premiers chercheurs ont tiré la sonnette d'alarme. Depuis, les résultats scientifiques se sont accumulés, mais rien n'a entamé l'immobilisme des pouvoirs publics ni la puissance des lobbies industriels ou militaires, qui peuvent toujours compter sur l'appui amical de chercheurs qui ont bâti leur carrière sur la négation de toute découverte désagréable – des chercheurs qu'on retrouve dans les plus hautes instances décisionnaires.

En juin 2000, lors du congrès mondial de Munich, nous nous retrouvons un soir à la même table qu'un contingent de spécialistes travaillant à la base militaire de Brooks Air Force, à San Antonio, au Texas. Ils sont sympas et souriants, ils nous invitent gentiment à venir visiter leurs laboratoires ultramodernes, les mieux équipés du monde pour la recherche en bio-électromagnétisme. Lorsque nous évoquons les risques sanitaires des micro-ondes, un éclat de rire général fuse. Une petite dame aux cheveux blancs, jusqu'ici effacée et discrète, nous résume son avis d'un mot joyeusement sonore : « *Bullshit !* » Traduisez : des conneries. La dame s'appelle Eleonor Adair. Elle a soixante-quatorze ans, elle est docteur en physique et en psychologie, la liste de ses distinctions et publications scientifiques remplit onze pages bien tassées, et elle siège dans toutes les commissions internationales sur les normes de sécurité. En février 2001, le *New York Times* lui donne la parole sur une page entière. On y lit ces phrases ahurissantes : « Nos animaux n'ont jamais souffert des micro-ondes. Au contraire, ils adorent ça ! Lorsque nous terminons une expérience pour passer à un autre lot, les singes que nous avons irradiés nous regardent d'un air triste. C'est comme s'ils voulaient nous dire : alors, quand est-ce que nous retournons dans la boîte ? » : Adair est intarissable sur la douce chaleur produite par les ondes : « C'est comme un rayon de soleil, nous disent certains volontaires de nos expériences. » Elle souhaite qu'à l'avenir, suivant la proposition d'un professeur de Harvard nommé Robert Pound, nous chauffions nos maisons avec des micro-ondes. Elle n'a pas le moindre doute, pas la plus petite hésitation : « Toutes les recherches sur les effets des lignes à haute tension, des téléphones portables ou des radars, ce sont des milliards de dollars fichus en l'air. Parce que, vraiment, il n'y a rien à trouver. »

4

Le risque du portable – fléau ou intox ?

Alors, le téléphone portable, c'est vraiment dangereux ? Cette question, invariablement, on nous la pose dès que nous mentionnons le sujet de notre enquête. On pourrait répondre sans se mouiller : il n'y a actuellement aucune certitude scientifique, aucun consensus, et on n'avancera guère avant que tombe le résultat des recherches en cours, les plus vastes jamais réalisées sur l'électromagnétisme et la santé, à l'horizon 2003 ou 2005. Mais on ne peut pas se satisfaire d'un rendez-vous aussi lointain. Pour nous, les utilisateurs, s'il y a un risque, nous le prenons en ce moment même. Nous sommes actuellement quatre cents millions dans le monde à nous servir d'un téléphone mobile, ce chiffre va doubler dans un an, on prévoit 1,3 milliard de portables en 2005... Il faut donc apporter les réponses d'aujourd'hui, fondées sur les recherches accomplies ces dernières années. Ce chapitre dresse le premier bilan.

Des scientifiques qui rassurent

Nous sommes à Bordeaux, sur le campus de l'université, dans un immeuble verre-métal d'un modernisme de bon ton. Un étage est dévolu au laboratoire PIOM – Physique des interactions ondes-matière du CNRS. Une partie du labo est consacrée à la physique des matériaux, l'autre aux interactions avec le vivant. C'est évidemment cette dernière qui nous intéresse. Bernard Veyret, le directeur de recherche, a été le premier scientifique français à créer une unité spécifiquement consacrée au bio-électromagnétisme. « J'ai une formation de physico-chimiste et je suis rentré au CNRS en 1979 pour faire de la chimie atmosphérique. Puis, au long des années, je me suis intéressé de plus en plus à la biophysique et aux effets potentiels des champs électromagnétiques sur la matière vivante. J'ai donc dû apprendre à parler avec les biologistes pour pouvoir travailler avec eux. L'équipe a été créée en 1985 et compte environ seize personnes aujourd'hui. » Le laboratoire a travaillé aussi bien sur les risques pour la santé que sur les mécanismes cellulaires ou les effets thérapeutiques. Aujourd'hui, actualité oblige, tous ses efforts sont mobilisés par le téléphone portable.

Dans des « chambres anéchoïques » tapissées de pointes en mousse de plastique bleue (pour faire obstacle aux réflexions des ondes qui pourraient troubler les mesures), des rats sont exposés à des rayonnements identiques à ceux des téléphones portables (à 900 et 1800 mégahertz, pour couvrir les deux fréquences du GSM), une heure par jour, cinq jours par semaine. Certains sont placés dans des conteneurs parallélépipédiques, pour l'exposition « corps entier », d'autres sont immobilisés dans des « fusées », des cylindres en plastique transparent avec une pointe conique qui immobilise la tête, pour une exposition concentrée sur le cerveau. Plusieurs expériences sont en cours. Des femelles ont reçu une substance chimique, le benzopyrène, qui induit des cancers mammaires, on va mesurer l'effet des micro-ondes sur le développement des tumeurs. D'autres animaux ont développé un équivalent de la sclérose en plaques. D'autres encore sont exposés à la tête pour étudier, après coup, d'éventuels effets sur l'ADN des cellules du cerveau. Ailleurs, ce sont des cultures de cellules qu'on irradie, des gelées translucides dans des cupules en forme d'anneau, enfournées dans des enceintes où tous les paramètres sont contrôlés. Ailleurs encore, on examine au microscope des coupes de cellules et on compte tout ce qui doit être compté. Et puis, pour mesurer la quantité de rayonnement absorbée par les tissus à plusieurs millimètres ou centimètres sous la peau, ce qui n'est pas directement réalisable sur des êtres vivants, on insère des sondes dans des fantômes – des imitations de rats fabriquées dans un gel transparent censé posséder à peu près les mêmes caractéristiques, du point de vue des ondes, que les tissus vivants. Il y aussi des fantômes virtuels, issus du calcul et de la modélisation, apparaissant sur un écran d'ordinateur.

Pendant quelques années, l'équipe de Veyret a travaillé sur le sujet grâce à des financements des opérateurs de téléphonie, France Télécom, SFR ou Bouygues, ou des fabricants de téléphones. Mais ce type de contrats a fait l'objet de critiques et de doutes quant à l'indépendance des résultats obtenus. Aujourd'hui, on est passé à une nouvelle phase. L'essentiel des recherches est financé par des fonds gouvernementaux, français ou européens. En particulier, Veyret coordonne en France le programme COMOBIO (Biologie des communications mobiles). « Nous avons demandé à des équipes de biologistes réputés de se pencher sur ce problème, de mettre en œuvre les modèles qu'ils connaissent bien, en particulier pour étudier les affections d'organes situés dans la tête. Le programme regroupe une quinzaine d'équipes universitaires françaises pendant deux ans, avec un budget de l'ordre de douze millions de francs. » D'autres programmes du même type se déroulent dans la plupart des pays voisins. Cette fois, c'est clair, on a « mis le paquet », la recherche scientifique européenne a pris le problème à bras-le-corps. Par ailleurs, ce laboratoire et d'autres du même type ont déjà réalisé de nombreuses expériences depuis cinq ans. Et, d'après Bernard Veyret, rien de ce qu'on a trouvé jusqu'ici ne justifie les craintes du public.

« Pour l'instant on a trouvé quelques effets biologiques, mais aucun qui ne puisse être extrapolé à l'homme pour signifier des effets délétères sur la santé. On a déjà des éléments assez nombreux, qui nous font dire qu'aujourd'hui aucun effet sanitaire n'a été prouvé en laboratoire. » La conclusion des mesures et des calculs dosimétriques, c'est qu'à la puissance utilisée par les portables on ne constate pas d'échauffement des tissus, en tout cas pas plus d'un ou deux dixièmes de degré, donc pas d'« effet thermique ». Est-ce pour cette raison que l'équipe de Bordeaux, comme la plupart des groupes similaires, ne croit pas à l'effet nocif du portable ? Veyret s'en défend. « Dans le cas de la téléphonie mobile, il n'y a pas d'échauffement, donc, si un effet existe, il est ce que l'on appelle non thermique. Toutes les recherches actuellement effectuées dans le monde sont donc à la recherche d'effets non thermiques, potentiellement produits par l'action des ondes, mais par un mécanisme que l'on ne connaît pas. Les normes d'exposition, elles, ont été basées non pas sur les effets thermiques mais tout simplement sur les effets délétères connus. Or il se trouve que, quand les normes ont été élaborées, en 1968, puis revues régulièrement, la plupart des effets délétères, sinon tous, étaient d'origine thermique. Aujourd'hui, on est à la recherche d'effets potentiels non thermiques, pour vérifier que les normes sont bien établies, avec un coefficient de sécurité. »

On a pourtant déjà évoqué dans ce livre – et on va y revenir d'ici peu – des recherches qui semblent bel et bien mettre en évidence des effets non thermiques. Alors ? « Aucun effet non thermique délétère n'a été mis en évidence de manière suffisamment sûre pour qu'on puisse inclure ce type d'effet dans l'évaluation des normes. Ce n'est pas seulement mon avis, c'est l'avis de l'OMS et de la communauté scientifique aujourd'hui, sachant que les Russes ont d'autres avis. Les normes c'est quelque chose de très important qui doit être fait avec grande prudence et sérieux, ça prend donc des mois, des années. Le processus d'évaluation de la littérature scientifique pour la remise en cause éventuelle de normes prend en général cinq ans, dans une gamme de fréquences. Une fois que c'est fini on recommence, donc il y a une sorte d'inertie, mais c'est nécessaire, il faut faire très attention à ce que l'on fait. Il ne faut pas oublier non plus que les normes sont toujours édictées avec un facteur de sécurité. Quand on a décidé, en 1968, que les effets délétères en radiofréquences pouvaient démarrer pour une puissance absorbée de 4 watts par kilogramme, immédiatement un facteur de sécurité de 10 a été instauré. Et ce facteur de sécurité, qui faisait donc passer de 4 à 0,4 watt par kilogramme, a été augmenté récemment d'un facteur supplémentaire pour aboutir à 0,08 watt par kilogramme pour l'exposition du public. Donc il y a un facteur intrinsèque de sécurité qui tient compte de l'éventuelle incertitude scientifique. »

La résistible ascension du téléphone mobile

Tout va donc pour le mieux dans le meilleur des mondes... Malgré tout, l'assurance de Veyret nous laisse insatisfait. Certes, ce n'est pas la caricature de l'expert appointé par les industries. Manifestement, l'homme est sincère et fidèle à ses convictions. « Je possède moi-même un téléphone portable, et deux de mes quatre enfants, adultes aujourd'hui, en utilisent un à haute dose. Je n'ai aucune crainte particulière quand je les vois téléphoner. » Et pourtant, la semaine où nous nous rendons à Bordeaux, les médias ne cessent de faire état de nouvelles plutôt alarmantes ou, au moins, d'incitations à la prudence. Une équipe a publié dans *Nature* des résultats sur des vers de terre qui montrent l'apparition de « protéines du stress » pour des intensités très inférieures au seuil thermique. *Libération* en a fait sa une, titrée : « Allô, portable, bobo ! » La page est punaisée sur le panneau de messages du laboratoire, et les commentaires fusent : « C'est honteux, indigne ! Les journalistes tirent des conclusions sensationnelles pour vendre du papier ! » La même semaine, le rapport d'un comité d'experts indépendants commandé par le Gouvernement britannique déconseille le portable aux enfants. Ce qui ne semble guère démonter notre chercheur. « J'ai une intime conviction. Mon but n'est pas de rassurer ou d'alarmer, mais simplement de dire ce que sont les résultats scientifiques aujourd'hui, ce qu'est le consensus de la communauté scientifique. Ce qui est intéressant, quand on donne un avis d'expert, c'est de traduire l'avis de centaines de personnes qui travaillent sur le sujet. Seul, je pourrais me tromper lourdement... »

J'ai donné longuement la parole à Bernard Veyret parce qu'il m'apparaît comme emblématique. Il fait partie de ces chercheurs chevronnés sur lesquels repose le dispositif d'évaluation des risques par les instances consultatives internationales et les commissions publiques de chaque pays. Cette communauté scientifique forme une sorte de majorité silencieuse. L'exigence de rigueur et de prudence, tel un vœu de chasteté scientifique, donne à tous ses discours une tonalité dubitative que d'aucuns caricaturent par la phrase déjà citée : « Circulez, y a rien à voir »... Mais cette majorité n'est-elle pas en train de s'effriter ? Et que dit, que pense la minorité ? Pour comprendre les contradictions qui secouent aujourd'hui le petit monde des spécialistes en bio-électromagnétisme à propos du portable, il faut encore une fois revenir au contexte historique.

On vient d'évoquer les normes établies en 1968, qui concernent les ondes radio et les micro-ondes en général, bien avant l'apparition du portable. Or le téléphone cellulaire, dans les années qui suivent son introduction en 1984, n'est assujetti à aucune règle spécifique. En 1988, l'Institut des radiations non ionisantes de l'IRPA (International Radio Protection Association), qui est à l'époque le principal organisme international travaillant sur les normes sanitaires en matière d'électromagnétisme, commet ce qu'il faut bien appeler une bourde faramineuse – qui pourrait peut-être un jour valoir à ses auteurs des ennuis judiciaires façon procès du sang contaminé. Dans ses recommandations sur les niveaux admissibles des rayonnements en télécommunications, cette commission s'abstient purement et simplement de proposer la moindre réglementation pour les talkies-walkies, les CB, les petits émetteurs terrestres ou marins, en bref tous les appareils de radio-communication qui font moins de 7 watts, sous prétexte que « de tels appareils ne génèrent que des champs très localisés ». Les téléphones portables vont bénéficier, pendant des années, de cette mansuétude inespérée, avec leurs champs « très localisés » juste à côté du cerveau...

A l'époque, il n'existe pratiquement aucune recherche consacrée à la téléphonie mobile par micro-ondes. On se contente de citer les résultats obtenus lors des études sur le radar et les ondes radio, évoquées au chapitre précédent. Et pourtant, en Amérique, au début des années 1980, trente-cinq chercheurs étaient employés par l'EPA (Environmental Protection Agency) pour étudier les effets biologiques des premiers portables et autres engins de communication personnelle. Mais leur budget est sabré en 1987 et la supervision des recherches américaines est confiée à deux organismes qui n'ont pas vraiment les compétences requises : la FDA (Food and Drugs Administration), l'Agence de surveillance des aliments et des médicaments, et la FCC (Federal Commission of Communications), qui régule l'attribution des fréquences et leur compatibilité technique. Ces deux Agences vont réglementer la sécurité sanitaire des téléphones mobiles avec une douceur angélique.

Ce consensus vole en éclats à partir de 1993. Aux Etats-Unis, un nommé David Reynard intente un procès à un fabricant de portables après la mort de sa femme d'un cancer du cerveau. Des émissions de télévision retentissantes s'en font l'écho et posent la question qui fâche : l'utilisation du téléphone mobile peut-elle provoquer le cancer ? L'année suivante, un neurologue de Floride, David Perimutter, présente un patient dont la tumeur se situe exactement dans la zone de rayonnement maximum de son téléphone mobile. Ces procès, et d'autres du même type dans différents Etats américains, se terminent tous par des non-lieux, faute de preuves scientifiques. Mais ils signalent une réelle inquiétude du public, relayée par les médias. Alors se déroule un *remake* du scénario sur les lignes à haute tension. Le Congrès américain organise des auditions, qui montrent à quel point les recherches sont rares. Les industriels du téléphone promettent de débourser vingt-cinq millions de dollars dans les cinq ans à venir pour étudier le risque éventuel de cancer.

Malheureusement, on est encore loin de la transparence. Pendant des années, des recherches vont mystérieusement tomber dans des oubliettes, tant sont puissantes l'influence des fabricants et leur opposition à toute remise en question. Ainsi, le laboratoire Battelle, ou Pacific Northwest Laboratory, un des plus grands centres de recherche américains, lance des études dont les résultats ne sortiront jamais des tiroirs. Plusieurs recherches allemandes, annoncées en 1993 par la FGF (Forschung Gemeinschaft Funk, Union de recherche sur la radiocommunication, basée à Bonn), dont la liste avait été publiée dans la revue *Telecom Europa*, n'ont jamais été mentionnées depuis lors. Récemment, on cite une recherche de Christian et Hella Bartsch, financée par Deutsche Telekom, qui attend toujours sa publication au bout de deux ans et sur laquelle ni Deutsche Telekom ni les deux chercheurs ne veulent rien dire, bien que quatre réplications aient été lancées. On sait seulement que leurs résultats montrent un ralentissement du développement de tumeurs chez des souris. Vous avez bien lu ralentissement : les bailleurs de fonds souhaitaient qu'on ne trouve pas le moindre effet, ni négatif ni même positif ! La même mésaventure arrive à l'Américain W. Ross Adey, qui a constaté un effet inhibiteur de la croissance cancéreuse lors d'une recherche pour Motorola en 1998. Bref, l'histoire des recherches scientifiques sur les effets du portable commence mal. Et, malgré tout, un certain nombre de recherches parviennent à semer le doute.

Histoire d'œufs

En France, une image forte s'est récemment incrustée dans l'inconscient collectif. Elle montre des fœtus de poulets conservés dans une rangée de fioles remplies d'un liquide verdâtre. Tous sont morts, à différents stades de leur croissance, à l'intérieur d'œufs irradiés par un téléphone portable. La séquence vient d'un reportage diffusé dans *Envoyé spécial*. On y voit une dame aux cheveux blonds, l'allure discrète, mais têtue. Madeleine Bastide est immuno-pharmacologiste, professeur à l'université de Montpellier, spécialiste des études concernant la toxicologie et l'environnement. A partir de 1997, elle travaille sur les champs électromagnétiques en exposant des embryons de poulet, c'est-à-dire des œufs fécondés dans des couveuses à 38 °C. Sur des œufs exposés à des écrans de télévision ou d'ordinateur, elle observe une mortalité accrue, et chez les survivants une dépression du système immunitaire, de la mélatonine et d'une hormone de réaction au stress, la corticostérone. En 1999, Madeleine Bastide fait la même expérience avec des téléphones portables ordinaires, suspendus à quatre centimètres au-dessus des œufs. Les résultats sont spectaculaires : 60 à 75 % de mortalité des embryons, contre 10 % chez les témoins non exposés.

Les œufs ont été irradiés par un téléphone fonctionnant vingt-quatre heures sur vingt-quatre. Ce sont des conditions extrêmes, mais, comme le précise Bastide, « les conditions extrêmes sont une des bases de la toxicologie. Comment croyez-vous qu'on expertise les médicaments ? D'abord par des tests toxicologiques sur l'animal, à hautes doses. On trouverait sur le portable un effet tératogène aussi intense que celui-là, il n'obtiendrait jamais son autorisation de mise sur le marché ». Le résultat frappe les esprits, mais il faut quand même en relativiser la portée. Les embryons sont des systèmes extrêmement sensibles, et les conditions relativement frustes de l'expérience ne permettent pas d'exclure que le simple dégagement de chaleur des appareils ait pu engendrer ou influencer les résultats. Par ailleurs, l'expérience a été renouvelée pour tester une hypothèse inattendue : une fine grille métallique, censée faire barrage aux micro-ondes, a été interposée entre les téléphones et les œufs. Et l'effet s'est produit quand même ! Explication : l'effet serait dû au champ magnétique émis par la batterie du portable. Dans ce cas, il suffirait d'insérer le téléphone dans un boîtier spécial, conçu pour faire écran au champ magnétique de la batterie sans bloquer les micro-ondes, pour annuler l'effet néfaste. Ce boîtier existe, il est fabriqué par une petite entreprise française, et certains accusent Bastide de collusion commerciale avec le fabricant. Elle rétorque qu'elle n'a aucun lien avec l'entreprise en question. Quoi qu'il en soit, ces expériences laissent sceptiques la plupart des spécialistes, même les plus alarmistes.

Cette histoire montre bien la difficulté de tirer des enseignements à partir d'un test particulier sur un unique modèle animal. Seul le croisement de nombreux résultats et d'expériences diverses permet d'avancer des conclusions solides. Or ces résultats existent. Depuis 1993, dans le monde entier, des centaines d'expériences ont été menées en laboratoire sur les signaux spécifiques du téléphone portable, et on compte une dizaine d'études épidémiologiques concernant les usagers. Nous allons tenter de résumer cet ensemble déjà riche et complexe.

Nous entrons à présent dans une zone de turbulences, loin de tout consensus entre scientifiques. Les études qui suivent donnent lieu à de vives discussions, parce que, d'un laboratoire à l'autre, les résultats diffèrent. Les conclusions qu'on peut en tirer obéissent à la loi du verre à moitié vide ou à moitié plein. Pour les pessimistes, ou du moins pour les prudents, le fait qu'une partie des recherches montre un effet dangereux devrait inciter à considérer le risque comme réel, en attendant d'en savoir plus. Pour les optimistes, les contradictions entre les études traduisent une insuffisance des preuves, donc une bonne raison d'ignorer les avertissements. Nous reviendrons sur ce débat fondamental, qui est loin d'être propre à l'électromagnétisme. Toutes les recherches sur les risques éventuels liés à l'environnement et à la technologie se heurtent à ce dilemme.

Le cerveau sous influence

En 1999, un chercheur britannique, Alan Preece, recrute trente-six volontaires pour expérimenter l'effet du portable sur les performances mentales. Ces cobayes humains doivent effectuer un certain nombre de tâches, avec ou sans téléphone à l'oreille. La psychologie expérimentale ne manque pas de tests destinés à évaluer nos capacités dans ce domaine, et les volontaires sont soumis à une quinzaine de procédures bien connues. Pour la plupart des tests, l'étude ne montre aucune différence, sauf dans un cas, un des tests les plus bêtes et les plus simples qui soient. Il s'agit d'appuyer sur deux boutons, le plus vite possible, dès qu'apparaît sur un écran l'instruction correspondante. Or, dans cette expérience, les chiffres sont formels. Sans téléphone, les volontaires ont mis en moyenne 387 millisecondes pour réagir. Mais, lorsqu'ils sont sous l'influence d'un portable analogique, au bout d'une heure le temps de réaction moyen passe à 384 millisecondes. Et dans le cas d'un portable digital, le chiffre passe à 375 millisecondes. En clair, l'usage du téléphone portable a légèrement accéléré le fonctionnement du cerveau !

Ce résultat est extrêmement paradoxal. Jusqu'ici, tous les animaux exposés à des micro-ondes se sont retrouvés plutôt ralentis et déboussolés. Et voici que, sur des êtres humains, le portable exerce un effet de *speed*, comme une tasse de café ou une amphétamine. C'est à ne plus rien y comprendre. Dans ses conclusions, l'auteur suggère que le très faible échauffement produit par les ondes a pu favoriser, dans une toute petite zone du cerveau à proximité du combiné, une dilatation des vaisseaux sanguins et une augmentation de l'oxygénation. Pourquoi pas ? En tout cas, cette recherche fait date en montrant que le portable exerce bel et bien une influence sur notre organe le plus sensible. Elle est d'ailleurs confirmée en 2000 par une équipe finlandaise qui applique à deux reprises une douzaine de tests sur quarante-huit volontaires et observe également l'effet d'accélération, aussi bien pour des tests de rapidité, des opérations mathématiques, ou des tests mobilisant la mémoire de travail, un stockage mental des informations sur une durée un peu plus longue. Les mesures par l'électro-encéphalographe, elles, montrent une augmentation de l'amplitude de certaines ondes. La même année, une expérience à l'Institut du système nerveux central de Moscou retrouve encore cet effet. Sur vingt-quatre volontaires, après utilisation d'un portable pendant quinze minutes, l'électro-encéphalogramme fait apparaître une activation du cortex.

En fait, toutes ces études présentent un grave défaut : les expériences sont de courte durée, on mesure les tracés cérébraux ou les performances après une heure ou deux d'exposition, mais on n'a guère de données sur les effets d'une exposition chronique, c'est-à-dire répétée pendant des mois ou des années, comme c'est le cas dans la vie réelle de l'*homo telephonicus*. Or les recherches sur les micro-ondes montrent souvent une inversion de l'effet quand on passe aux longues durées. C'est ce que semblent montrer quelques cas connus de techniciens professionnels de la téléphonie mobile qui, après une utilisation extrêmement intensive, de plusieurs heures par jour, souffrent de sérieux troubles de la mémoire. On doit aussi remarquer que les tests, vu leur simplicité, mobilisent une zone très ponctuelle du cerveau, tandis que la plupart de nos efforts mentaux exigent la coopération de plusieurs centres cérébraux. Une modification qui toucherait un seul de ces centres pourrait perturber l'ensemble du réseau, en décalant sa synchronisation.

Allô, portable, dodo

Toujours chez des volontaires humains, les études sur le sommeil donnent elles aussi des résultats intéressants. En 1996, une équipe allemande expose des dormeurs pendant huit heures aux micro-ondes du portable. On constate un raccourcissement de quelques minutes de la période qui va de l'endormissement à l'entrée dans le sommeil profond, ainsi que des modifications des tracés de l'électro-encéphalographe. Une autre expérience où les sujets sont exposés au portable pendant leur sommeil, cette fois par périodes d'un quart d'heure entrecoupées de pauses de même durée, semble provoquer un sommeil plus profond, puisque les dormeurs se réveillent moins souvent pendant la nuit.

Cela dit, en général, on ne téléphone pas en dormant. On prêtera donc plus d'attention aux études qui examinent l'effet d'une exposition pendant la journée sur le sommeil de la nuit suivante. En 2000, une équipe de l'université de Zurich rapporte qu'une exposition de trente minutes à un portable digital suffit à modifier certaines caractéristiques de l'électro-encéphalogramme pendant la première phase du sommeil, et cela de façon identique pour les deux hémisphères du cerveau, à la surprise des chercheurs qui s'attendaient à des résultats plus prononcés du côté où le sujet place le portable. L'effet se traduit par une stimulation de l'activité cérébrale et peut durer jusqu'à cinquante minutes.

En France, nous avons rendu visite au laboratoire de René de Sèze, à Nîmes, pendant le déroulement d'une série d'expériences sur le sommeil. De Sèze a une formation de médecin et de biologiste, il a étudié avec Bernard Veyret avant de créer la deuxième unité de recherche en France consacrée au bio-électromagnétisme, d'une taille nettement plus modeste que celle de Bordeaux. Lorsque nous arrivons, il vient de recevoir par Internet des photos et des comptes rendus de l'étude en cours, qui se déroule dans un hôpital de Montpellier. Huit volontaires sont exposés au portable pendant deux heures dans la journée, et la nuit on leur colle une impressionnante batterie d'électrodes sur le cuir chevelu, qui vont enregistrer les tracés. La forme des courbes permet de faire la différence entre le sommeil léger, le sommeil profond et les périodes d'éveil. Des caméras infra-rouges sont braquées en permanence sur le visage des dormeurs. L'expérience va durer un mois et nous n'en sommes qu'au début, mais il y a déjà des premiers résultats.

« Attention, dit de Sèze, il faut bien préciser qu'il s'agit d'une étude préliminaire, sur un très petit nombre de sujets, pas assez pour obtenir des résultats statistiquement significatifs. Nous ferons la même expérience sur quarante ou cinquante volontaires, en 2001 et 2002. La tendance qui se dégage actuellement, c'est une augmentation des périodes d'éveil pendant la nuit. Par ailleurs, les sujets sont soumis à des tests pendant la journée, et nous observons, comme d'autres équipes avant nous, une légère stimulation de la vigilance et de la rapidité des réflexes. A priori, tout cela n'a pas l'air défavorable, mais il est très difficile d'extrapoler quant aux répercussions sur la santé. Il faudra des études complémentaires pour savoir s'il peut y avoir un effet pathologique à long terme. »

Une conclusion se dégage de toutes ces recherches sur l'activité éveillée et sur le sommeil : on a bel et bien mis en évidence un « effet biologique » du portable sur le cerveau, d'une ampleur suffisante pour influencer le comportement, et, pour une fois, tous les chercheurs sont d'accord sur ce point. Certes, on ignore encore ses conséquences sur la santé, mais personne ne peut plus soutenir, comme ce fut le cas pendant des années, que les rayonnements du portable nous traversent sans exercer la moindre action, comme si nous étions transparents aux micro-ondes.

Migraines, vertiges et autres menus tracas

Paradoxalement, la migraine est un des effets les moins étudiés du portable, et pourtant c'est celui dont se plaignent le plus souvent les usagers. Beaucoup ont signalé des symptômes d'inconfort. Outre les migraines, il y a des vertiges, des sensations de chaleur anormale, des picotements autour des tempes, des troubles de la vision ou de l'audition, une fatigue nerveuse – autant de signes éminemment subjectifs, difficiles à quantifier. Face à ces troubles temporaires, qui ne renvoient pas à un diagnostic précis, la science se sent désarmée. Pourtant, quelques chercheurs courageux ont attaqué ce problème.

En 1998, onze mille utilisateurs suédois et norvégiens remplissent un questionnaire proposé par le chercheur Kjell Hansson Mild. On leur demande de décrire leurs désagréments et d'estimer le nombre et la durée moyens de leurs communications téléphoniques. Les problèmes les plus souvent mentionnés sont les migraines et la fatigue. On note aussi des vertiges, des pertes de mémoire, des difficultés de concentration et des sensations de chaleur autour de l'oreille qui semblent supérieures à celles qu'entraîne le contact d'un téléphone normal. L'étude montre que l'intensité de ces symptômes est corrélée avec la durée d'utilisation du portable.

Une autre étude est publiée en novembre 2000 dans la revue *Environmental Health Perspectives.* Réalisée à Singapour, elle montre que les utilisateurs de portables se plaignent plus souvent de migraines que des populations témoins. L'augmentation est d'environ 30 %. En Australie, on dispose des données recueillies par Bruce Hocking, l'homme qui a dirigé pendant dix-huit ans les études médicales chez l'opérateur public Telstra et dont nous avons déjà parlé. A partir de 1990, s'intéressant au fait que de nombreux clients et employés se plaignent de maux de tête localisés après usage de leur téléphone mobile, il travaille avec un neurologiste de Sydney pour établir des diagnostics. Son poste sera supprimé en 1995, mais il ne lâche pas le morceau. En 1998, il lance un appel dans les journaux australiens, et recrute quarante volontaires qui ont signalé ce type de troubles. En octobre 2000, Hocking publie dans la revue *Occupational Medicine* un article qui met en évidence, sur un seul sujet, une modification mesurable des réactions dans les nerfs situés à proximité de l'oreille droite. Le patient, un homme de soixante-douze ans, se plaint depuis longtemps d'une douleur persistante sur le côté droit de son crâne, celui qu'il utilise pour téléphoner. La douleur ressemble à celle que provoquerait un choc sur la tête, elle semble affecter la surface du crâne plutôt que l'intérieur de la tête, et elle irradie jusqu'à la joue et le cou. Les examens montrent une atteinte des nerfs concernés. C'est une première, mais il faudrait bien sûr obtenir des confirmations sur d'autres cas.

Incidents de frontières avec le cerveau

Une des questions les plus préoccupantes et controversées concerne la barrière sang-cerveau, qu'on nomme aussi, en sabir scientifique, barrière hémato-méningée ou barrière hémato-encéphalique. On l'a déjà évoquée à propos des micro-ondes du radar. Cette frontière est une sorte de filtre à l'entrée de tous les vaisseaux sanguins qui mènent au cerveau, qui empêche l'irruption d'une bonne partie des molécules circulant dans le sang, afin de protéger cet organe éminemment fragile. Si cette barrière devient plus perméable, on peut craindre des conséquences catastrophiques, comme l'entrée de toxines, de métaux lourds, de bactéries ou de virus. Mais le phénomène possède aussi un revers positif : si cet effet se confirme, on pourrait l'utiliser délibérément à des fins thérapeutiques, pour la chimiothérapie du cancer par exemple – jusqu'ici, les grosses molécules des médicaments anticancéreux ne parviennent jamais jusqu'au cerveau.

Depuis les expériences d'Allan Frey en 1975, on sait que des micro-ondes continues ou pulsées peuvent rendre moins étanche cette barrière sang-cerveau – on retrouve dans le cerveau des rats des substances qui ne devraient pas s'y trouver. Les ondes du téléphone portable ont produit, lors de certaines expériences, le même effet. En 1997, Leif Salford et Bertil Persson, à l'université de Lund en Suède, exposent des rats à la fréquence de 900 mégahertz, en mode continu ou pulsé à 217 hertz, comme pour le système digital GSM. Dans les cerveaux autopsiés, ils détectent dans tous les cas la présence de deux grosses molécules, l'albumine et le fibrinogène. D'autres études ultérieures n'ont pas reproduit l'effet. Mais le doute demeure.

Au congrès mondial de Société de bio-électromagnétisme à Munich, nous avons rencontré Silke Winters, une jeune Allemande qui a réalisé un modèle *in vitro* de la barrière sang-cerveau. Les résultats sont clairs : des molécules d'albumine et de fibrinogène se retrouvent dans les cultures exposées au rayonnement du portable, et pas dans les échantillons témoins. Pour la première fois, on tient un résultat au niveau cellulaire. L'hypothèse gagne donc du terrain.

Elle est même prise très au sérieux par les militaires.

Depuis deux ans, certains experts se demandent si le « syndrome de la guerre du Golfe », dont souffrent des milliers d'anciens combattants, et qui consiste en une fatigue chronique et des troubles neurologiques sans cause apparente, n'aurait pas été lié à une ouverture de la barrière sang-cerveau, provoquée par les nombreux appareils militaires à micro-ondes utilisés pendant cette campagne, aussi bien pour les télécommunications, les radars, le guidage des missiles, etc. Dans la guerre moderne, les soldats sont désormais soumis en permanence à une véritable « soupe de micro-ondes » sur de multiples fréquences. Elle aurait peut-être favorisé la pénétration dans le cerveau de molécules toxiques, venant des gaz de combat ou des médicaments prescrits aux militaires pour résister aux attaques chimiques. D'après un article paru dans le quotidien suédois *Svenska Dadbladet* en septembre 1999, l'armée américaine finance actuellement un projet sur ce thème avec les scientifiques de l'université de Lund.

Curieux effets sur la chimie des neurones

Beaucoup d'expériences en laboratoire ont tenté de mettre en évidence l'effet du portable sur la production de telle ou telle molécule par l'organisme. De manière générale, les observations au niveau des cellules montrent une série assez impressionnante d'effets peu reproductibles d'une étude à l'autre et à peu près incompréhensibles pour les biologistes, compte tenu des faibles intensités du rayonnement. On est dans le domaine du « non thermique », c'est-à-dire en plein mystère. On voit, sur les membranes des cellules, une diminution du nombre des canaux qui laissent entrer et sortir les molécules essentielles comme le calcium, le sodium et le potassium, ainsi qu'un ralentissement du rythme d'ouverture des canaux et une réduction globale de la circulation des molécules. Le calcium, en particulier, tend à se raréfier à l'intérieur de la cellule et à se concentrer dans l'espace extérieur. Toujours sur les membranes, les récepteurs, qui reconnaissent sélectivement les substances chimiques actives, sont perturbés, bloqués ou détruits. Tout cela va dans le sens d'une baisse d'excitabilité des cellules nerveuses ou musculaires, comme une sorte d'engourdissement.

On a cherché à voir ce qu'il advient des neuro-transmetteurs et des neuro-modulateurs, des substances chimiques qui conditionnent l'activité des neurones, les cellules nerveuses du cerveau. On en connaît actuellement une centaine, ce qui ne facilite pas la tâche des chercheurs en bio-électromagnétisme. Les résultats obtenus sur les animaux montrent parfois des modifications, mais ces résultats sont difficiles à interpréter, parce qu'ils vont un peu dans tous les sens. On obtient aussi bien des stimulations que des inhibitions, selon la fréquence de l'onde porteuse, la fréquence de la modulation ou l'intensité du rayonnement. Ce dernier paramètre pose d'ailleurs une véritable énigme aux scientifiques. La logique voudrait qu'une puissance accrue entraîne des effets plus marqués. C'est loin d'être toujours le cas. Un effet peut se produire à une certaine intensité et disparaître quand le niveau augmente. C'est ce qu'on appelle un « effet-fenêtre », les ondes n'agissent que dans une fourchette de puissance très précise. Au-dessus ou au-dessous, il ne se passe rien. Souvent, on retrouve aussi la fameuse inversion de l'effet, selon que l'exposition est de courte ou de longue durée. On a constaté ce phénomène sur les neurotransmetteurs les plus importants : l'acétylcholine, la noradrénaline, la sérotonine, le GABA ou les endorphines. Et aussi sur les hormones, des molécules qui sont parfois produites dans le cerveau, mais qui agissent sur le reste du corps. Chez des souris et des rats, on a pu constater une diminution du taux de testostérone dans le sang, qui provoque une baisse de l'activité sexuelle. On a vu aussi une augmentation des niveaux de corticostérone, une hormone liée au stress.

On a déjà évoqué, dans le chapitre sur les champs du réseau électrique, les protéines du stress, sécrétées par la cellule à la suite d'agressions physiques ou chimiques. Récemment, l'équipe britannique de David de Pomerai a fait sensation en publiant dans *Nature*, la plus prestigieuse des revues scientifiques, des résultats qui montrent une activation des protéines de choc thermique chez une espèce de vers de terre. Les chercheurs ont utilisé pour leur expérience des téléphones portables ordinaires, et les mesures montrent clairement que l'effet se produit à des puissances non thermiques. Les ondes du portable seraient donc perçues par les cellules comme un facteur de stress.

Du cancer, des souris, des gènes et des hommes

Et voici bien sûr l'énigme la plus angoissante : le portable peut-il provoquer le cancer ? La question est d'autant plus délicate à étudier que les cancers se développent à très long terme et sous l'influence de multiples facteurs. Pour pouvoir deviner quelque chose à propos du portable et du cancer, dès maintenant et sans attendre des années, les chercheurs ont dû appliquer des stratégies très diverses et très variées. Seule une concordance entre plusieurs types d'études peut donner les premiers éléments de réponse.

D'abord, ils ont voulu savoir si le rayonnement du portable pouvait influer sur le développement de tumeurs chez des animaux de laboratoire. Une première méthode consiste à exposer des animaux sains pendant des mois et à comparer l'incidence des cancers par rapport à des témoins. Dans l'ensemble, on n'a pas constaté d'augmentation, sauf dans une étude de CK Chou, en 1992, sur une centaine de rats exposés presque en permanence pendant vingt-cinq mois. D'autres méthodes, plus sensibles, utilisent des sujets génétiquement prédisposés à certains cancers, ou des animaux chez qui on a provoqué artificiellement des tumeurs au moyen de greffes ou de substances chimiques cancérigènes. Dans un premier temps, ce type d'études ne montre aucun effet particulier, que ce soit avec des tumeurs greffées ou induites par le benzopyrène. Et puis, en 1997, une expérience provoque l'effroi. Son histoire mérite qu'on s'y attarde un moment.

La recherche se déroule à Adélaïde, en Australie. Elle est financée par Telstra, le grand opérateur public de téléphonie mobile. On a pris deux cents souris transgéniques dont les cellules immunitaires sont affaiblies, ce qui les rend particulièrement sensibles aux agents cancérigènes externes. Les souris sont divisées en deux groupes de cent, dont l'un est exposé au rayonnement du portable GSM à 900 mégahertz, une heure par jour, pendant dix-huit mois. Les résultats tombent en 1995, mais ne sont publiés que deux ans plus tard, en avril 1997, dans la revue *Radiation Research.* A l'arrivée, les autopsies montrent, chez les souris exposées, un doublement du nombre des tumeurs par rapport aux animaux témoins ! Les tumeurs apparaissent au bout de neuf mois et leur croissance s'accélère progressivement pendant les neuf mois suivants, ce qui suggère un effet cumulatif des doses reçues. Les analyses cellulaires montrent, chez les souris exposées, une atteinte des lymphocytes B, particulièrement importants dans la résistance au cancer. Rarement une recherche en laboratoire aura montré un résultat aussi net et dérangeant.

L'affaire devient tragicomique quand on connaît la

suite des événements. Pour présenter le résultat à la presse, les responsables de Telstra et l'Hôpital royal d'Adélaïde organisent une vidéo-conférence avec l'homme qui a supervisé cette étude, Michael Repacholi, depuis Genève, où il occupe un nouveau poste, et pas n'importe lequel : il dirige désormais les recherches sur l'effet sanitaire des champs électromagnétiques à l'Organisation mondiale de la santé. Pour cette conférence de presse, on a soigneusement oublié d'inviter les journalistes qui suivent de manière critique le dossier du portable, ainsi que les scientifiques australiens spécialistes de la question. Parmi les absents, il y a même les chercheurs qui ont réalisé l'expérience, Tony Basten et Alan Harris, deux biologistes spécialistes du cancer, et Val Gebski, un statisticien médical. Michael Repacholi est le seul intervenant, et il s'applique longuement à minimiser les implications de cette recherche. Ces résultats, dit-il, sont étranges, inattendus, incompréhensibles. Une erreur a pu se produire, un facteur inconnu a peut-être interféré. Bref, on ne peut en tirer aucune conclusion avant que d'autres expériences reproduisent le même protocole. Quatre ans plus tard, on attend toujours ces réplications.

Une autre façon de tester l'incidence sur le cancer consiste à étudier l'ADN de cellules exposées aux microondes du portable, à la recherche d'éventuels effets génotoxiques ou mutagènes, ou d'altérations dans l'expression de certains gènes qui favorisent la prolifération cellulaire. Par exemple, un taux élevé d'enzymes ODC (*ornithine decarboxylase*) est souvent associé à la cancérisation. Des études *in vitro* ont montré des augmentations d'ODC de plus de 100 %. L'effet est relativement faible, puisque les substances cancérigènes connues entraînent, sur cette enzyme, une augmentation de 500 %. Sur la génotoxicité, à savoir des lésions de l'ADN pouvant entraîner des malformations génétiques ou des cancers, on a fait des expériences nombreuses, *in vitro* et *in vivo*, sur toutes sortes d'animaux et de cellules. Les seules données unanimement reconnues concernent des expositions très intenses, sans commune mesure avec celles du téléphone mobile, et pour lesquelles l'élévation de température a très certainement joué un rôle majeur. Ces expériences ont mis en évidence des dommages visibles sur les chromosomes, ainsi que la présence de nombreuses cellules anormales, caractérisées par des noyaux atrophiés (micro-noyaux). Cela dit, il existe aussi des effets constatés aux faibles intensités typiques du portable. Il s'agit essentiellement des expériences d'Henry Lai à l'université de Seattle, qu'on va examiner bientôt dans une section à part, car ce chercheur est aujourd'hui un des personnages les plus impliqués et les plus controversés dans la recherche sur les effets du portable.

Cancer : que disent les statistiques ?

Si la question obsédante du risque de cancer doit recevoir un jour une réponse claire, on la devra forcément à des travaux statistiques de grande ampleur sur les utilisateurs de portables. Ces recherches ont commencé il y a cinq ans. Voici ce qu'elles nous apprennent aujourd'hui.

Coup d'envoi en 1996 : un épidémiologiste américain réputé, Kenneth Rothman, épluche les données existantes sur 250 000 clients d'un opérateur. Il trouve une très légère augmentation de la mortalité chez les usagers intensifs du mobile, mais elle est « statistiquement non significative ». Sur les cancers et leucémies, rien à signaler. Cela dit, de l'avis général, ce travail manque de précision.

La deuxième recherche, elle, jette un froid. En Suède, à la demande de l'Organisation mondiale de la santé, l'équipe de Lennart Hardell, au département d'oncologie du centre médical d'Orebro, procède à une « étude de faisabilité », avec des moyens limités et des contraintes de temps. Il s'agit de tester un protocole qui servira à de futures études de plus grande envergure. Les chercheurs ont identifié et contacté 233 patients atteints de tumeurs au cerveau, domiciliés dans les régions d'Örebro, Uppsala et Stockholm, et diagnostiqués entre 1994 et 1996. Tous remplissent un questionnaire portant non seulement sur leurs habitudes téléphoniques, mais aussi sur toute une série d'autres facteurs pouvant éventuellement contribuer à la maladie. Les premiers résultats sont publiés en 1999. Sur l'ensemble des tumeurs, bénignes et malignes, on ne constate pas de lien avec l'usage du portable. Mais si on se penche sur quelques tumeurs situées dans une petite zone du cerveau tout près du combiné, où se concentre le maximum de rayonnement, on voit une légère augmentation du risque. Bien sûr, c'est à prendre avec des pincettes. Le nombre de ces tumeurs est si faible qu'on ne peut pas exclure un résultat dû au hasard.

La même équipe décide de poursuivre la recherche, avec un complément d'enquête et en examinant séparément les patients atteints de tumeurs bénignes et cancéreuses. Les résultats paraissent en mai 2000. Cette fois, la conclusion est écrite en toutes lettres au début de l'article : « L'usage du téléphone portable est un facteur de risque pour le cancer du cerveau. » Encore une fois, on a trouvé un nombre de tumeurs supérieur à la moyenne déterminée par 466 sujets témoins, dans les zones du cerveau les plus proches de l'appareil, le lobe temporal et le lobe temporo-pariétal, et du côté où l'utilisateur place habituellement son portable. Mais, là aussi, l'échantillon est maigre. Il s'agit en tout et pour tout de treize patients, dont dix atteints d'un cancer et trois de tumeurs bénignes. En ce qui concerne le type de téléphone, neuf patients utilisaient un téléphone analogique et quatre un téléphone digital. On imagine sans peine la difficulté d'établir des statistiques fiables à partir de chiffres aussi minuscules. Lennart Hardell a-t-il outrepassé les limites de l'évidence scientifique en qualifiant le portable de « facteur de risque » ? C'est évidemment l'avis de beaucoup de spécialistes sceptiques. Hardell se défend en invoquant le principe de précaution. Ses données n'apportent pas de preuve formelle, mais elles sont assez préoccupantes pour qu'on ne les prenne pas à la légère. Il ajoute qu'une étude portant sur un nombre beaucoup plus important de patients est actuellement en cours dans son service. L'affaire est donc à suivre.

Du rififi dans les études américaines

En décembre 2000, coup sur coup, les résultats de deux nouvelles études américaines sont communiqués à la presse, quelques jours avant leur publication. Cette fois, le portable sort innocenté de toute corrélation avec les cancers du cerveau. Les médias en font leurs gros titres, sur le ton du soulagement : tout compte fait, il n'y aurait rien à craindre. Mais on va voir que les choses ne sont pas si simples.

La première de ces deux études est effectuée sous l'égide de l'American Health Foundation, elle est financée par les industriels du téléphone dans le cadre d'un gros programme de recherches lancé en 1993, la WTR Wireless Telecommunication Research (Recherche sur les télécommunications sans fil). L'article est signé par une équipe dirigée par Joshua Muscat et paraît dans une des plus importantes revues médicales, le *Journal of the American Medical Association.* 891 personnes ont été interrogées par questionnaire, 469 cancéreux et 422 témoins. Les données médicales viennent des hôpitaux de New York, Boston et Providence. Dans les conclusions, aucun lien statistique n'est retenu entre le cancer et le portable. Mais tout le monde n'est pas d'accord. En fait, les critiques les plus pointues viennent d'un homme qui se trouvait aux premières loges pendant tout le déroulement des travaux – c'est le directeur du programme WTR, l'épidémiologiste George Carlo. Et les détails qu'il révèle sont pour le moins fâcheux.

Carlo, à vrai dire, n'est plus en odeur de sainteté auprès de ses bailleurs de fonds, les industriels du téléphone mobile. Depuis le mois de mars 1999, sans attendre les publications et les rapports définitifs du programme WTR, il a confié aux journalistes qu'un certain nombre de résultats laissent craindre des risques pour la santé, en matière de cancers et d'autres maladies. En conséquence, l'association des industriels l'a peu à peu évincé de ses fonctions. Désormais, les chercheurs communiquent directement avec l'association, sans passer par Carlo, qui n'a plus aucun contrôle sur les futures publications. Or, en 1999, la collecte des données sur les cancers du cerveau est terminée depuis un an et Carlo les possède dans ses dossiers. En bonne pratique scientifique, on ne touche plus aux chiffres quand la période d'enquête épidémiologique est close. C'est pourtant ce que va faire l'équipe de Joshua Muscat dans l'intervalle qui nous sépare de la date de publication.

Les chiffres, en mars 1999, montrent une corrélation inquiétante concernant un type de cancer du cerveau assez rare, les tumeurs neuro-épithéliales : sur vingt-neuf malades atteints de ces tumeurs, onze sont des utilisateurs de portable, ce qui donne une augmentation du risque presque triple – plus précisément de 2,8. Ce pourcentage est donc « statistiquement significatif ». En mai, alors qu'en bonne déontologie on ne devrait plus toucher à l'échantillon ni introduire de nouveaux patients, l'équipe de Muscat procède à une première modification. Le nombre des malades passe à trente-cinq, dont quatorze usagers du portable. La mesure du risque baisse légèrement, pour atteindre 2,4. C'est plus du double et c'est encore significatif. Carlo retient ce chiffre dans ses commentaires et le livre qu'il est en train d'écrire. En septembre, une première version de l'article de Muscat est rejetée par le *New England Journal of Medicine*, parce que les résultats sont jugés insuffisamment démonstratifs par rapport à la question posée. Bizarrement, dans cette version, l'augmentation du risque pour les tumeurs neuro-épithéliales a encore baissé, grâce à l'utilisation d'une autre méthode statistique. Elle se chiffre désormais à 1,8 – c'est-à-dire qu'elle n'est plus statistiquement significative. Dans l'article finalement publié par le *Journal of the American Medical Association*, le chiffre remonte légèrement pour atteindre 2,1. Bien qu'il s'agisse d'une augmentation d'un peu plus du double, l'article l'estime non significatif et se refuse à en tirer la moindre conclusion. Donc les tumeurs neuro-épithéliales n'ont droit à aucun traitement séparé et sont noyées dans les pourcentages de l'ensemble des cancers.

Et ce n'est pas tout. Une autre sarabande de chiffres concerne la latéralité des cancers – c'est-à-dire la corrélation entre l'emplacement des tumeurs et le côté de la tête où les utilisateurs placent habituellement leur portable. Dans les données originales de 1999, on a vingt-sept cas où la tumeur est du même côté et quinze cas contraires. Dans l'article publié, il n'y a plus que vingt-six cas où la tumeur est du côté du portable. Cette disparition mystérieuse d'un seul cas suffit pour que le coefficient statistique tombe sous la barre de ce qui est considéré comme statistiquement significatif. La corrélation est donc également rejetée.

Passons à la deuxième étude américaine. Elle est présentée à la presse dès le lendemain de la publication précédente, alors que sa parution n'était pas prévue avant un mois. Tout indique qu'on a voulu orchestrer un tir groupé pour mieux convaincre les journalistes et l'opinion. L'organisme responsable de cette diffusion anticipée n'est autre que la FDA, la Food and Drugs Administration, la commission qui gère les normes de santé publique aux Etats-Unis en matière d'alimentation et de médicaments, et qui a pris en charge le dossier du portable. Il semble aussi que la précipitation ait empêché les journalistes d'y regarder de plus près. Les copies de l'article sont arrivées dans les rédactions le 20 décembre en fin d'après-midi. Personne n'a eu le temps de lire le texte complet avant les bouclages des journaux télévisés et des quotidiens du matin. On a simplement amalgamé les conclusions des deux articles pour donner le verdict rassurant.

L'étude en question vient du National Cancer Institute et paraîtra en janvier 2001 dans *New England Journal of Medicine*. Ses principaux signataires sont les épidémiologistes Peter Inskip et Martha Linet. Cette fois, on a questionné 1 581 personnes, 782 cancéreux et 799 témoins. Les données ont été collectées entre 1994 et 1998 dans des hôpitaux d'Arizona, de Pennsylvanie et du Massachusetts. Conclusion : les patients atteints de tumeurs malignes ne téléphonent pas plus que ceux qui ont des tumeurs bénignes, et on ne trouve pas de corrélation entre l'emplacement des tumeurs et le côté de la tête où ces patients placent habituellement leur combiné. Mais, là encore, des critiques se manifestent. L'étude porte essentiellement sur des utilisateurs de l'ancienne génération de téléphones analogiques et ne dit rien sur les appareils digitaux. De plus, les données semblent trop récentes pour en tirer de vraies conclusions générales sur l'incidence des cancers, dont on sait qu'ils peuvent mettre bien plus de dix ans à se déclarer sous l'influence d'un facteur environnemental. Les auteurs le reconnaissent d'ailleurs dans leur discussion. Enfin, le nom d'un des auteurs, Martha Linet, rappelle des souvenirs déplaisants. Nous avons raconté, dans le chapitre sur la pollution électrique et les lignes à haute tension, comment cette scientifique avait manipulé ses résultats pour conclure à l'absence de risques dus aux champs magnétiques.

George Carlo a écrit les lignes suivantes pour commenter toute cette affaire : « Les deux études ne sont que des tentatives préliminaires pour préparer des études ultérieures. On ne peut pas s'attendre à ce que des résultats définitifs apparaissent avant quinze ou vingt ans. Le fait d'avoir trouvé quoi que ce soit est déjà une surprise. En tant qu'épidémiologiste, un doublement du risque de tumeurs neuro-épithéliales m'incite à la prudence. Et pourtant, dans les communiqués de presse, ce résultat n'est même pas mentionné. L'interprétation abusive de ces études dans un sens rassurant est dangereuse pour les consommateurs. Si cela les pousse à utiliser leur téléphone sans prudence, alors que, sans cela, ils auraient adopté un autre comportement, cela devient tragique. Il semble que désormais la FDA travaille main dans la main avec la CTIA, le groupement des industriels du téléphone. Ces deux organismes ont effectué de concert une manipulation médiatique sophistiquée. Tirer des conclusions aussi nettes et rassurantes à partir de données aussi minces est un truquage digne de Houdini. Et la plupart des médias ont avalé ça ! »

Pendant ce temps, dans le reste du monde...

Et voici à nouveau, un an plus tard, une recherche qui rassure. Publiée en février 2001 dans le *Journal of the National Cancer Institute*, c'est la plus vaste étude épidémiologique sur le sujet à ce jour. Il s'agit d'une recherche danoise, réalisée par Christoffer Johansen et Joergen

Olsen, de la Société cancérologique danoise, avec l'aide des Américains John Boyce et Joseph McLaughlin, de l'Institut international d'épidémiologie à Rockville, Maryland. L'étude, commencée en 1996, porte sur 420 000 usagers du portable au Danemark, utilisant leur appareil depuis au moins trois ans et, pour les plus anciens, depuis dix-huit ans. Les conclusions abondamment relayées par les médias innocentent une fois de plus le téléphone mobile de toute connexion avec le cancer, aussi bien les tumeurs au cerveau que les leucémies ou le cancer des glandes salivaires. On a trouvé cent cinquante-quatre usagers du portable souffrant d'un cancer au cerveau, ainsi que quatre-vingt-quatre leucémies et sept cancers des glandes salivaires. Ces pourcentages sont identiques à ceux de la population globale.

Une étude définitive ? Voire. Cette recherche a été en partie financée par le plus gros opérateur de téléphonie mobile au Danemark. Elle n'a pas suivi les règles proposées par l'OMS pour les études de ce type. On n'a recueilli aucune donnée sur la fréquence et la durée moyenne d'utilisation du portable, ni sur le type d'appareil utilisé. En fait, aucun questionnaire n'a été proposé, l'étude a simplement croisé l'identité des abonnés du portable, archivée par les opérateurs, avec le registre national des malades cancéreux. Une majorité écrasante des personnes prises en compte, c'est-à-dire environ 400 000 usagers, ont un portable depuis seulement trois ans. Seuls quelques milliers sont des usagers depuis plus de dix ans.

Toujours en février 2001, la revue *Epidemiology* publie une recherche autour d'un cancer rare affectant l'œil, le mélanome uvéal. En étudiant 118 cas et 475 contrôles, on trouve une légère corrélation avec l'usage du téléphone portable. Le nombre de cas est évidemment insuffisant pour être certain... Et voilà où nous en sommes aujourd'hui. Quelques cas de cancers en plus, peut-être dus au hasard. Quelques grosses études qui en font un peu trop pour calmer les craintes. L'incertitude demeure. On peut la trouver lancinante. Mais comment faire mieux et plus vite ? Evidemment, d'autres études sont en cours. De plus en plus vastes, de plus en plus précises. L'Organisation mondiale de la santé a réuni six millions de dollars, en partie alloués par les fabricants et les opérateurs, pour une recherche qui couvrira trois mille malades et autant de témoins, dans quatorze pays européens. Non seulement les patients répondront à un questionnaire détaillé sur leurs habitudes d'usagers, mais certains, pris au hasard, auront droit, pour contrôler l'exactitude de leurs réponses, à un mouchard inséré dans leur portable, qui enregistrera la puissance émise, le nombre et la durée des appels, et même la distance entre l'antenne du portable et l'oreille. Mais la palme du gigantisme revient à l'étude mondiale « Interphone », dirigée par Elisabeth Cardis au Centre international de recherche contre le cancer à Lyon. Quinze pays participants, un budget de quatre millions d'euros entièrement financé par les pouvoirs publics, deux ans et demi pour collecter les informations et réaliser les entretiens, 17 000 personnes étudiées, dont 6 000 cas de cancers du cerveau, 600 tumeurs des glandes salivaires, 1 000 tumeurs du nerf auditif... Certains résultats des études nationales seront connus en 2003. L'étude internationale devrait être terminée au début de 2004.

La conversion de George Carlo

Nous venons de croiser ce responsable des recherches financées par les fabricants de portables et qui, au bout du compte, n'a pas dit ce qu'ils espéraient entendre. Son histoire et celle du programme WTR méritent d'être rapportées ici avec leurs détails inattendus, rocambolesques et finalement instructifs.

En 1993, sous la pression de l'opinion publique et du corps législatif, les industriels américains du portable, réunis dans un groupement intitulé CTIA (Cellular Telecommunications and Internet Association), acceptent de consacrer vingt-cinq millions de dollars sur cinq ans à la recherche des éventuels effets sanitaires. La direction du projet n'est pas confiée à n'importe qui. George Carlo est en effet un homme dont tout laisse à penser qu'il est résolument du côté de l'industrie. Il a derrière lui une longue carrière d'épidémiologiste spécialisé dans les risques liés à l'environnement. Il a travaillé, grâce à des financements des industriels, sur le tabac, le nucléaire, les pollutions chimiques, les pesticides et même les implants mammaires au silicone. Dans la plupart des cas, les conclusions de Carlo ont nié ou minimisé les risques, pour le plus grand bonheur de ses financiers. Et le voici en charge d'un énorme projet de recherche sur les effets du portable. Ce choix a bien sûr fait ricaner plus d'un expert indépendant.

D'ailleurs, au bout de deux ou trois ans, les critiques commencent à pleuvoir sur le thème « où est passé l'argent ? ». On dit que dix-sept millions de dollars ont déjà été dépensés sans une seule recherche en laboratoire, que la CTIA tire toutes les ficelles, que le projet n'est rien d'autre qu'un outil de propagande pour les industriels. Pendant l'année 1996, éclate un scandale unique dans les annales de la recherche sur les risques toxiques : les scientifiques engagés par WTR se mettent en grève ! La raison invoquée est qu'ils s'estiment insuffisamment couverts contre d'éventuels procès en cas de découvertes établissant la nocivité du portable. Du jamais-vu... La CTIA va devoir débourser un million de dollars supplémentaires pour prendre des contrats d'assurances, et le travail peut enfin démarrer.

D'après Carlo, il s'agit de « l'effort de recherche le plus complet jamais consacré à ce sujet ». Une centaine de scientifiques vont travailler pour WTR, surtout à l'université de Stanford et dans le Research Triangle, un grand ensemble d'instituts en Caroline du Nord. Une cinquantaine de projets différents vont être menés à bien. Tous les protocoles sont soigneusement évalués à l'avance par un comité de représentants des grandes institutions scientifiques et des organismes gouvernementaux de la santé publique. Toutes les recherches doivent être publiées dans des revues scientifiques reconnues. Par ailleurs, étant donné l'urgence, WTR s'engage à communiquer s'il y a lieu certaines conclusions ou recommandations sans attendre la publication de tous les articles, qui peut prendre des années.

Or, en 1999, c'est la stupéfaction. Lors d'une conférence de presse retentissante, Carlo commente en avant-première les futurs résultats, il parle d'un risque triplé de cancers du cerveau chez les utilisateurs de téléphones mobiles comparés à ceux qui se servent d'un téléphone de voiture, il évoque les tumeurs neuro-épithéliales dans la zone la plus proche des appareils, et des dégâts mesurables sur l'ADN des cellules cérébrales et sur les noyaux des cellules sanguines. Comme on l'a dit, Carlo est alors mis à l'écart par la CTIA, tandis que les délais de parution des études s'allongent interminablement, à cause, dit-on, du travail lent et minutieux des comités de lecture. La plupart des recherches n'ont d'ailleurs toujours pas été publiées au printemps 2001. Carlo, lui, publie sa propre synthèse, avec des tables de résultats chiffrés, sur un site Internet scientifique et médical, Medscape, en juillet 2000. Il écrit dans son introduction : « La science actuelle n'a pas d'avis définitif sur les risques sanitaires du téléphone mobile, mais les questions légitimes en matière de sécurité qui ont été soulevées par nos études rendent insoutenable la thèse d'une sécurité absolue. »

Selon lui, il est impossible de savoir, à l'heure actuelle, si la durée des conversations ou leur nombre moyen font une différence, ni si les gadgets de protection proposés par certains inventeurs ont une quelconque efficacité. Et il recommande « la seule mesure de protection qu'on peut certifier en termes scientifiques : éloigner le récepteur d'au moins dix centimètres de son oreille ».

Aujourd'hui, George Carlo, un homme élégant aux cheveux mi-longs et à la barbe grise taillée au cordeau, ne se pose pas en victime de la censure. Définitivement débarqué du programme WTR, il a fondé sa propre entreprise d'expertise, Health Risk Management Group, pour de futures études sur l'impact sanitaire de l'environnement. Là où ses admirateurs font l'éloge d'un choix courageux et d'un refus des compromissions, ses ennemis parlent de carriérisme, de publicité personnelle et de contrats lucratifs dans l'alarmisme écologique. Carlo vient aussi de publier un livre, où il raconte par le menu ses déboires avec le lobby du portable et son coriace patron Tom Wheeler. Une chose est sûre, on n'a pas fini de l'entendre.

Les découvertes d'Henry Lai

Henry Lai est l'autre oiseau de mauvais augure qui empêche les industriels du portable de dormir en paix. Ce petit homme au visage rond comme une lune, à la voix douce et à l'œil aussi bridé que malicieux, joue les mouches du coche depuis son laboratoire de l'université de Seattle, en alignant depuis plus de quinze ans une série impressionnante de découvertes qui fâchent.

Dès 1980, cet enseignant-chercheur en bio-ingénierie s'intéresse aux effets des radiofréquences sur l'organisme. Ses premières expériences montrent comment les ondes modifient l'effet de drogues comme la morphine, les amphétamines, les barbituriques ou l'alcool. L'explication probable est qu'elles agissent sur la synthèse des neurotransmetteurs par les cellules du cerveau. Effectivement, sur le rat, après des expositions de quarante-cinq minutes aux micro-ondes, il met en évidence une stimulation des endorphines, ces molécules internes qui agissent comme des opiacés, procurant à la fois une protection contre la douleur et des sensations de bien-être ou d'euphorie. Lai parvient même à estomper les symptômes du manque chez des rats intoxiqués à la morphine. En 1989, lors d'un voyage à Leningrad, il apprendra que les Russes se servent déjà des micro-ondes sur les patients humains, pour traiter les alcooliques et les toxicomanes. En étudiant un autre neurotransmetteur, l'acétylcholine, il constate qu'une courte exposition de vingt minutes stimule sa production, qu'une séance plus longue la diminue, et que des irradiations répétées finissent par entraîner des modifications durables dans la chimie du cerveau.

Ces effets semblent particulièrement marqués dans deux zones, le cortex frontal et l'hippocampe, qui jouent un rôle majeur dans les fonctions de mémoire et d'apprentissage. D'où une série d'expériences pour examiner comment les micro-ondes du portable peuvent modifier ces facultés mentales chez les rongeurs. Confrontés à des labyrinthes complexes, les rats exposés sont manifestement perturbés, ils font plus d'erreurs avant de retrouver leur chemin. Henry Lai défend également depuis longtemps l'hypothèse selon laquelle l'onde électromagnétique agit comme un stress. Pour le prouver, il fait une étude comparative sur différents facteurs de stress – le bruit, l'immobilisation forcée et les radiofréquences. Les conséquences sur les animaux se montrent très similaires. Et ce fait est confirmé par d'autres découvertes : les ondes activent dans le cerveau la production d'une hormone, le CRF (facteur de libération de la corticotropine), qui signale une réaction au stress, et elles modifient la sensibilité des récepteurs des benzodiazépines, une catégorie de médicaments qui inclut le Valium, le Temesta ou le Lexomil, bien connus pour leur action antistress.

Mais la découverte la plus inquiétante et la plus discutée d'Henry Lai concerne l'effet génotoxique, les dommages causés à l'ADN. A partir de 1994, Lai utilise une nouvelle méthode d'analyse mise au point par son confrère à l'université de Washington, Narendra Singh, le « test COMET », ou électrophorèse sur microgel. Dans cette technique, les fragments d'ADN cassés migrent sous l'action d'un champ électrique et se disposent sur la plaque du microscope comme des queues de comète. Dans un premier temps, Lai et Singh testent l'effet de champs magnétiques alternatifs, et constatent un taux anormal de cassures de l'ADN. Puis ils se penchent sur les micro-ondes à 2,45 gigahertz, continues ou pulsées. Des rats sont exposés pendant deux heures, puis ils sont immédiatement sacrifiés et les tissus cérébraux soumis au test COMET. Là encore, on voit une augmentation des cassures de l'ADN par rapport aux animaux témoins, de l'ordre de 20 % en plus pour les ondes continues et 30 % pour les ondes pulsées.

Ces résultats comptent parmi les plus dramatiques qu'on ait jamais produits en laboratoire à propos du portable. Il faut savoir que les cellules nerveuses ont une faible capacité à réparer leur ADN, on peut donc imaginer des effets cumulatifs à long terme, menant soit à la cancérisation, soit à un taux élevé de morts cellulaires, comme dans les maladies d'Alzheimer ou de Parkinson. En 1997, Lai et Singh montrent également que ces lésions génétiques peuvent être empêchées par un apport de mélatonine ou d'autres substances connues comme « pièges à radicaux libres ». Les ondes électromagnétiques agiraient donc sur l'ADN parce qu'elles auraient stimulé la création de radicaux libres, des molécules très réactives, capables d'infliger de multiples dégâts aux cellules.

Evidemment, un résultat dans un seul laboratoire n'est jamais suffisant. Très vite, d'autres équipes s'y mettent. Le fabricant Motorola finance deux réplications sur un modèle expérimental différent, à savoir des cellules en culture. L'une d'elles, menée par Joseph Roti-Roti à Saint Louis, donne des résultats négatifs. L'autre, due à Jerry Phillips à Loma Linda, confirme les conclusions de Lai. Selon Phillips, Motorola lui demande alors de ne pas publier ces résultats. Il refuse et perd ses crédits de recherche venant du fabricant. Selon Motorola, on n'aurait pas tenté d'empêcher la publication, mais on aurait fait valoir à Phillips que ses résultats « avaient besoin d'une clarification ». A la même époque, une fuite révèle à la presse un mémorandum interne de Motorola qui expose un véritable plan de guerre médiatique orchestré par Burson Marsteller, un ténor des relations publiques, afin de neutraliser les retombées de « l'affaire Henry Lai ».

Depuis, plusieurs laboratoires ont reproduit ces expériences de façon plus fidèle et n'ont pas retrouvé les cassures d'ADN. En conséquence, cet effet, aussi spectaculaire soit-il, n'est pas actuellement pris en compte par la majorité des chercheurs chargés d'évaluer les risques sanitaires du portable. Pour sa défense, Henry Lai fait valoir qu'à la suite de ces découvertes dérangeantes on a supprimé tous ses crédits de recherche sur le portable, et qu'il n'a donc pas pu travailler pour tenter d'expliquer les contradictions entre laboratoires. « Les industriels du portable ont réagi par la défensive, ils ont cherché à réfuter mes travaux et à bloquer mes financements, au lieu que tout le monde travaille ensemble pour comprendre ce qui se passe exactement. C'est stupide, et contraire à l'intérêt général. Nous venons de perdre des années, bêtement. »

Un rapport très britannique

A ce jour, l'effort le plus complet pour recenser et évaluer les résultats scientifiques existants sur les effets biologiques et sanitaires du portable est un rapport commandé par le ministère britannique de la Santé en avril 1999. Dans un souci louable d'impartialité, la ministre Tessa Jowell a fait en sorte d'éviter toute contestation à propos des « conflits d'intérêts » inhérents aux commissions de régulation, où siègent toujours des représentants de l'industrie, c'est-à-dire des fabricants et des opérateurs. Elle ne s'est pas adressée directement à l'organisme officiel de tutelle, le NRPB (National Radiation Protection Board), mais elle a demandé au directeur de cette institution, sir Walter Bodmer, de constituer un groupe d'experts indépendants, sans liens avec l'industrie ni avec les commissions publiques, et reconnus pour leur compétence dans des domaines variés et complémentaires : médecine, physiologie, neurologie, cancérologie, biologie expérimentale, statistiques biomédicales, épidémiologie de l'environnement, physique et ingénierie des télécommunications. Ce groupe de onze experts, dirigé par sir Walter Stewart, un universitaire spécialiste de santé publique, travaille pendant neuf mois, passe au peigne fin la littérature scientifique disponible, recueille des témoignages d'individus ou d'associations à la suite d'appels dans les journaux, et procède à plusieurs auditions publiques pour entendre les avis contradictoires.

Le rapport paraît le 11 mai 2000. Il est abondamment repris et commenté par les médias du monde entier. Ses conclusions, à vrai dire, sont tellement prudentes et circonstanciées qu'elles ont pu être interprétées dans des sens opposés. D'un côté, on y lit cette phrase rassurante : « L'examen des résultats, à ce jour, suggère que l'exposition aux radio-fréquences conforme aux recommandations du NRPB et de l'ICNIRP ne provoque pas d'effets sanitaires néfastes sur la population. » De l'autre, on reconnaît que des doutes subsistent : « Il existe des données scientifiques préliminaires montrant que les rayonnements des radio-fréquences peuvent causer des effets subtils sur les fonctions biologiques, y compris celles du cerveau. Cela ne signifie pas forcément que la santé s'en trouve affectée par des maladies ou des lésions, mais il n'est pas possible de dire que l'exposition au rayonnement, même à des niveaux inférieurs aux recommandations nationales, est totalement dénué d'effets potentiellement nocifs pour la santé. » En conclusion, le rapport recommande d'appliquer « une approche de précaution ».

Reprenons un peu plus en détail. Dans son analyse des données scientifiques publiées, le rapport cite et commente toutes les recherches que nous avons présentées dans les pages précédentes. Chaque résultat est passé au crible de critiques pointilleuses sur la méthodologie de l'expérience, sa relation plus ou moins proche avec les conditions réelles de l'usage du portable, le fait que d'autres équipes aient retrouvé ou non les mêmes valeurs, etc. Le texte fait soigneusement la distinction entre *effets biologiques*, montrant que le rayonnement du portable affecte des organes, des tissus, des cellules, des fonctions ou des systèmes physiologiques, et *effets sanitaires*, c'est-à-dire la survenue constatée ou prévisible de symptômes, de troubles et de maladies. Sur le premier point, une fois écarté sans pitié toutes les recherches mal étayées, le rapport retient un certain nombre d'effets solidement démontrés ou de pistes sérieuses. Sur le second point, selon les experts, les recherches sont encore trop rares et trop récentes, et aucune n'apporte la preuve incontestable d'une nocivité. En fait, la seule évidence bien établie à ce jour concerne le risque accru d'accidents de la route chez les automobilistes qui se servent de leur téléphone portable en conduisant.

Mais il y a lieu d'être prudent, étant donné le doute qui plane sur les conséquences à long terme des effets biologiques. Le rapport reconnaît aussi que certaines personnes peuvent être génétiquement prédisposées à une fragilité particulière. Tout le monde n'est pas égal face au risque. Il existe aussi des différences entre les classes d'âges. Parmi les précautions suggérées par le rapport, voici la phrase qui a fait couler le plus d'encre : « L'usage banalisé du portable par les enfants, à l'exception des appels essentiels, doit être combattu. » Les raisons invoquées sont les suivantes : tout indique que le cerveau des enfants absorbe plus de rayonnement que celui des adultes ; l'ensemble du crâne est plus petit, les os sont plus minces et font moins écran, les tissus et les neurones sont en croissance et donc à la fois plus conducteurs, plus absorbants et plus sensibles aux agressions ; on peut calculer que les ondes pénètrent plus profondément et atteignent des zones du cerveau normalement hors d'atteinte chez les adultes ; enfin, s'il existe un effet cumulatif des doses reçues, plus on commence tôt, plus on est exposé à long terme.

Les autres conseils de précaution concernent les normes de puissance, l'information des consommateurs et la poursuite des recherches. Sur les normes, le rapport recommande que le Royaume-Uni s'aligne sur celles de l'ICNIRP reprises par la Commission européenne, qui sont un peu plus strictes que les normes anglaises, mais sans pour autant en faire une loi, car ces normes sont basées sur des recherches anciennes et seront peut-être revues à la baisse. Pour l'information, le ministère de la

Santé doit éditer une brochure éducative destinée au grand public, et les fabricants doivent communiquer aux consommateurs, sous une forme claire et lisible, les caractéristiques de chaque appareil en matière de puissance émise. Sur la recherche, le rapport exhorte à la poursuite des efforts, au financement d'un programme de grande envergure portant sur les questions les plus préoccupantes, et à l'instauration d'un organisme de contrôle et de certification qui mesurerait notamment l'efficacité exacte des kits mains-libres et des divers dispositifs présentés comme protecteurs.

Reste une partie qui discute longuement les problèmes soulevés par les antennes-relais à proximité des habitations et des lieux publics. Nous en reparlerons plus loin, dans une section particulière. Le texte du rapport se termine ainsi : « Le groupe d'experts recommande que la question des effets possibles du téléphone portable sur la santé donne lieu à un nouveau rapport dans trois ans, ou plus tôt si les circonstances l'exigent. »

Pour qui sonne le SAR ?

Durant l'été 2000, l'Association américaine des fabricants de portables, la fameuse CTIA, annonce que les chiffres sur la puissance de rayonnement de chaque appareil seront désormais indiqués sur la notice ou sur l'emballage des nouveaux modèles. Le communiqué de presse ajoute qu'il ne s'agit pas de reconnaître un quelconque rapport entre ces puissances et d'éventuels effets sur la santé, puisque tous les modèles respectent les normes en vigueur. C'est donc juste un geste de bonne volonté en direction des associations de consommateurs et des experts qui réclamaient cette mesure depuis longtemps. Quelques semaines plus tard, les fabricants australiens font de même. On attend encore les Européens ou les Asiatiques.

La mesure la plus répandue et la plus utile pour évaluer le rayonnement d'un portable s'appelle le SAR, *specific absorption rate*, en français taux d'absorption spécifique ou TAS. Comme son nom l'indique, elle donne, plutôt que la puissance d'émission, la quantité de radiations effectivement absorbée par les tissus humains à proximité du combiné téléphonique. Cette quantité dépend non seulement de la puissance, mais aussi de la façon dont l'antenne du portable est conçue et située, ce qui va influer sur la partie du rayonnement émise en direction de l'oreille et du cerveau. On n'entrera pas ici dans le détail des multiples problèmes techniques rencontrés pour obtenir des mesures exactes, ni sur les divergences entre experts quant à la meilleure méthode. A vrai dire, il n'existe pas encore de standardisation internationale dans ce domaine. D'un pays ou d'un fabricant à l'autre, les chiffres peuvent varier légèrement. Mais enfin, le SAR est ce qu'on a de mieux pour le moment, et il faut faire avec.

Les normes actuelles sur le SAR sont, dans la plupart des pays, des limitations volontaires pratiquées par les fabricants en accord avec les recommandations des organismes spécialisés, et non des règles obligatoires. Elles fixent le SAR maximum à 1,6 ou 2 watts par kilogramme, selon les pays. Mais on sait que ces normes sont établies en se basant uniquement sur l'effet thermique, c'est-à-dire qu'elles nous garantissent que les ondes ne chaufferont pas nos tissus de plus d'un ou deux dixièmes de degré. Si, comme on peut le penser au vu de certaines recherches citées précédemment, des effets nocifs sont à craindre à des niveaux inférieurs au seuil thermique et actuellement non déterminés, on aura intérêt, par mesure de précaution, à rechercher les valeurs du SAR les plus basses possibles. D'où l'utilité pour le consommateur d'avoir accès à ces données.

Que disent les mesures actuelles ? A la fin de l'année 2000, une étude suisse donne une estimation du SAR pour vingt-huit modèles de portables parmi les plus vendus en Europe. Les tests ont été effectués par la compagnie australienne EMC, en utilisant la méthode mise au point par Niels Kuster, de l'Institut fédéral suisse de technologie, une des plus réputées. Les résultats de cette étude montrent que tous les appareils se situent dans les normes, mais qu'il existe des différences marquées d'un modèle à l'autre. Ces variations n'ont rien à voir avec les marques – chaque fabricant possède dans sa gamme des appareils plus ou moins performants – ni avec le modernisme – certains modèles parmi les plus récents sont aussi ceux qui émettent le plus de rayonnement. Pour donner un ordre d'idées, dans l'échantillon étudié, les records du SAR le plus haut appartiennent aux téléphones Ericsson T28s (1,27), NEC DB 4000 (1,23), Siemens C35i et Nokia 6210 (ex aequo avec 1,19). On trouve les SAR les plus bas sur les modèles Motorola T2288 (0,54), Nokia 8890 (0,53), Trium Aria (0,48) et surtout Nokia 8850 (0,22).

On peut aussi obtenir les chiffres du SAR sur certains documents professionnels fournis par les fabricants, ou par l'intermédiaire des commissions de régulation, mais ce genre de recherche n'est pas à la portée de tout un chacun. Pour nous faciliter la vie, une association américaine de consommateurs diffuse sur le site Internet une collecte des SAR communiqués par les fabricants. Cette liste est facilement consultable, théoriquement mondiale et comporte de nombreux modèles – pas tous, malheureusement. Par exemple, des appareils parmi les plus vendus en France, comme ceux de la marque Sagem, n'y figurent pas. En tout cas, le site obtient un succès certain, si l'on en croit le compteur des visiteurs : de septembre 2000 à mars 2001, il enregistre 1,7 million de consultations ! Une fois encore, on retrouve des écarts considérables d'un modèle à l'autre. Dans la dernière version de cette liste, pour les appareils digitaux, le trophée du SAR le plus haut est attribué au Bosch GSM-908 (1,59), suivi par Philips Genie 900 (1,52) et Ericsson LX-588 (1,51). Les modèles au SAR le plus bas sont Hagenuk (0,28), Qualcomm PDQ-1900 (0,26), et Motorola Startac 7860 ou Satellite (0,24).

Bientôt, donc, ces chiffres devraient être plus largement accessibles et diffusés par les constructeurs eux-mêmes auprès du public. S'ils influent sur les ventes, on peut espérer que les marques rivaliseront d'innovations techniques pour réduire le SAR, ce qui, jusqu'à présent, n'entrait pas dans leurs objectifs. Avant tout, c'est la conception des antennes qui devrait faire la différence. Après tout, ce qui est rayonné en direction du cerveau n'est que de l'énergie gaspillée en termes de réception et d'émission. Or il existe bien des astuces pour que l'antenne diffuse un maximum vers l'extérieur. Certaines équipes de chercheurs en bio-électromagnétisme planchent d'ailleurs là-dessus, comme celle de Maria Stuchly à l'université Victoria, au Canada. Certains constructeurs ont également déposé des brevets dans ce sens depuis plusieurs années, mais ils ne s'en sont pas encore servis.

Cela dit, tous les problèmes ne viennent pas du SAR. On dit que certains appareils au SAR très bas, comme la série Startac de Motorola, provoquent aussi plus de migraines et de sensations d'inconfort, peut-être parce qu'ils émettent plus en direction de la joue que de l'oreille, la zone généralement prise en compte par les mesures. Tout ce domaine reste encore très énigmatique. Il est possible qu'on identifie un jour un SAR optimal, ni trop haut ni trop bas, parce que les effets n'auraient lieu que dans des « fenêtres » d'intensités bien précises. Ou alors il faudrait peut-être incriminer la différence entre le SAR moyen sur une seconde, qui est la valeur universellement retenue, et le SAR en crête, quand les pulsations atteignent pendant un bref instant leur puissance maximale. Entre les deux, pour les téléphones digitaux, la différence peut être considérable, et on ignore laquelle des deux valeurs porte le plus à conséquence pour la santé.

Une chose complique la tâche des chercheurs, c'est que plusieurs technologies différentes se sont déjà succédé en téléphone mobile, et leurs émissions n'ont pas les mêmes caractéristiques. Les portables des années 1980 et du début des années 1990 étaient tous analogiques, ils émettaient en continu sur des fréquences d'environ 450 mégahertz et nécessitaient des puissances plus grandes. Aujourd'hui, les systèmes les plus répandus, comme le GSM qui domine en Europe, utilisent la transmission numérique ou digitale. Ils émettent sur des fréquences plus rapides, 900 mégahertz ou 1 800 mégahertz, ils ont besoin de moins de puissance en moyenne, mais plus dans les crêtes, et surtout leur signal possède une particularité nouvelle, il est modulé ou pulsé. L'information n'est pas transmise en continu mais en « paquets », avec des périodes d'émission et d'interruption, deux cent dix-sept fois par seconde. Cette basse fréquence pulsée de 217 hertz est audible sous forme de grésillement quand on approche un téléphone portable d'une chaîne hi-fi ou d'un poste de radio. Et, selon certains chercheurs, elle serait particulièrement en cause dans les effets biologiques.

Un scientifique s'est passionné pour ce défi des 217 hertz. Il se nomme Ted Litovitz et travaille au département de physique de l'Université catholique de Washington. Ses premières recherches sur le sujet datent de 1986 et sont financées par l'armée – il s'agit à l'époque de trouver une parade aux effets biologiques des micro-ondes du radar, qui émettent toujours en mode pulsé. Or des études montrent déjà que les cellules vivantes sont plus sensibles à cette modulation régulière à basse fréquence, proche de leurs propres rythmes d'oscillation, qu'aux micro-ondes elles-mêmes, qui oscillent des millions de fois plus vite. Litovitz se demande alors s'il n'y aurait pas un moyen de supprimer la modulation perçue par les cellules, non pas en la bloquant, ce qui est techniquement impossible sans anéantir la qualité de réception, mais en la brouillant. Il imagine un petit émetteur dirigé spécifiquement vers les êtres vivants, qui superpose aux micro-ondes pulsées venues du radar ou du téléphone une fréquence chaotique. Ce bruit électromagnétique irrégulier doit masquer ou noyer la basse fréquence indésirable.

Les expériences en laboratoire semblent lui donner raison. Sur des embryons de poulets, le taux de malformations du système nerveux est réduit d'un facteur 2,5 et les niveaux d'une enzyme importante impliquée dans les lésions génétiques et le cancer, l'ornithine décarboxylase, retournent à la normale. L'effet protecteur marche aussi sur des cellules humaines en culture, où il fait baisser l'expression d'oncogènes ou de protéines du stress, ou sur des cœurs de poulets soumis à des crises artificielles, où il réduit la mortalité. Dans des tests d'apprentissage et de mémoire sur les rats, il annule l'effet perturbateur des micro-ondes.

La technologie de Litovitz, baptisée EMF Bioprection, a été brevetée par l'armée américaine pour les utilisations non commerciales, et par l'entreprise EMX Corporation pour l'application aux produits de consommation, à commencer par les téléphones portables. En 2001, EMX annonce un premier accord avec une grande marque de portables, sans préciser laquelle. Le mini-émetteur de brouillage sera inséré dans la batterie, il suffira donc de changer cet élément pour avoir un portable « sécurisé ». EMX annonce de futures adaptations pour les ordinateurs, les fours à micro-ondes, les aspirateurs, les sèche-cheveux, etc. Nous ne sommes évidemment pas en mesure de nous prononcer sur l'efficacité de cette trouvaille, pas plus que sur les innombrables gadgets de protection contre les ondes nocives vendus dans le monde entier. Bien d'autres tests seraient nécessaires. L'idée d'ajouter une onde à une autre onde pour neutraliser les risques peut paraître bizarre et paradoxale. Elle montre en tout cas que la piste des basses fréquences à 217 hertz est prise de plus en plus au sérieux. Il faut d'ailleurs signaler que certains systèmes de téléphonie mobile ont aussi des modulations à 2 hertz et 8,34 hertz. Cette dernière fréquence est particulièrement proche d'un des principaux rythmes du cerveau détecté par l'électroencéphalographe. Bref, on n'a pas fini de parler des basses fréquences...

Confidences sur l'oreillette

L'oreillette est-elle la solution de tous nos problèmes ? Grâce aux kits mains-libres, nous éloignons l'émetteur de notre cerveau. Plus aucune micro-onde ni aucune modulation de basse fréquence ne pénètre dans le saint des saints de notre organisme. A priori, cette défense est imparable. Néanmoins, deux problèmes se posent.

Première question : si vous utilisez une oreillette, où placez-vous votre téléphone ? A la ceinture, vous n'êtes pas loin de certains organes assez sensibles – les testicules, les ovaires, les reins, le bas du tube digestif. Dans une poche près du torse, vous irradiez le cœur, les bronches, les poumons. Voilà qui donne à réfléchir. Cela dit, le rayonnement devient négligeable au-delà de cinq centimètres de profondeur, dix centimètres si on veut vraiment appliquer le maximum de prudence. A chacun de trouver le meilleur emplacement, en fonction de ses habitudes vestimentaires. Le sac à main, le sac à dos, le cartable ou l'attaché-case offrent évidemment des possibilités séduisantes. Une autre stratégie consiste à varier le plus possible, d'un jour à l'autre, l'endroit où on loge son portable. On réduit ainsi l'effet cumulatif sur un seul organe.

Deuxième question : que disent les mesures ? Sur ce point, un feuilleton à rebondissements s'est déroulé en l'an 2000. Un magazine britannique, *Which*, édité par une importante association de consommateurs, publie un dossier choc dans son numéro du mois de mai. Un banc d'essai compare dix modèles de kits mains-libres branchés sur cinq modèles de portables. Les mesures d'intensité montrent que certains kits multiplient jusqu'à trois fois et demie la quantité de rayonnement ! Le coupable est le câble de raccordement de l'oreillette, qui, parfois, se comporte comme une antenne. Tout dépend du modèle, du type de branchement et de la position du fil, plus précisément de la distance entre l'oreillette et l'extrémité de l'antenne du portable. Lorsque cette distance est un multiple entier de la longueur d'onde émise, et si l'impédance a été mal calculée, il se produit ce qu'on appelle des ondes stationnaires ou des nœuds, le long du corps, des points de forte intensité irradiant des zones qu'il faudrait en principe protéger.

En août, le ministère britannique du Commerce et de l'Industrie s'inscrit en faux contre ces tests et conteste la méthode de mesure utilisée. En octobre, l'association de consommateurs repart à la charge et publie de nouveaux tests montrant qu'à certaines distances l'énergie rayonnée augmente. La longueur du câble de raccordement semble le paramètre crucial. A l'inverse, on dispose aussi des résultats publiés en juillet par la commission des consommateurs australiens dans sa revue *Choice* sur des kits mains-libres raccordés à des portables analogiques et digitaux : les kits donnent en moyenne 92 % d'exposition en moins au niveau de la tête.

Alors, qui croire ? La plupart des experts indépendants constatent une réduction considérable des émissions absorbées par le cerveau et recommandent chaudement l'usage de l'oreillette. Mais la revue anglaise a soulevé un lièvre à propos de certains modèles. On peut espérer qu'à l'avenir les constructeurs en tiennent compte et se préoccupent d'optimiser leurs systèmes. Comme le note le rapport britannique dirigé par Walter Stewart, on manque actuellement d'organismes de contrôle et de certification pour ce type de produits.

A part l'usage de l'oreillette, d'autres recommandations s'imposent pour minimiser les rayonnements absorbés par la tête. Eloigner l'appareil de la tête quand la sonnerie retentit, dans un sens ou dans l'autre, et pendant les premières secondes de la conversation, l'intensité étant alors maximale. Surveiller les conditions de réception, souvent visualisées sur l'écran à cristaux liquides par des barrettes verticales. Une réception difficile, au niveau d'une ou deux barrettes, augmente la puissance rayonnée par l'appareil jusqu'à un facteur 100. Eviter de téléphoner dans des lieux exigus, clos et remplis d'éléments métalliques, où les micro-ondes peuvent être réfléchies – le cas typique étant l'automobile. Et bien sûr, téléphoner le moins souvent et le moins longtemps possible, en préférant systématiquement l'usage d'un téléphone fixe, quand on a le choix.

L'invasion des antennes-relais

En ville, elles sont désormais omniprésentes et littéralement visibles à tous les coins de rues. Elles, ce sont les antennes-relais, ou stations de base, des petits parallélépipèdes gris métallisé, nouveau fleuron de notre mobilier urbain pour qui jette les yeux vers le ciel. Le téléphone cellulaire doit son nom au fait que les communications sont relayées par des émetteurs-récepteurs couvrant une petite zone géographique, la cellule. La taille des cellules dépend du nombre d'appels à transmettre. En pleine campagne, on change de cellule environ tous les trente kilomètres et les antennes sont érigées sur des châteaux d'eau ou sur de petites tours métalliques. Dans les agglomérations urbaines, où la densité d'appels est beaucoup plus grande, les antennes doivent se relayer à quelques centaines de mètres de distance. On les installe principalement sur le toit des immeubles, moyennant une redevance aux propriétaires. Les locataires, eux, ne sont jamais consultés. Elles peuvent se retrouver à quelques décimètres d'une chambre à coucher, d'un salon ou d'un bureau, ou sur le toit d'une école.

Le premier problème tombe sous le sens. Se servir d'un téléphone portable est un choix personnel, et chacun peut moduler son usage en toute liberté. L'antenne-relais, elle, émet vingt-quatre heures sur vingt-quatre et personne ne peut échapper à son rayonnement. Cette question touchant aux droits fondamentaux des individus suscite à l'heure actuelle un nombre incalculable de procès, de pétitions, de manifestations et d'interpellations des pouvoirs publics. En Grande-Bretagne, le rapport Stewart est venu au secours des militants anti-antennes en recommandant, en vertu du principe de précaution, que toutes les autorisations pour les antennes existantes soient purement et simplement révoquées. Il conseille d'interdire toute antenne à proximité des écoles et des hôpitaux, et pour le reste il souhaite que les nouvelles autorisations soient soumises à une enquête publique, avec une information et une consultation des populations riveraines, pour des décisions démocratiques, en toute connaissance de cause.

Mais, justement, où en sont les connaissances ? Tournons-nous à nouveau vers notre expert rassurant, le scientifique Bernard Veyret. « Les stations de base sont à peine plus puissantes qu'un gros téléphone. Elles émettent un faisceau quasiment horizontal, légèrement penché vers le sol, donc aucune onde n'est envoyée au pied des antennes, ce qui fait que le public n'est pas exposé au champ proche. Les niveaux d'exposition qu'elles entraînent sont extrêmement faibles, souvent à la limite du mesurable. Les effets qu'on peut en attendre sont eux aussi faibles ou nuls. S'il y a aujourd'hui des craintes émises par rapport aux stations de base, elles ne sont pas fondées sur des arguments scientifiques. Aucun résultat obtenu en laboratoire ne peut actuellement faire craindre que les stations de base aient des effets sur la santé. »

Effectivement, l'exposition au voisinage d'une antenne-relais est en règle générale cinquante à cent fois moindre que celle d'un téléphone à l'oreille. La position officielle des opérateurs de téléphonie mobile et de la plupart des commissions et instances régulatrices consiste à dire que les stations de base, si elles respectent les normes existantes, ne peuvent présenter le moindre danger. Tout est donc pour le mieux dans le meilleur des mondes sans fil...

Voyons à présent les arguments qui vont en sens inverse. Et d'abord, que disent les mesures sur le terrain ? Dans son numéro de septembre 2000, le magazine *Sciences et Avenir* a fait appel à un expert reconnu par toutes les parties en présence et siégeant dans les commissions techniques officielles, Jean-Claude Deschamps. Il a fait des mesures du champ électrique, un des paramètres qui permet d'évaluer l'intensité du rayonnement, dans une quinzaine d'appartements à Paris et en banlieue parisienne, tous situés près d'une station ou aux derniers étages d'un immeuble hébergeant une antenne sur le toit. A la surprise générale, les résultats dépassent dans un grand nombre de cas les valeurs annoncées par les opérateurs. D'après France Telecom, le leader des calculs dans ce domaine, suivi sur ce point par SFR et Bouygues, les émissions d'une antenne n'excéderaient jamais, même dans les lieux d'habitations les plus proches, 0,5 volt par mètre. Or, les mesures de l'expert, sur un certain nombre de pièces ou de terrasses, se situent entre 5 et 10 volts par mètre, soit dix à vingt fois plus que les chiffres annoncés. Les experts de France Telecom, questionnés par *Libération* après la sortie de l'article, ont exprimé leur incrédulité. Ces niveaux, selon eux, sont impossibles et incompréhensibles. Sans rentrer dans tous les détails techniques et les arguties que les experts peuvent s'envoyer à la figure, on peut signaler un certain nombre de données qui expliquent en partie ce rififi au royaume des chiffres.

Première piste, la réflexion. De même que les ondes lumineuses sont réfléchies par un miroir, les ondes radio et les micro-ondes peuvent rebondir sur toutes sortes de structures métalliques, des volets, des châssis, des escaliers extérieurs, etc. Selon Pierre Le Ruz, un expert français retraité des études militaires sur les micro-ondes, ces éléments métalliques peuvent agir comme des « réémetteurs passifs » et modifier l'intensité des rayonnements. Deuxième piste, la synergie. D'après Bill Curry, un expert américain, l'existence d'autres émissions électromagnétiques autour de l'antenne peut modifier les paramètres de l'exposition. Des champs de basse fréquence issus de l'électricité domestique, ou la présence d'un émetteur de radio-télévision, même à plusieurs kilomètres, peut amplifier l'intensité des ondes, par le phénomène de l'« addition vectorielle ». Curry a publié des mesures montrant que les puissances émises par des antennes-relais du portable ont été multipliées de six à dix fois à cause d'un émetteur radio en ondes moyennes situé six kilomètres plus loin.

Mais venons-en au cœur du sujet. Où se situe le seuil des puissances dangereuses ? Il faut préciser que tous les niveaux détectés par l'enquête de *Sciences et Avenir*, même s'ils excèdent les prévisions des opérateurs, se situent largement au-dessous des normes de sécurité françaises, qui sont de 41 volts par mètre pour la fréquence de 900 mégahertz utilisée par France Telecom et SFR, et de 58 volts par mètre pour la fréquence de Bouygues à 1800 mégahertz. Mais l'article soulève un deuxième lézard. Si on appliquait certaines normes en usage dans d'autres villes ou d'autres pays, la plupart de ces niveaux seraient hors la loi ! Ces endroits sont la Russie, où la norme maximale est de 6 volts par mètre, l'Italie, qui s'est alignée récemment sur la même norme, ou le canton de Genève en Suisse, qui fixe la limite à 4 volts par mètre. On peut y ajouter un grand nombre de pays anciennement membres du bloc communiste, ainsi que des villes où de nouvelles normes sont actuellement en projet, comme Toronto au Canada ou Salzbourg en Autriche.

Salzbourg pourrait d'ailleurs devenir la ville la plus précautionneuse du monde pour les antennes du téléphone cellulaire. Une réunion scientifique internationale sur ce sujet s'y est tenue en juin 2000, à l'initiative du département de santé publique de la province et de l'Institut de santé environnementale de l'université de Vienne. Il y avait là trois cents participants venus du monde entier et un panel de vingt et un experts et chercheurs. La résolution finale, votée à l'unanimité moins deux abstentions, s'ouvre sur cette constatation surprenante : il n'existe aucun seuil de sécurité absolue en matière de micro-ondes ! En d'autres termes, même les puissances les plus minuscules ne sont pas totalement dépourvues d'effets sur la santé humaine. On se retrouve donc dans les mêmes eaux que pour les faibles doses de radioactivité. En conséquence, les puissances doivent être « aussi faibles qu'il est techniquement possible ». Les valeurs proposées sont 0,1 watt par mètre carré sur une zone donnée, 0,001 watt par mètre pour chaque émetteur. C'est-à-dire environ dix mille fois moins que la norme en usage dans la plupart des pays occidentaux !

Donc, nouvelle constatation, les normes de sécurité sont l'objet de divergences importantes. Pourquoi ? Devinez ! Une fois de plus, nous sommes confrontés à l'interminable débat entre effets thermiques et non thermiques. Les normes françaises nous garantissent que les émissions des antennes-relais ne vont pas nous cuire la cervelle comme de vulgaires fours à micro-ondes. Dont acte. Mais s'il existe des effets à des intensités non thermiques, rien n'est prévu pour nous en protéger.

A vrai dire, il n'existe à l'heure actuelle aucune étude épidémiologique sur d'éventuels effets sanitaires des antennes-relais. Le phénomène est trop récent, et son étude va présenter de sacrés problèmes, étant donné la prolifération de ces petits émetteurs. En France, ils seraient actuellement au nombre de trente mille, voire beaucoup plus, les chiffres exacts ne sont pas connus officiellement. L'article de *Sciences et Avenir* estime que le nombre de Français « très exposés » serait de cent mille personnes, un calcul évidemment hasardeux, dans un sens ou dans l'autre. Pour prédire les effets, les experts les plus alarmistes se réfèrent aux études concernant les émetteurs de radio, de télévision ou de radar, que nous avons présentées au chapitre précédent, mais qui n'ont pas les mêmes caractéristiques techniques. On dispose aussi de quelques études sur des cas individuels. Certaines personnes ou certaines familles ont été incommodées par la présence d'une antenne-relais, avec les symptômes désormais familiers, les migraines ou les insomnies, qui disparaissent dès que les sujets passent quelques jours ailleurs. Est-ce suffisant pour porter un jugement ? Probablement pas. Là encore, il peut s'agir de personnes hyper sensibles, pour lesquelles les technologies modernes posent des problèmes insurmontables.

Il est donc quasiment impossible aujourd'hui d'obtenir des certitudes scientifiques à propos des antennes. La conclusion du rapport Stewart, par exemple, se garde bien de suggérer des chiffres, et se borne à déclarer : « Nous recommandons qu'en prenant leurs décisions concernant l'emplacement des stations de base, les autorités locales aient en leur pouvoir de s'assurer que les champs électromagnétiques auxquels le public sera exposé resteront aux niveaux les plus bas possible, sans nuire à l'efficacité des transmissions. » De l'avis même des industriels du téléphone portable, des niveaux de 3 volts par mètre suffiraient largement. C'est beaucoup moins que les normes de sécurité dans la plupart des pays occidentaux, mais c'est parfaitement réaliste et réalisable. En bonne logique, le principe de précaution devrait donc l'emporter dans les années qui viennent. Mais la partie est loin d'être gagnée.

Un dernier point mérite d'être signalé, à l'intention des citoyens qui se mobilisent actuellement contre des antennes-relais. Tout indique présentement qu'il vaut mieux une grande antenne, sur un mât très haut et relativement éloigné des habitations, ou sur le toit d'un grand immeuble, qu'une multitude de petites antennes accrochées aux immeubles moyens. Les grandes antennes, pour des raisons bien compréhensibles, agacent, inquiètent et font tache dans le paysage, mais elles provoquent, autant qu'on puisse le savoir, moins de risques qu'une foule de petites barres vissées aux coins des gouttières. A bon entendeur...

Dernières nouvelles du front

Sur le front judiciaire, les grandes manœuvres ont commencé. A Londres, en 1999, vingt-quatre personnes, représentées par le cabinet d'avocats Leigh Day & Co, portent plainte contre les fabricants de portables. Aux Etats-Unis, en août 2000, un neurologue de quarante et un ans, Chris Newman, est atteint d'un cancer du cerveau après avoir fait un usage intensif du téléphone pendant plusieurs années. Il intente un procès à Motorola, le fabricant, et Verizon, l'opérateur, et demande huit cents millions de dollars de dommages et intérêts. L'affaire est très médiatisée, et le devient encore plus en décembre, lorsque Newman obtient l'appui d'un « super-avocat », Peter Angelos. Cet homme de loi richissime et célèbre dirige un cabinet de cent dix avocats, et c'est lui qui a récemment obtenu, dans un procès de cancéreux contre l'industrie du tabac, des sommes littéralement astronomiques. Angelos annonce que dix autres plaintes du même type vont suivre, qu'il travaille sur ce dossier du portable depuis un an et qu'il ne se lancerait pas s'il n'était pas sûr à 90 % de gagner.

Fin janvier 2001, c'est au tour d'un nommé Brian Barrett de tenir la vedette dans les médias américains. Ce citoyen d'Atlanta est atteint d'un cancer du cerveau, il s'est abondamment servi de son portable depuis 1994, ses factures indiquent entre quinze et trente heures par mois, et l'emplacement de sa tumeur correspond exactement à la zone du cerveau la plus touchée par les rayonnements. Son avocate, Joanne Studer, déclare être en contact avec une centaine de « plaignants potentiels » aux Etats-Unis et en Europe. Mais l'action en justice la plus astucieuse a été lancée par un avocat de La Nouvelle-Orléans, Michael Altweiss. Non seulement il défend un ancien employé de Motorola, Michael Murray, dont le travail consistait à tester les portables et qui souffre aujourd'hui de deux tumeurs au cerveau, mais il tente aussi d'ouvrir une brèche sans attaquer bille en tête sur une maladie déclarée. Il voudrait faire admettre que les fabricants ont vendu leurs appareils en toute connaissance du danger et sans en avertir les consommateurs, et il demande... le remboursement des kits mains-libres achetés par des clients qui s'estiment floués ! La pénalité est dérisoire mais, si un juge rend un verdict favorable à la première partie de l'argumentation, une véritable boîte de Pandore s'ouvre pour les avocats. Pour l'instant, Allweiss a gagné une première manche : sa plainte, contestée dans sa légalité même par les fabricants, a été déclarée recevable par un juge. Les industriels ont fait appel de ce premier verdict, et l'affaire suit son cours. Et l'idée d'Allweiss fait école : Peter Angelos vient de déposer exactement la même plainte, contre vingt-trois fabricants et opérateurs, au nom de deux utilisateurs qui ne souffrent d'aucun problème de santé.

On peut aussi mentionner cette proposition de loi présentée en février 2001 dans l'Etat américain du Maryland : les fabricants seraient contraints à poser un autocollant sur leurs appareils, avec la mention suivante : « Avertissement. Certaines études ont trouvé un lien entre le rayonnement du téléphone cellulaire et le cancer du cerveau, particulièrement pour les enfants âgés de moins de seize ans. L'usage d'une oreillette ou d'un haut-parleur réduit le risque. »

Sur le front de la recherche, on attend évidemment de nouveaux résultats dans les années qui viennent. Nous avons déjà parlé des efforts considérables actuellement en cours en Europe, ainsi que du gros programme lancé par l'Organisation mondiale de la santé. Du côté américain, la FDA, l'organisme public qui régit les normes sanitaires pour les portables, vient de conclure un accord avec les industriels, sous la forme d'un CRADA (Cooperative Research and Development Agreement). Contrairement à l'effort européen, financé par des fonds publics, ce sont ici, encore une fois, les fabricants qui vont financer et sélectionner les projets de recherche, la FDA n'ayant finalement qu'un rôle consultatif.

Enfin, il y a le front industriel. Nouvelles technologies, nouveaux produits, nouvelles fréquences, nouvelles antennes, l'avenir s'annonce furieusement électromagnétique. Et il y a de quoi se faire du souci. La prochaine génération de portables, aux standards UMTS ou GPRS, doit multiplier par trois ou quatre la vitesse et le débit des informations pour transmettre des images animées et des pages Internet. Malheureusement, selon un article publié dans le journal britannique *New Scientist*, des tests sur les premiers prototypes montrent que la puissance des rayonnements sera nettement supérieure à celle des téléphones GSM actuels, rejoignant les niveaux des anciens téléphones portables analogiques. Certaines mesures indiquent même qu'on pourrait dépasser les normes de sécurité actuellement en vigueur, qui sont pourtant jugées trop laxistes par de nombreux experts. La bonne nouvelle, malgré tout, c'est que ces téléphones à écran se placeront de préférence face à l'utilisateur, dans ses mains, sur ses genoux ou sur des tablettes, avec le son transmis par des haut-parleurs ou des oreillettes. Ce serait la fin des téléphones vissés contre l'oreille, près du cerveau.

L'autre grande innovation technologique, c'est Bluetooth, la dent bleue. Ce drôle de terme a été choisi en référence au surnom d'un roi danois du xe siècle. Le monarque à la dent bleue avait, dit-on, réussi la prouesse de pacifier toutes les factions rivales qui déchiraient la Scandinavie médiévale. Aujourd'hui, Bluetooth désigne un standard universel de communication par micro-ondes entre tous les produits électroniques – téléphones portables, ordinateurs, assistants personnels digitaux, imprimantes, caméras, appareils photo, équipements domestiques, automobiles, distributeurs automatiques, prothèses médicales, satellites, etc. – la liste est quasiment infinie. Actuellement, deux mille entreprises de pointe se sont associées dans un « groupement d'intérêt spécial » pour développer cette technique, avec à leur tête Ericsson, Microsoft, Intel, Toshiba, Motorola, Nokia, IBM, Lucent ou Philips, pour ne citer que les poids lourds les plus célèbres. Les prévisions sur ce nouveau marché sont hallucinantes. On prévoit déjà sept cent milliards de produits Bluetooth en 2005 !

Tous ces appareils devraient émettre sur la fréquence de 2,4 gigahertz, très proche de celle des fours à micro-ondes et de certains radars ou systèmes de communication existants. Cette fréquence a été particulièrement étudiée depuis vingt ans par les chercheurs en bio-électromagnétisme. Des résultats parmi les plus préoccupants, comme les ruptures d'ADN détectées par Henry Lai, ont été obtenus à 2,45 gigahertz. Bien sûr, les produits Bluetooth, destinés aux communications de proximité, émettront à de très faibles puissances. Mais leur omniprésence va certainement poser des problèmes radicalement nouveaux. On a vu que la synergie entre différents types d'ondes et de champs, aussi bien ceux des réseaux électriques que ceux des télécommunications, pouvait expliquer certains effets biologiques... Le phénomène est encore très mal connu.

Il n'est pas dans nos intentions de lancer des prédictions apocalyptiques. Mais une chose paraît certaine : la recherche scientifique sur le bio-électromagnétisme doit devenir un des plus importants chantiers du XXIe siècle. C'est vital, c'est urgent, et c'est aussi, comme on va le voir au chapitre suivant, porteur d'un très grand espoir.

5

Des ondes qui soignent

Ces mêmes ondes, dont on vient de voir les dangers, peuvent aussi soigner. C'est l'autre face et le grand paradoxe du bio-électromagnétisme. Des pionniers et des visionnaires le disaient, dès le XIX*e siècle. Aujourd'hui, les Russes sont passés maîtres dans les nouvelles thérapies à base d'ondes ou de champs magnétiques, et nous sommes allés y voir de près. Mais les chercheurs occidentaux s'y mettent aussi, et nous dressons un état des lieux. En fait, on assiste à l'éclosion d'une multitude d'écoles et d'approches scientifiques ou empiriques. Cet extraordinaire bouillonnement créatif est encore très peu connu en dehors des cercles spécialisés, mais, au vu de tous les résultats positifs attestés récemment, il est grand temps qu'un large public soit au courant. Dans les pages qui suivent, se trouve peut-être un appareil qui, dans quelques années, vous sauvera la vie.*

Moscou, la Mecque des médecines électromagnétiques

Nous sommes dans la salle de réanimation au service cardiologique de l'hôpital n° 15 à Moscou (ici, tous les hôpitaux ont un numéro en guise de nom). De loin, on dirait une de ces immenses barres de HLM alignées dans les années soixante en bordure du périphérique moscovite. L'intérieur est aussi spartiate que le nom. Le service de cardiologie est réputé, et des étudiants étrangers y viennent souvent en stage. Justement, devant nous et devant une dizaine de jeunes gens en blouse blanche, un homme repose. C'est un costaud tatoué, le torse découvert, les yeux mi-clos, entouré par les appareils habituels qui surveillent le rythme cardiaque, la tension artérielle, la formule sanguine. Hospitalisé en urgence après un infarctus du myocarde, il a subi une thrombolyse hier, et aujourd'hui, bien qu'il soit toujours « dans les vapes », son traitement commence, en vue d'un rétablissement à long terme. Sur une tablette, on voit un petit appareil blanc, de la taille d'un livre, branché sur le secteur. Un câble en sort, relié à un petit cylindre métallique. Le médecin allume l'appareil, actionne quelques potentiomètres et applique le cylindre sur le torse du malade, près de l'articulation de l'épaule. La séance va durer trente minutes. Le patient s'endort.

L'appareil est un émetteur d'ondes millimétriques. Ce sont des micro-ondes de fréquence plus rapide que celles du téléphone portable. Plus exactement, elles vont de 30 à 300 gigahertz, soit des longueurs d'ondes de 1 à 20 millimètres, d'où leur nom. Ici, on les administre à la longueur d'onde de 7,1 millimètres. Et voici l'effet, d'après Anastassia Lebedeva, une grande jeune femme souriante qui dirige le service de cardiologie : « Le rayonnement fait baisser la tension artérielle, et ralentit le rythme cardiaque, ce qui est intéressant après un infarctus parce que ça réduit la demande en oxygène du muscle cardiaque, et c'est utilisé plus généralement pour beaucoup de troubles cardiovasculaires. Les ondes ont aussi un effet anti-oxydant, et sous leur action les tissus se réparent plus vite et plus solidement – on diminue les risques de séquelles et de récidive. Et puis il y a aussi un effet sédatif. Beaucoup de patients s'endorment. En tout cas, vous pouvez toucher, on ne sent absolument rien. »

Un peu plus loin, dans de grandes chambres à quatre

lits, des femmes, toutes victimes d'infarctus, reçoivent des soins de réhabilitation. Elles viennent faire deux cures de dix jours par an, toujours avec les ondes millimétriques. Une dame âgée, la table de nuit bardée d'icônes, commence une séance avec le cylindre calé derrière le cou. Après sa crise cardiaque, elle souffrait de maux de tête violents et de syncopes. Tout s'est arrangé depuis qu'elle suit cette thérapie. « Ça m'a sauvé la vie », dit-elle en nous lançant des baisers. A côté, une femme plus jeune découvre un décolleté opulent pour une séance avec un appareil d'aspect presque semblable, dans un boîtier noir. Elle a subi un infarctus très grave et deux mois de soins intensifs avec les ondes millimétriques. A partir d'aujourd'hui, on applique un laser pulsé de très faible intensité sur trois points au plexus solaire, au-dessus du cœur et sous l'omoplate gauche, par séances de douze minutes entrecoupées de périodes de vingt minutes de repos allongé. Ces ondes aident à rétablir la circulation sanguine et le bon fonctionnement du muscle cardiaque.

Dans tous les hôpitaux de Russie et des pays de l'ex-URSS, on trouve ce genre d'appareils. On les rencontre aussi dans une multitude de centres semi-publics ou de cabinets privés. Depuis une trentaine d'années, chercheurs et médecins russes ont mis au point plusieurs techniques – micro-ondes, champs magnétiques pulsés, courants électriques, acupuncture électronique, etc. On peut dire que c'est une spécialité nationale. De toutes ces méthodes, la thérapie par ondes millimétriques, connue du public russe sous le nom EHF (extrêmement hautes fréquences), est la plus célèbre et la plus remarquée à l'étranger. La grande spécialiste moscovite s'appelle Natalia Lebedeva, c'est la mère de la cardiologue de l'hôpital n° 15. Elle dirige le département médical de l'Institut supérieur de radiotechnique et d'électronique, là où on met au point les appareils et où on coordonne la recherche sur les effets biologiques. L'équipe de Lebedeva et de son patron Oleg Bietsky publie aussi deux journaux scientifiques et organise un congrès international annuel, depuis 1991. Mais l'histoire que nous raconte Lebedeva remonte au début des années 1960.

Des machines à doper nos cellules

« La gamme des ondes millimétriques a été techniquement maîtrisée bien après toutes les autres ondes radio, les premiers générateurs ont été créés dans les années 1960, pour des applications en télécommunications. Les Français ont été à la pointe au début, et puis les Russes sont devenus les meilleurs au monde pour la fabrication des émetteurs et leur miniaturisation. En outre, très vite, en Russie, nous avons voulu savoir si ces ondes avaient un effet particulier sur les êtres vivants. Ce travail a été mené sous la direction de l'académicien Nikolaï Devyatkov, notre maître à tous. Il a plus de quatre-vingt-dix ans aujourd'hui, et il est en pleine santé. Depuis trente ans, il ne s'est jamais soigné avec autre chose ! »

Les chercheurs russes ont d'abord irradié des bactéries, des levures, des cultures de cellules. Et bingo ! Ils découvrent qu'à certaines fréquences, et à de très faibles intensités (10 microwatts par centimètre carré), les ondes millimétriques « dopent » les cellules, accélèrent leur croissance et renforcent leur résistance à toutes sortes d'agressions. On entreprend alors les premières expériences à visée thérapeutique, au Centre oncologique de Moscou. On soumet au rayonnement des cellules cancéreuses, des animaux atteints de tumeurs et bientôt des malades. Aujourd'hui, les ondes millimétriques sont couramment utilisées par les cancérologues russes pour protéger le système sanguin et la moelle osseuse, où se produit le renouvellement des globules rouges et blancs, lors des thérapies anticancéreuses par chimiothérapie ou rayons. Puis d'autres instituts s'en mêlent. On essaie les ondes millimétriques en gastro-entérologie, en immunologie, en cardiologie, pour les maladies des voies respiratoires et la tuberculose. Actuellement la méthode est appliquée systématiquement pour les maladies de peau, la cicatrisation des blessures et les soins post-opératoires, les ulcères, et toutes les douleurs, les inflammations et les infections chroniques.

Natalia Lebedeva précise : « Nous sommes certains aujourd'hui, après une expérience de trente ans en Russie, que les ondes millimétriques n'ont aucun effet secondaire nocif, et qu'il n'y a pas de contre-indication à leur emploi. C'est une thérapie non invasive, beaucoup mieux tolérée que les médicaments – et parfois elle agit là où aucun médicament n'aide vraiment. Mais son plus grand avantage, c'est d'être très peu coûteuse. Elle est à la portée de tous les hôpitaux et de tous les patients. On ne peut pas en dire autant des médicaments, pour lesquels les hôpitaux russes sont souvent en état de pénurie. » Oleg Bietsky, le directeur du centre de recherche, nous parle aussi d'applications dans le domaine vétérinaire ou agricole. « Grâce à l'irradiation des semences, on accélère la croissance, un phénomène très utile en Russie, où l'été est court. Nous arrivons aussi à doubler ou tripler la vitesse de développement d'une algue microscopique, la spiruline, qui est une source intéressante de protéines alimentaires, mais dont jusqu'ici la production n'était pas rentable. Nous avons trois brevets mondiaux sur cette technique. »

« En fait, ajoute Lebedeva, ces ondes contribuent à rétablir le fonctionnement normal de l'organisme, sans jamais provoquer de dérèglements. Par exemple, elles peuvent aussi bien lutter contre l'hypertension que contre l'hypotension, selon la fréquence choisie. Elles aident à retrouver l'équilibre. » Mais comment expliquer ces mécanismes d'action au niveau cellulaire ? « Ca, c'est le domaine de la recherche fondamentale, qui se fait à l'Institut de biophysique cellulaire de Pouschino, près de Moscou. » Je raconterai, dans le dernier chapitre, notre visite à Pouschino. En attendant, nous restons sur un paradoxe, souligné par Lebedeva : « Les ondes millimétriques pénètrent très peu profondément dans les tissus, à quelques millimètres seulement, parce qu'elles sont absorbées par les molécules d'eau, et nous sommes faits à 70 % d'eau. Donc, elles agissent essentiellement sur la peau, et pourtant l'expérience clinique montre qu'elles traitent effectivement les organes internes. Notre hypothèse est qu'elles déclenchent une cascade de signaux par le biais des récepteurs, des protéines situées dans la peau et reliées aux systèmes nerveux, hormonal et immunitaire. Pour atteindre à distance tel ou tel organe, nous utilisons souvent ce que nous appelons les "zones réflexes" et les points d'acupuncture. »

Couronne électrique pour cosmonautes et alcooliques

La Russie, ne l'oublions pas, se trouve à mi-chemin entre l'Europe occidentale et l'Asie. Depuis longtemps, l'acupuncture chinoise y est respectée et étudiée, et les médecins russes en pratiquent couramment une version simplifiée sous le nom de réflexologie ou réflexothérapie. Elle intègre à la fois des zones et des points, pas toujours identiques aux points traditionnels chinois. L'idée d'une transmission biologique à distance entre des régions à la surface du corps et des organes ou des systèmes internes est donc entrée dans les mœurs médicales, et les thérapies électromagnétiques en font usage.

C'est le cas, par exemple, de l'« électro-stimulateur

Bourenko », que nous avons vu à l'œuvre dans un petit centre médical spécialisé pour le traitement de l'alcoolisme et du tabagisme. On dirait une couronne métallique hérissée de pointes et reliée à un modulateur électrique. On la pose sur le crâne, les pointes font contact avec six zones sur le front, les tempes ou l'occiput, l'appareil envoie un courant électrique, on ressent un léger picotement et bientôt une douce euphorie.

L'invention remonte aux années héroïques de la conquête spatiale, au début des années 1980. Boris Bourenko est alors un jeune ingénieur électronicien frais émoulu de l'Académie militaire. Il a travaillé pour les armements avant de s'intéresser à la technologie médicale. On lui confie alors une mission difficile dans le cadre du programme spatial. Les cosmonautes, ainsi que les pilotes d'avion supersonique, ont un problème sérieux. Leur circulation sanguine danse la java. Les très fortes accélérations leur font monter le sang à la tête, à moins qu'il ne descende dans les pieds, et dans tous les cas les pilotes tombent souvent en syncope. Pour l'éviter, l'équipe de médecins et d'ingénieurs met d'abord au point des systèmes pneumatiques, des bracelets gonflables qu'on enfile sur les bras et les jambes et qui, une fois remplis d'air, bloquent ou ralentissent la circulation. On a beau les intégrer dans des combinaisons spéciales, cette technique se révèle à la longue lourde, douloureuse et dangereuse. Une autre voie se dessine à partir des phénomènes bioélectromagnétiques. « Nous avons utilisé les propriétés résonantes du système artériel, dit Bourenko. Grâce à des électrodes disséminées le long du corps, des impulsions électriques régulent la circulation. C'est indolore, peu encombrant et très efficace. »

Sous l'administration de Gorbatchev, le ministère de la Santé lance un programme pour adapter ces nouvelles techniques à la médecine généraliste. Depuis 1993, les appareils sont fabriqués en série et disponibles dans des centaines d'hôpitaux et de centres médicaux, avec des applications particulières pour traiter les toxicomanes, les alcooliques et les fumeurs, en supprimant les symptômes de manque. On s'en sert aussi pour soigner toutes sortes d'affections : maladies nerveuses, fatigue chronique, migraines, insomnies, hypertension, douleurs musculaires ou articulaires, traumatismes, séquelles d'opérations, obésité, incontinence, maladies de peau...

Boris Bourenko, un grand échalas sérieusement édenté, au regard rêveur, nous détaille la technique : « Il s'agit de courants électriques de très faible intensité, mille fois plus faibles que ceux utilisés par les kinésithérapeutes classiques. Les formes d'onde sont spécifiques, ce sont des impulsions très courtes, de quelques microsecondes, et de haut voltage, entre 100 et 200 volts. Les fréquences varient entre 0,5 hertz et 200 hertz, selon qu'on veut agir sur les grosses artères ou les petits capillaires. Alors que les ondes millimétriques résonnent au niveau de la cellule, nos micro-courants agissent sur des structures plus larges. Chaque vaisseau sanguin et chaque segment de vaisseau possède des fréquences propres de résonance. En les stimulant, on peut réguler de nombreux paramètres de l'organisme. On commence toujours par la tête, avec la couronne, et ensuite, s'il y a lieu, on peut travailler sur différentes zones du corps avec des électrodes en forme de disques ou de stylos. On les applique sur les points d'acupuncture, ou les points bio-actifs. C'est presque pareil, mais pas tout à fait. Ne me demandez pas de préciser la différence, je ne suis pas médecin... »

A la recherche des rythmes du vivant

Nous sommes à l'hôpital n° 23, un ensemble de bâtiments lépreux, beaucoup plus vétustes que l'hôpital n° 15 visité précédemment. Nous rendons visite au Dr Iossif Blinkov, qui remplit à la fois les fonctions de chef du laboratoire de pharmacologie, de consultant généraliste et de gastro-entérologue – tout cela en plus de ses travaux personnels, qui sont la raison de notre visite. Blinkov est un homme courtaud et massif, portant d'épaisses lunettes, en jean sous sa blouse blanche. Il nous reçoit, l'air grognon, déclare qu'il est très occupé par son service et qu'il a peu de temps à nous consacrer. Deux heures plus tard, la glace est rompue, il voit que nous sommes sérieux et sincèrement intéressés, il est tout sourire et intarissable sur ses recherches. Et nous sommes réellement impressionnés.

Son bureau personnel est un placard, une pièce minuscule où s'amoncellent des machines hors d'usage, des appareils bricolés, des potentiomètres identifiés au marqueur, des écheveaux de câbles qui pendouillent un peu partout. En fait, Blinkov a conduit une bonne part de ses recherches alors qu'il dirigeait un centre de recherches pharmacologiques bien pourvu en appareillages modernes. Son idée de base était que les cellules, les tissus, les vaisseaux sanguins ou les organes possèdent tous des rythmes naturels, spontanés, des fréquences régulières d'oscillation, qui sont perturbées par les maladies. D'où un double programme de recherche, d'une part mesurer les fréquences saines et optimales, d'autre part développer des techniques pour « re-synchroniser » et retrouver les bons rythmes. L'estomac, par exemple, vibre à 0,043 hertz, ou l'intestin à 0,064 hertz. Dans la plupart des cas, la synchronisation se fait au moyen d'inducteurs magnétiques, des solénoïdes intégrés à des bandes de plastique souple, qui peuvent être insérées dans des couvertures ou des ceintures. Dans d'autres cas ce sont des électrodes, des tissus humidifiés et électrifiés, en contact direct avec la peau, qui propagent les oscillations sous forme des faibles courants électriques.

« Je suis un peu fou, voilà l'explication. Tout ce que je fais est différent de ce qu'ont déjà fait les autres. » Moyennant quoi, la thérapie développée par Blinkov et ses collaborateurs donne parfois des résultats qu'aucune autre méthode n'arrive à égaler. « Par exemple, pour soigner les ulcères aux jambes, particulièrement au-dessous des genoux, là où la médecine classique est généralement impuissante. Pour une pleurésie exsudative, où le traitement classique dure trois à quatre semaines, on obtient une guérison en deux à quatre séances, sans aucun médicament. Sur des parodontoses qui nécessitent souvent un an de traitement, on obtient la guérison en un mois et demi. » Ces traitements ne sont pas disponibles à l'hôpital, mais dans un centre spécialisé qu'il nous conseille de visiter. Avant de nous séparer, nous voulons prendre un rendez-vous avec l'équipe de tournage, pour un entretien filmé. Son regard s'assombrit. « Il va falloir demander l'autorisation à mon chef. » Il nous donne un numéro de téléphone, qui se révélera être celui d'un bureaucrate des services de sécurité, dont la réponse, malgré tous nos efforts, sera *niet* et encore *niet*. C'est la seule fois, au cours de ce reportage, que nous avons rencontré un barrage. Explication probable, selon Blinkov : « J'ai essayé de prendre des brevets en passant par un cabinet spécialisé américain. Et je me suis fait taper sur les doigts. L'administration russe considère que ces brevets doivent obligatoirement passer par elle. Depuis, je n'ai plus le droit de parler à la presse sans autorisation. »

Le centre où l'on applique les techniques de Blinkov

se trouve dans un grand bâtiment moderne qui abrite des dizaines de cabinets, de salles de consultations ou de soins. Le tout est flambant neuf, briqué et astiqué. C'est la médecine qu'on appelle ici « semi-commerciale », née de partenariats entre le ministère de la Santé et des entrepreneurs privés. Au contraire des hôpitaux, tous les soins y sont payants, et parfois hors de prix pour un Moscovite moyen. Mais il y a des arrangements particuliers pour mettre de l'huile dans les rouages de cette médecine en pleine mutation. Ici, par exemple, un accord spécial avec le ministère de l'Energie permet à des milliers de fonctionnaires d'obtenir gratuitement un abonnement annuel.

A l'entrée du cabinet, un petit panneau indique simplement « Ludmilla Khazina, réflexothérapie ». Ludmilla est une femme menue et tonique, aux traits discrètement asiatiques. Nous apprendrons plus tard qu'elle appartient à une minorité ethnique du Grand Nord russe, les Hantis, un peuple resté proche des racines chamaniques. Elle est l'une des très rares Hantis à avoir fait des études supérieures et une carrière. Sa curiosité semble insatiable. Elle a étudié la médecine, puis l'acupuncture traditionnelle chinoise, et toutes les méthodes de diagnostic qui s'en inspirent ou s'en approchent, le Français Nogier et les points de l'oreille, le Japonais Nakatani qui rationalise une méthode à partir de vingt-quatre points sur les pieds et les mains, l'Allemand Voll et son électro-acupuncture dont nous reparlerons plus loin. Et aussi la chronobiologie, et l'œuvre d'Henri Laborit qu'elle considère comme un des génies de ce siècle. Toujours, elle se pose les grandes questions : comment réconcilier les médecines orientales et occidentales ? comment traduire, dans un langage compréhensible par la science moderne, les notions étranges de la tradition chinoise ou du chamanisme ?

Puis c'est la rencontre avec Blinkov, « un clinicien

extraordinaire, le médecin le plus honnête et passionné que j'aie jamais rencontré ». Pour nous expliquer, elle prend un bloc-notes et dessine à toute vitesse des schémas et des diagrammes du corps humain, des symétries, des diagonales, des correspondances et des oppositions d'un système à l'autre, et des horloges pour chaque organe. « Le corps possède des régularités fantastiques. La vie est fondée sur les rythmes. Et les calculs font apparaître un code numérique et rythmique du vivant, avec les fréquences lentes des organes, et leurs multiples, les harmoniques, de plus en plus rapides, qui touchent les vaisseaux sanguins en fonction de leur diamètre, jusqu'à l'infiniment petit, les hyper-fréquences qui font résonner les cellules. »

Le cabinet de Ludmilla Khazina est une enfilade de cellules individuelles fermées par des rideaux blancs. Deux infirmières s'y déplacent en chuchotant, dans une ambiance douce et feutrée. Les patients sont allongés sur des lits et recouverts par des édredons où sont logés les rubans magnétiques, reliés à des boîtiers qu'on glisse sous les sommiers. La plupart somnolent ou dorment. Les séances durent habituellement une demi-heure, mais peuvent aller jusqu'à trois heures pour les cas graves. Certains reçoivent aussi un matériel portatif : un petit boîtier noir, le SynchroStar, branché sur des ceintures ou des bandoulières qu'on peut porter nuit et jour s'il le faut. C'est souvent prescrit pour les ulcères, les maladies de peau, les varices, les affections de la vessie ou l'asthme. Nous discutons avec une femme traitée pour un ulcère à l'estomac. Une jeune fille qui souffrait de paralysie faciale sur tout un côté du visage a déjà récupéré une partie de sa mobilité. « Nous pouvons traiter à peu près toutes les maladies, dit Khazina, parce que nous restaurons le fonctionnement naturel des différents organes ou systèmes. En fait, c'est l'organisme qui se guérit lui-même. Les appareils l'aident simplement à se remémorer les rythmes qu'il avait oubliés et qui lui font du bien. »

La médecine du XXIe siècle ?

Lors de nos deux séjours en Russie, nous n'avons pas pu faire le tour de toutes les thérapies électromagnétiques, loin s'en faut. Elles connaissent actuellement une telle explosion que les méthodes différentes se comptent par dizaines. Grâce à quelques chercheurs chevronnés, certains à Moscou et d'autres émigrés aux Etats-Unis, nous avons pu sélectionner les exemples les plus marquants et les mieux confirmés. D'autres voyages seraient nécessaires pour tenir compte des avancées les plus récentes. Il faudrait aussi se rendre à Saint-Pétersbourg, où travaillent de nombreux chercheurs, et surtout à Kiev, en Ukraine, où existe une école particulière, la MRT (Microwave Resonance Therapy), introduite par le physicien Sergueï Sitko. Il s'agit d'une utilisation très pointue d'ondes millimétriques à des fréquences spécifiques qui stimulent de façon mesurable la production dans le cerveau de messagers chimiques comme les endorphines. On s'en sert pour traiter les toxicomanies et les troubles mentaux, ainsi bien sûr que toutes sortes de douleurs et de maladies organiques. Et puis il y a les pays restés longtemps sous influence russe, les méthodes et les appareils originaux créés en Hongrie, en République tchèque, en Slovénie... Et la Chine ! Trois cent mille machines à ondes millimétriques y sont fabriquées chaque année sous licence russe, et les Chinois ont inventé leurs propres techniques, les « champs magnétiques rotatifs »...

A ce stade, deux grandes questions se posent. La première : pourquoi les Russes ont-ils développé ces méthodes avant tout le monde et plus que partout ailleurs ? pourquoi leur culture scientifique accorde-t-elle une telle importance aux effets de l'électromagnétisme, qu'ils soient nocifs ou thérapeutiques ? La réponse est évidemment complexe. Il y a d'abord une sensibilité particulière des penseurs et chercheurs russes aux interactions fortes entre l'homme et l'univers. Cela donne aussi bien le panthéisme de nombreux philosophes et métaphysiciens slaves et, au début du XXe siècle, les premières études scientifiques au monde concernant les influences des grands cycles cosmiques sur les êtres humains – celles du Soleil, en particulier, avec ses éruptions périodiques et les tempêtes magnétiques qu'elles provoquent sur Terre et dont les répercussions sont analysées par un grand biologiste visionnaire, Vladimir Vernadsky. Dans les années 1920, un autre géant des sciences du vivant, Alexander Gurvitch, dont on reparlera au chapitre suivant, acquiert une renommée mondiale en enregistrant des rayonnements électromagnétiques émis par les cellules vivantes. Il faut aussi évoquer l'influence considérable d'Ivan Pavlov et de ses célèbres travaux sur les réflexes conditionnés. Après Pavlov, toute la médecine russe accorde une attention privilégiée au système nerveux et à la dimension psychosomatique des maladies, alors que la médecine occidentale plonge corps et âme dans la biochimie. Or, le système nerveux semble être particulièrement affecté par l'électromagnétisme. Viennent ensuite les conditions de travail des chercheurs pendant la période stalinienne. D'un côté, ils se doivent d'obéir (ou plutôt de faire semblant d'obéir) à l'idéologie du régime et aux théories absurdes du chefaillon Trofim Lyssenko, mais par ailleurs on les laisse travailler à long terme sur leurs idées et leurs intuitions, aussi spéculatives et futuristes soient-elles, sans les contraintes de rapidité et de rentabilité qui corsètent trop souvent la science occidentale. Enfin, après l'effondrement du système soviétique, le pragmatisme devient la philosophie dominante. On rejette toute idéologie totalisante et on se concentre sur l'expérience empirique. Peu importe qu'on manque de bases rationnelles pour expliquer l'action des thérapies électromagnétiques. Il suffit qu'elles marchent, et le ministère de la Santé donne son accréditation, avec d'autant plus d'empressement que ces techniques sont très peu coûteuses.

À Moscou, nous avons aussi rencontré deux illustres « grands anciens » de la science bio-électromagnétique, pour accéder à la hauteur de vue que leur confère une longue et riche carrière. D'abord, Youri Kholodov, soixante-huit ans, neurologue, patron de l'Institut du système nerveux supérieur, un organisme qui vient de fêter son cinquantenaire. Kholodov a publié quatorze livres sur sa spécialité, l'action des champs magnétiques sur le cerveau et le système nerveux. Depuis 1966, il se penche avant tout sur le champ magnétique continu, alors que d'autres, dans son institut, travaillent sur les champs magnétiques alternatifs ou pulsés, sur les ondes radio ou les ondes millimétriques. Tous ont obtenu des résultats très clairs sur le comportement, l'électro-encéphalogramme ou les paramètres « psychophysiques » et « morphologiques ». Kholodov s'exprime lentement et ses mains tremblent un peu. Son regard bleu et son sourire rêveur laissent une impression de douceur mélancolique. « On peut tout soigner ou tout détruire avec le champ magnétique. Tout dépend de la fréquence et de la puissance. L'homme a besoin des champs électromagnétiques, mais il ne lui en faut ni trop ni trop peu. Vous voulez savoir quels sont nos résultats expérimentaux les plus récents, ceux qui n'ont pas encore rejoint la pratique médicale mais qui nous donnent le plus d'espoir ? Sur des rats spéciaux que nous faisons venir de Belgique, nous arrivons à stopper des crises d'épilepsie. Mais, surtout, nous travaillons sur la régénération des cellules nerveuses. Et nous obtenons des résultats spectaculaires avec des champs pulsés à 50 hertz. Autrement dit, la même fréquence fatidique issue du courant alternatif, qui cause tant de problèmes, peut aussi être utilisée pour relever un immense défi thérapeutique, à savoir la lutte contre le vieillissement du cerveau et les maladies ou les accidents qui font mourir nos nerfs. Par ailleurs, je suis au courant de recherches de pointe qui me font espérer qu'un jour, bientôt, le cancer sera vaincu par les champs magnétiques ! »

Alexander Dubrov a lui aussi soixante-huit ans. C'est un grand homme élégant, énergique et foisonnant d'idées, qui va nous parler plusieurs heures, jusqu'à épuiser notre interprète. Une bonne partie de ses propos ne touchent pas vraiment le sujet de ce livre, mais c'est aussi lui qui nous fait découvrir le foisonnement des thérapies moscovites. Dubrov est un chercheur touche-à-tout qui a participé à la mise au point de la plupart des appareils dont nous venons de parler. Il s'est intéressé aussi à la lumière, au champ géomagnétique ou à la parapsychologie. Aujourd'hui il se consacre à l'écriture et noue des contacts avec des chercheurs du monde entier, en Amérique, au Japon, en Chine, à Cuba ou au Brésil, dont beaucoup se feraient aisément traiter ici de « savants fous ». On nous a souvent vanté, pendant notre enquête, l'ouverture d'esprit qui règne en Russie, à tel point qu'il n'y aurait aucune différence entre ce que nous appelons médecine alternative et médecine officielle. Dubrov remet les pendules à l'heure.

« Certes, notre ministère de la Santé approuve un certain nombre de thérapies qui, chez vous, sentent le soufre. Mais l'unanimité entre médecins et scientifiques n'existe pas plus en Russie qu'ailleurs. Les tenants du nouveau paradigme s'opposent aux conservateurs, comme partout. Par exemple, j'étudie depuis des années l'influence des rayonnements terrestres sur l'incidence des maladies, et je suis convaincu que c'est un sujet capital. C'est ce qu'on appelle la géobiologie, mais elle est mal acceptée parce qu'elle fait appel à des sourciers qui travaillent avec des pendules. J'ai trouvé un chercheur génial mais isolé, un nommé Kraftchenko, il a inventé un gros appareil qui mesure tout ça de façon entièrement électronique. J'essaie d'intéresser des scientifiques et des industriels, mais j'ai du mal. Un autre exemple, c'est l'Institut de réflexothérapie de Moscou, où j'ai longtemps travaillé. Il a été liquidé, et remplacé par un Institut des médecines traditionnelles, ce qui veut tout dire et rien dire. Et ce nouvel avatar n'a pas duré plus de six ans avant d'être supprimé à son tour. Pourquoi ? A cause du pouvoir de la médecine chimique et pharmaceutique. A l'échelle mondiale, il y a une véritable guerre économique, qui fait toujours obstacle à la reconnaissance des médecines alternatives. Cela dit, il est vrai qu'en Russie le pouvoir pharmaceutique est moins puissant qu'ailleurs. Ici, en médecine, il y a moins de fric, donc moins de violence... »

Ce qui nous amène à l'autre grande question : pourquoi les thérapies russes sont-elles inconnues ou ignorées à l'Ouest ? Pourquoi, ici, ne peut-on se soigner avec des ondes millimétriques, une couronne de Bourenko ou des pulsations magnétiques ? Les réponses, en fait, sont déjà contenues dans ce qu'on vient d'écrire sur le particularisme russe. Chez nous, l'approche biochimique et pharmaceutique règne. Chez nous, on veut d'abord comprendre le mécanisme avant d'appliquer la technique. Chez nous, ce qui n'a pas d'explication dans le cadre des théories actuelles se retrouve rejeté dans les limbes de l'« irrationnel ». Enfin, chez nous, les procédures de validation pour toute nouvelle thérapie sont longues, minutieuses et très coûteuses. Pour les scientifiques occidentaux, les recherches cliniques russes sont souvent jugées trop rapides et pas assez rigoureuses.

Avant d'accepter leurs résultats, il nous faudra refaire nous-mêmes toutes les expériences, dans nos propres laboratoires et hôpitaux, avec nos méthodes éprouvées.

A vrai dire, le processus commence, timidement. Certains des meilleurs chercheurs russes ont émigré récemment en Europe et aux Etats-Unis, où ils apportent leur savoir-faire, mais sans vouloir faire trop de vagues. Aux Etats-Unis, à l'université Temple de Philadelphie, un centre de physique biomédicale vient de commencer une série d'études préliminaires sur la thérapie par ondes millimétriques. Nous avons croisé son directeur, Marvin Zinski, au congrès de Munich. Ce petit homme à l'air chafouin, qui passe pour un expérimentateur exigeant et crédible, a d'abord accepté de nous répondre, puis nous a posé trois lapins et s'est finalement défilé. On nous a suggéré qu'il ne se sent pas encore assez au point et qu'il hésite à se prononcer. Peut-être est-il aussi embarrassé par l'origine peu orthodoxe de son financement. Ses travaux, dit-on, sont payés par un milliardaire anonyme, tellement terrorisé par la peur du cancer qu'il subventionne ces recherches à la seule fin de sauver un jour sa peau...

Les pionniers de l'électrothérapie

Et pourtant, la médecine électromagnétique a une longue histoire en Occident. On peut même parler d'un âge d'or de l'électrothérapie, entre 1880 et 1920. Tout cela est bien oublié aujourd'hui. On va donc rafraîchir les mémoires. En remontant le plus loin possible, on se retrouve en l'an 46 de notre ère, dans la Rome antique. Scribonius Largus, un médecin romain, prescrit dans un traité cette recette étonnante : pour soigner les migraines, les douleurs de toutes sortes et la goutte, il suffit de toucher un poisson nommé torpille, cousin de la raie, qui envoie des décharges électriques par un organe situé des deux côtés de sa tête. On dit que les empereurs faisaient élever ces poissons dans des viviers spéciaux. Evidemment, ce n'était pas à la portée de tous, et il faudra attendre que la science sache produire de l'électricité à volonté pour qu'on expérimente sérieusement ses effets.

Au XVIIIe siècle, on peut créer des décharges électriques artificielles, mais pas encore de courant en continu. On remarque à nouveau l'action de ces décharges sur les nerfs et les muscles, mais c'est impossible à maîtriser dans un but thérapeutique. Un biologiste italien, Giovanni Aldani, tente malgré tout l'impossible : il électrocute un cadavre pour lui rendre la vie ! C'est raté, mais l'Anglais Charles Kite, lui, fait une vraie découverte en inventant avant l'heure le défribrillateur cardiaque, c'est-à-dire l'utilisation de décharges électriques pour faire repartir le cœur après une crise. Il s'ensuit une tempête de protestations d'inspiration chrétienne : cet appareil à ressusciter les morts ne peut être que l'œuvre du démon, et le traitement est rapidement abandonné. Ces fiascos n'empêcheront pas Mary Shelley, au siècle suivant, d'imaginer que la créature de Frankenstein peut recevoir le souffle de la vie grâce aux éclairs de l'orage...

En 1800, avec l'invention de la pile électrique par Alessandro Volta, l'ère moderne commence. Bientôt on fabrique des ceintures électriques reliées à des combinaisons qui appliquent un léger courant électrique sur toutes les parties du corps. Le Dr John Birch, à l'hôpital St. Thomas de Londres en 1812, traite les fractures récalcitrantes avec des chocs électriques tandis que le Dr Hall, en Pennsylvanie, utilise dans le même but le courant continu. Louis Berlioz, en 1816, mentionne déjà l'électro-acupuncture et Jean-Baptiste Salandière, en 1825, publie à Paris son *Mémoire sur l'électro-poncture considérée comme moyen nouveau de traiter efficacement la goutte, les rhumatismes et les affections nerveuses.* Dès 1850, on fabrique des appareils qui calment la douleur par l'électricité. Le courant est produit en actionnant une manivelle, le patient tient une électrode dans la main et on applique l'autre à l'emplacement de la douleur. Ce principe sera redécouvert au XXe siècle. Le premier manuel d'électrothérapie, écrit par le Dr Arthur Garratt, de Boston, paraît en 1860. En 1875, L.H. Cohen relate dans le *New York Medical Journal* la première opération d'ablation d'une tumeur par électrolyse à l'aide de la « galvanopuncture ». En 1891, le Serbo-Croate Nikola Tesla et le Français Jacques-Arsène d'Arsonval découvrent indépendamment l'un de l'autre l'effet des courants électriques de haute fréquence. La même année, on installe la lumière électrique à la Maison-Blanche, mais seulement dans certaines pièces et pas dans celles où le Président passe le plus de temps, parce qu'on craint qu'il n'y ait un danger pour la santé...

Au début du XXe siècle, l'électrothérapie s'installe massivement dans les hôpitaux et les cabinets médicaux. Le *Larousse médical*, dans son édition de 1924, distingue quatre sortes d'appareils, selon qu'ils utilisent le courant continu (galvanique), le courant alternatif (faradique), l'électrostatique (franklinisation) ou le courant de haute fréquence (darsonvalisation). L'application de courant continu au moyen d'électrodes est une thérapie agressive qui peut brûler les tissus. On s'en sert pour détruire les petites tumeurs cutanées comme les adénomes et les verrues, ou pour coaguler le sang des tumeurs vasculaires, les angiomes. A de plus faibles intensités, ce même courant aide à faire pénétrer sous la peau, en les ionisant, des substances décongestionnantes ou désinfectantes comme le salicylate de soude, l'iodure de potassium, le cuivre et le zinc. On l'emploie aussi sous forme de « bains hydroélectriques » pour traiter les maladies nerveuses. Le courant alternatif, lui, entraîne des contractions, on l'utilise dans certains cas de paralysie, pour stimuler les muscles engourdis ou les nerfs insensibles. Les appareils électrostatiques provoquent à distance des sensations de chaleur, des effets sédatifs et une activation de la transpiration. Ils produisent aussi, concentrés sur des points précis, des étincelles et des décharges énergiques, donc des contractions et des secousses. Les indications concernent la neurasthénie, la migraine, l'hystérie et toutes sortes de douleurs.

Enfin, les courants de haute fréquence sont considérés comme les plus efficaces. Ils sont produits par des appareils qui font alterner la polarité plusieurs millions de fois par seconde, émettant au passage une multitude d'ondes hertziennes. En basse tension, on les relie à des « lits condensateurs » et autres appareils qui entourent le corps entier et génèrent dans l'organisme de puissants courants d'induction. En haute tension, selon le *Larousse*, « l'électricité s'échappe de toutes parts en effluves et aigrettes de 25 à 30 centimètres de longueur. Les électrodes condensatrices ou à vide permettent de diriger les courants sur les régions à traiter (étincelage). Lorsque ces étincelles sont très puissantes, le procédé prend le nom de fulguration ». La fulguration crée un échauffement intense et laisse des cicatrices. Elle était employée contre les douleurs, mais on y a renoncé. On ne l'emploie plus que pour les cancers de la peau. En revanche, dit encore le *Larousse*, « les applications générales de la darsonvalisation et du lit condensateur ont une action sur la tension artérielle et les échanges respiratoires. Les applications locales d'effluves et d'étincelage ont des actions anesthésiques, répulsives, cautérisantes, désinfectantes, utilisées dans le traitement des lésions dermatologiques (eczéma, ulcères chroniques, lichens, prurit, etc.) ainsi que pour calmer les douleurs névralgiques ». La haute fréquence permet aussi la diathermie ou thermopénétration, une sorte de fièvre artificielle qui chauffe les organes en profondeur, jusqu'à 40 ou 41 degrés. « Les effets sont remarquables dans le traitement des douleurs névralgiques ou musculaires, ainsi que pour résoudre les exsudats inflammatoires des arthrites, des arthralgies ou des affections gynécologiques. »

Bientôt, l'électrothérapie n'est plus seulement l'apanage des médecins. N'importe qui peut acheter un petit appareil à haute fréquence qu'on appelle généralement un « Rayon Violet ». Effectivement, on voit une vive lumière violette à l'intérieur des petites électrodes en verre (des résonateurs d'Oudin) contenant du vide ou un gaz à basse pression. Ces électrodes affectent les formes les plus étranges, en tube, en cylindre aplati, en peigne pour le cuir chevelu, en arc de cercle pour le menton, en fer à cheval pour les narines, en tige fine pour insérer dans le rectum ou le vagin. D'innombrables compagnies ont fabriqué ces engins, et les publicités d'époque vantent en termes savoureux leur efficacité contre tous les maux, à commencer par les rides des femmes. Aujourd'hui, on en trouve souvent dans les brocantes, parfois en parfait état de marche, pour un prix dérisoire. En fait, leur fabrication n'a jamais cessé jusqu'à nos jours, même s'ils sont largement passés de mode. Et on aurait tort de les prendre pour de simples gadgets. Un spécialiste actuel, le physicien grec Panos Pappas, écrit à leur propos : « Ces appareils, grâce à leurs oscillations amorties, produisaient une forte puissance dans les pics et une faible énergie en moyenne. Ils devaient stimuler l'activité intercellulaire, accroître la porosité des cellules, stimuler les entrées et sorties de substances dans la cellule, et de manière générale stimuler le métabolisme. »

L'électrothérapie fut un système empirique, qui donnait certainement des résultats, sans qu'on en comprenne le mécanisme exact. Des médecins de qualité l'ont développée, mais aussi de nombreux charlatans aux prétentions extravagantes, qui vont précipiter son déclin. En 1910, un coup mortel lui est porté par l'AMA, l'American Medical Association, équivalent de notre ordre des médecins. Elle a commandé, sous l'égide de la Carnegie Foundation, un rapport sur l'éducation médicale aux Etats-Unis et au Canada, dans le but de mettre de l'ordre dans le foisonnement des thérapies. Le travail est confié à un directeur de collège, Abraham Flexner, qui annonce clairement son intention d'interdire l'exercice de la médecine « à ceux dont le temps et les talents seront mieux employés dans une autre vocation ». Flexner calcule que l'Amérique a besoin d'un médecin pour mille cinq cents habitants et qu'il y a beaucoup trop de thérapeutes. Pour fermer le robinet, il faut éliminer cent vingt-quatre écoles de médecine et n'en garder que trente et une. Ce chiffre ne sera jamais atteint, mais le nombre d'écoles va quand même baisser de moitié dans les vingt ans qui suivent la publication du rapport.

On évoque souvent, à propos du rapport Flexner, l'influence en sous-main de l'industriel John D. Rockefeller. Cet homme puissant a bâti sa fortune grâce à l'extraction minière et à la chimie avant d'investir le domaine pharmaceutique. En véritable visionnaire, Rockefeller est le premier patron à pratiquer largement le mécénat de la recherche scientifique, mais en contrepartie il dicte ses conditions et fixe ses propres objectifs. Le rapport Flexner donne en exemple les instituts médicaux qui misent sur l'expérimentation biochimique et la thérapie médicamenteuse. Il fustige l'homéopathie, les thérapies physiques comme la chiropraxie et l'électrothérapie. Cette dernière aura beaucoup de mal à s'en relever.

Georges Lakhovsky et le secret de la vie

Paradoxalement, alors que les années 1920 et 1930 voient le déclin progressif de l'électrothérapie, plusieurs chercheurs remarquables font des percées impressionnantes, dont on commence à peine aujourd'hui à redécouvrir ou à confirmer la portée. Voici donc l'histoire de quatre francs-tireurs, quatre visionnaires, qui sont à l'origine de la médecine électromagnétique moderne en Occident.

Le premier est un ingénieur russe, émigré en France avant la Première Guerre mondiale et naturalisé français, Georges Lakhovsky (1869-1942). Ce pionnier des techniques radio a déjà de nombreux brevets à son actif lorsqu'il se lance vers 1920 dans la recherche sur les effets biologiques des ondes. Ses premières spéculations concernent le mystère de certains comportements instinctifs chez les animaux : la faculté d'orientation des pigeons voyageurs et des oiseaux migrateurs, ou celle des insectes à trouver un partenaire sexuel à des kilomètres de distance. On a déjà remarqué à l'époque que les pigeons voyageurs, à proximité d'un émetteur de radiotélégraphie, sont désorientés et volent de manière inhabituelle en décrivant des cercles autour de l'antenne. Lakhovsky postule l'utilisation, par ces animaux, de « radiations spéciales qu'ils émettent sur de très courtes longueurs d'onde ». Il s'intéresse aussi à l'influence, sur la végétation, des tempêtes magnétiques provoquées par les éruptions solaires, il s'en convainc en étudiant les données solaires depuis 1848 et en les comparant avec la qualité des vins de Bordeaux.

Bientôt, Lakhovsky pense avoir découvert ce qu'il appelle « le secret de la vie » : la cellule, et particulièrement son noyau, est un circuit électromagnétique oscillant, qui émet et reçoit des ondes, lesquelles servent de signaux pour réguler les processus physiologiques. La maladie est un déséquilibre de l'oscillation, quand les cellules n'émettent plus leurs fréquences normales et deviennent incapables de communiquer avec les cellules saines, comme un récepteur radio qui n'est plus accordé sur la bonne longueur d'onde. Ainsi, la lutte entre un organisme et des microbes qui l'infectent est essentiellement une « guerre des ondes ». Et il résume sa théorie dans ces trois phrases : « La vie est née de la radiation. La vie est entretenue par la radiation. La vie est détruite par tout déséquilibre oscillatoire. »

Le premier appareil thérapeutique de Lakhovsky, le « radio-cellulo-oscillateur », voit le jour en 1923. Il émet dans la gamme des ondes ultra-courtes, aux environs de 150 mégahertz, par le biais d'un tube à vide. L'auteur précise : « Alors que la technique des oscillateurs à lampes triodes en était encore à ses débuts, j'ai eu l'idée d'étudier les effets des ondes entretenues de courtes longueurs d'onde sur les organismes vivants, poursuivant la voie tracée il y a près de cinquante ans par le Pr d'Arsonval, qui ne pouvait alors utiliser que des ondes amorties. » Des essais ont lieu, à l'hôpital de la Salpêtrière à Paris, en 1924, sur des tumeurs du géranium provoquées par la bactérie *Agrobacterium tumefaciens*, et l'appareil produit des résultats spectaculaires. Les plantes cancéreuses sont guéries en quelques semaines, les plantes témoins meurent. L'expérience sera refaite et ses résultats confirmés à Montpellier, à Pérouse et à New York.

L'année suivante, Lakhovsky essaie un autre système. Il s'agit d'amplifier des rayonnements naturellement présents dans l'environnement, grâce à une sorte d'antenne métallique, sans alimentation électrique, qui agirait comme résonateur. C'est une fine tige de cuivre en forme de spire circulaire ouverte, de trente centimètres de diamètre, maintenue en hauteur par un support en ébonite. Avec ce dispositif, testé lui aussi sur les géraniums, on obtient les mêmes effets qu'avec le radio-cellulo-oscillateur, de façon moins intense. Lakhovsky passe alors à la phase suivante, le traitement des maladies humaines.

Pendant six ans, de 1924 à 1929, les inventions de Lakhovsky sont testées à la Salpêtrière, dans la clinique chirurgicale du Pr Gosset, sur des malades considérés comme incurables. On utilise à la fois l'appareil électrique et les spires de cuivre portées sous forme de colliers et de ceintures. Les résultats sont plus qu'encourageants. Les médecins constatent une amélioration de l'état général, les douleurs s'estompent, l'appétit et le sommeil se normalisent, et, chez plusieurs cancéreux inopérables, on obtient des réductions presque complètes des tumeurs. Ces succès ont été rapportés par Lakhovsky dans son livre *L'Oscillation cellulaire*. Malheureusement, ils n'ont pas donné lieu à une publication scientifique. Le Pr Gosset, qui devait les présenter à l'Académie de médecine, y a finalement renoncé. Il faut dire qu'entretemps Lakhovsky a breveté ses circuits oscillants et en a confié la commercialisation à une entreprise. La publicité, sous forme d'annonces dans les journaux, de prospectus et de brochures sur lesquels il n'a aucun contrôle, indispose les savants. Lakhovsky passe pour un filou motivé par l'appât du gain, alors qu'il a financé lui-même toutes ses recherches ainsi que l'étude clinique grâce aux revenus de ses anciens brevets.

On dispose quand même de confirmations apportées par une vingtaine de médecins et de chercheurs, en France et à l'étranger. A Paris, en 1928, le Dr A. Kotzareff publie une thèse sur le traitement par les ondes des cancers « incurables, inopérables et abandonnés ». En Italie, des expériences sur les plantes et les animaux sont menées par Vincenzo Rivera, à Pérouse, et par les Pr Mazzadroli et Vareton, à Bologne. A l'hôpital San Spirito de Rome, Sordelio Attilj, directeur des services de radiologie, traite trois cents malades, dont vingt-quatre cancéreux, il obtient des améliorations et deux rémissions complètes. D'autres études ont lieu en Grèce, en Allemagne, en Autriche, en Suède, en Argentine et aux Etats-Unis. Partout, les résultats sont prometteurs et parfois stupéfiants.

En 1928, Lakhovsky invente un nouvel appareil, l'oscillateur à ondes multiples. Voici comment il décrit sa genèse : « Pour rétablir l'équilibre oscillatoire, il faut pouvoir intéresser toutes les cellules du corps. Or, nous avons vu que l'on arrivait à améliorer et même à guérir certains cancéreux, parce que le groupe de cellules atteint pouvait vibrer en résonance avec mon radio-cellulo-oscillateur ou avec mon collier. Dans d'autres cas, on n'a pas pu obtenir de résultat positif, parce que la fréquence du groupe de cellules ne s'accordait pas avec la longueur d'onde du champ magnétique créé par mes circuits. J'ai donc cherché le moyen de faire osciller simultanément toutes les cellules, quelle que fût leur longueur d'onde. A cet effet, j'ai construit un appareil à longueurs d'onde multiples, pourvu d'une série de circuits oscillants, alimenté par une source de courants à haute fréquence qui produisent d'innombrables harmoniques. De sorte que n'importe quel groupe de cellules peut trouver dans cet appareil sa longueur d'onde propre pour vibrer en résonance. »

La forme de l'appareil est assez étrange. Il se compose d'un émetteur, produisant toutes les fréquences de 750 kilohertz jusqu'à l'infrarouge, relié à une paire d'antennes constituées, selon les modèles, de six à treize cercles ouverts et concentriques, chacun fait d'un métal ou d'un alliage métallique différent et « accordé » selon des principes musicaux : quand on les frappe, ils émettent une note de la gamme en douze demi-tons, le tout formant une octave. Ces cercles, accrochés à des fils de soie et sans contact les uns avec les autres, agissent comme des résonateurs très puissants. Des étincelles électriques se forment spontanément dès qu'on approche un objet métallique. Les premiers essais thérapeutiques ont lieu en 1931 à l'hôpital Saint-Louis de Paris, dans le service du Dr Achille Louste. Le premier patient, un vieil homme atteint d'un cancer de la bouche, voit sa tumeur disparaître en un mois.

Cette année-là, Lakhovsky écrit : « Si l'on veut bien songer que j'ai entrepris ces recherches théoriques et expérimentales en France, absolument seul, sans aide et sans encouragement, on ne peut qu'être frappé du chemin parcouru si rapidement. » Mais un peu plus tard, en 1934, dans un livre intitulé *La Cabale, histoire d'une découverte*, il exprime son amertume : « Embrassez toute carrière qu'il vous plaira, celle de fonctionnaire, de balayeur de rues ou de garçon de café, toutes sont bonnes. Mais ne choisissez pas la carrière scientifique. Car si vous n'avez pas une constitution physique herculéenne, vous sombrerez dans la lutte, et votre écrasement sera d'autant plus fort que vous aurez fait une découverte remarquable. (...) En somme, il n'y a qu'une alternative : ou bien vous ne faites aucune découverte intéressante et vous restez dans l'oubli, l'obscurité, la médiocrité ou la misère. Ou bien vous faites une découverte ou vous énoncez une théorie susceptible de rendre service à l'humanité, mais bouleversant bien des idées reçues et lésant bien des intérêts. Alors vous attirez sur vous les foudres de ceux qui ont le monopole des honneurs et du profit des découvertes des autres et vous serez écrasés par les jalousies haineuses de la cabale. (...) Il faut épouser la science comme on entre en religion, c'est-à-dire renoncer d'avance à la vie, au mariage, à la famille, de manière que l'on puisse rester seul à subir le martyre auquel on s'expose. »

Les choses s'améliorent malgré tout, puisqu'on le

retrouve en train de soigner le pape Pie IX en 1937. Il obtient en 1939 le Prix international de médecine à Vienne et reçoit sa médaille des mains d'Adolf Hitler ! Mais ce n'est pas de gaieté de cœur. Antinazi convaincu, Lakhovsky gagne New York en 1941. Les précisions manquent sur son bref séjour américain. Sa renommée a franchi les frontières et il ne manque pas de contacts. Un hôpital de New York organise un essai clinique pendant sept semaines, sur des arthrites sévères et des maladies incurables, avec de bons résultats, dit-on. Un urologue coté de Brooklyn utilise aussi ses machines. L'avenir semble plein de promesses, mais Lakhovsky meurt brusquement en 1942, renversé par une voiture. Il avait soixante-treize ans. Une rumeur prétend qu'il s'agirait d'un assassinat. Après l'accident, Lakhovsky, encore conscient, aurait supplié qu'on le ramène chez lui et non pas à l'hôpital, il n'est pas écouté. On dit que deux inconnus lui auraient rendu visite dans sa chambre quelques minutes avant son décès. C'est difficilement vérifiable. Une chose est sûre, c'est qu'après sa mort une chape de plomb recouvre ses découvertes. Les oscillateurs disparaissent immédiatement de l'hôpital qui menait les essais. Et les archives ne seront pas retrouvées. Il faudra attendre les années 1960 pour que l'oscillateur à ondes multiples soit redécouvert et fabriqué à nouveau. On verra comment à la fin de ce chapitre.

Albert Abrams veut détruire les microbes par résonance

Le second pionnier s'appelle Albert Abrams (1863-1924). Californien, fils d'une famille fortunée, il fait ses études de médecine dans une des meilleures facultés d'Europe, à Heidelberg, et devient un médecin et professeur réputé, un des dirigeants de l'école médicale à l'université de Stanford. Il est considéré comme un des meilleurs spécialistes mondiaux du diagnostic par percussion, qui consiste à frapper légèrement les zones du corps avec la main pour en tirer, grâce au son et à divers paramètres mécaniques, des informations sur l'état des organes à l'intérieur. Il a même inventé un « réflexophone », qui permet d'obtenir les mêmes résultats sans les mains. C'est en pratiquant la percussion manuelle qu'il fait sa découverte fondatrice. Un jour, sur l'abdomen d'un patient, il entend soudainement un son plus mat, au moment précis où, dans un coin opposé du laboratoire, quelqu'un vient de mettre en marche un appareil à rayons X. Cet événement simple sera pour lui la source de plusieurs idées.

D'abord, Abrams en déduit que les êtres humains sont affectés par des ondes électromagnétiques autres que la lumière, sans y être sensibles de façon consciente, mais d'une manière réflexe qui peut être mise en évidence par des méthodes comme la percussion. Ce qui le conduit à travailler avec un ingénieur radio, Samuel Hoffmann, pour étudier l'effet de différentes ondes et mettre au point, en 1919, l'oscilloclaste. Comme son étymologie grecque l'indique, l'oscilloclaste vise à détruire, par des oscillations appropriées, une cible, en l'occurrence les microbes. Il s'agit d'envoyer aux micro-organismes des fréquences qui entrent en résonance avec leur structure, jusqu'à provoquer la rupture des parois. De la même manière qu'une vibration sonore, à la fréquence et à la puissance appropriées, brise un verre de cristal. On dit qu'Abrams a assisté autrefois, à Naples, à une démonstration de ce principe par l'illustre chanteur Caruso, et qu'il y puise à présent son inspiration.

On estime qu'environ deux mille exemplaires de l'oscilloclaste ont été vendus à des médecins américains. L'appareil, alimenté en courant alternatif, produit une onde radio non modulée, pulsée à environ 90 hertz. On sait peu de choses sur les résultats obtenus avec l'oscilloclaste. Il semble en tout cas qu'Abrams n'en soit pas vraiment satisfait, puisqu'il se lance bientôt dans la conception de nouveaux appareils qui sortent du cadre de ce livre. Pour résumer, Abrams invente une technique qu'il appelle « radionique », pour capter sur le corps vivant ou émettre vers lui des rayonnements extrêmement subtils, encore inconnus de la science, qui ne seraient pas de nature électromagnétique. Ce sont avant tout des personnes particulièrement sensibles qui servent de « détecteurs » à ces étranges rayons, mais Abrams n'a de cesse d'automatiser le principe, sortant coup sur coup une série d'appareils bizarres. En outre, ces rayons se joueraient des contraintes physiques comme la distance, et bientôt Abrams fait des démonstrations de diagnostic par téléphone, avec une goutte de sang placé contre le combiné, ou d'après des échantillons d'écriture... On est dans les eaux de la parapsychologie. Evidemment, sa réputation professionnelle s'effondre. Quand il meurt brusquement en 1924, les journaux scientifiques l'enterrent comme le « prince des charlatans ».

On n'évoquera pas ici le destin ultérieur de la radionique, qui a toujours ses partisans aujourd'hui. Quant à l'oscilloclaste, s'il n'a pas de descendant direct, il sert au moins de source d'inspiration à un inventeur californien dont nous allons maintenant raconter le destin mouvementé.

Roy Rife a-t-il fait la découverte du siècle ?

Royal Raymond Rife (1888-1971) est un des personnages les plus étonnants de toute l'histoire de la recherche médicale. C'était très probablement ce qu'il est convenu d'appeler un génie. L'oubli total où il est tombé pendant des décennies, les circonstances tragiques et rocambolesques de sa chute, tout fait de lui un personnage de roman ou de légende. Et pourtant, tout ce qui va être raconté à présent est rigoureusement vrai. Grâce à des travaux d'enquête historique, menés à la fin des années 1980, on l'a redécouvert, et ce qu'on sait aujourd'hui est tout bonnement stupéfiant.

On manque encore d'informations sur sa jeunesse et sa formation. Roy Rife est né à Elkhom, une petite ville du Nebraska. Il réside un moment à New York, puis s'installe à San Diego, en Californie, en 1913. Il n'a apparemment pas fait d'études supérieures, mais c'est déjà un passionné d'électronique et de microscopes. Pendant la guerre, la marine américaine lui confie une mission sur laquelle on ne connaît rien de précis, sinon qu'elle l'amène à voyager en Europe et visiter plusieurs laboratoires d'optique ou de biologie, dont la compagnie de Karl Zeiss à Iéna. En 1920, d'après un article paru dans un journal local, il a déjà conçu des inventions dans des domaines aussi variés que l'optique, la balistique ou la course automobile, et il s'engage dans ce qui va devenir la quête de toute sa vie : l'étude des propriétés électriques des micro-organismes et la lutte contre les infections et les maladies par des moyens électromagnétiques.

Grâce au mécénat de deux industriels, il crée son propre laboratoire, très bien équipé, fabrique lui-même toutes sortes de nouveaux instruments et appareils, et commence ses recherches sur les animaux, des cochons d'Inde, des lapins et des rats. On dit qu'il accomplit sur ses cobayes des opérations de micro-chirurgie d'une précision sans équivalent au monde, qu'il est capable de rester vingt-quatre ou quarante-huit heures sans dormir, l'œil vissé sur son microscope, ou de pratiquer des expériences plusieurs centaines de fois, avec une patience inlassable. C'est un vrai bourreau de travail, un homme aux nerfs d'acier, un boulimique de connaissances scientifiques, mais on le décrit aussi comme un personnage affable, gentil, modeste, généreux et jovial.

Les découvertes et les inventions de Rife portent sur deux domaines apparemment très différents : la microscopie et la thérapie par ondes radio. Frustré par les limitations des microscopes de l'époque, il invente un instrument radicalement nouveau, dont il fabriquera plusieurs prototypes et qu'il nommera le « microscope universel ». Le principe consiste à éclairer les plaques au moyen d'une source lumineuse monochromatique puissante qui traverse une série de prismes rotatifs en quartz. Moyennant quoi, après avoir ajusté les prismes, un processus délicat et laborieux, et selon la fréquence lumineuse obtenue, les micro-organismes se détachent en clair, par une sorte de phosphorescence induite, avec une couleur spécifique à chaque espèce. Ainsi, le bacille du typhus est bleu turquoise, la bactérie intestinale *E. coli* est acajou, le microbe de la lèpre est rouge rubis. Grâce à cette technique, l'instrument atteint des niveaux d'agrandissement et de résolution sans équivalent à l'époque. Seul le microscope électronique, qui sera inventé pendant la Seconde Guerre mondiale, parviendra à faire mieux – mais sur des tissus morts et spécialement préparés, tandis que l'appareil de Rife permet d'observer les tissus vivants, sans aucun ajout de teinture chimique –, on peut dire qu'il apporte sa propre « teinture de lumière ». Rife est donc le premier chercheur au monde à observer et photographier les plus minuscules des micro-organismes, les virus.

Malheureusement pour lui, ce que Rife découvre avec son instrument ne cadre pas avec les enseignements de la microbiologie classique. Il voit des microbes qui changent plusieurs fois de forme au cours de leur existence, devenant tour à tour des bâtonnets, des sphères, des filaments ou des spores de taille infinitésimale. C'est ce qu'on appelle le pléomorphisme. D'autres que lui ont fait les mêmes observations, depuis le grand rival oublié de Pasteur, Antoine Béchamp. A l'époque, quelques microbiologistes américains suivent cette ligne, et Rife collabore bientôt avec deux d'entre eux, Arthur Kendall et Edward Rosenow. Mais ils sont isolés et peu à peu marginalisés. Résultat, le microscope universel, après avoir recueilli des échos favorables au début des années 1930, se met à sentir le soufre.

L'autre grande invention de Roy Rife est un appareil électromagnétique qui tue sélectivement les microbes par résonance, selon le principe développé par Albert Abrams – on voit d'ailleurs un oscilloclaste d'Abrams dans un film tourné au laboratoire de Rife en 1934. Sa première tentative date de 1920, c'est un émetteur radio très compliqué et peu puissant, qui donne des résultats décevants. Le succès vient vers 1930, lorsque Rife a l'idée de faire passer les ondes radio à travers un gros tube rempli de gaz néon, argon ou hélium. Sous l'action des radiofréquences, le gaz s'électrise et devient un plasma, et c'est le rayonnement émis par ce plasma lumineux qui semble produire les effets biologiques. Ces effets sont par ailleurs conditionnés par l'emploi de longueurs d'onde très précises. Dans la théorie de Rife, chaque micro-organisme peut être détruit en lui envoyant une fréquence spécifique, qu'il nomme MOR, *mortal oscillatory rate.*

En 1932, Rife pense avoir découvert un microbe responsable du cancer, qui émet une luminosité rouge-pourpre sous le microscope, et pouvant prendre quatre formes différentes et qu'il nomme « virus BX ». Il tente alors de le détruire avec son appareil électromagnétique. Et il y parvient, d'abord en culture, puis sur des animaux. 1934 est une année cruciale, Rife se sent prêt à faire une tentative sur des patients humains. Son ami le Dr Millbank Johnson, un médecin influent qui siège dans des commissions médicales officielles à Los Angeles, se démène, écrit des lettres, organise des rencontres, et parvient à constituer un « comité spécial de recherche médicale » à l'université de Californie du Sud. Au printemps, il loue une annexe de l'Institut Scripps à La Jolla, près de San Diego, et l'aménage en clinique. Au début de l'été, il fait venir seize patients considérés comme inguérissables et en phase terminale, la plupart cancéreux. Et les séances commencent. Au début, chaque patient est traité trois minutes par jour, puis trois minutes tous les trois jours, ce qui semble donner de meilleurs résultats. Rife estime que l'organisme doit avoir le temps d'éliminer les déchets cellulaires produits à chaque séance. Au bout de trois mois, après des examens multiples, quatorze patients sont déclarés cliniquement guéris par un comité de cinq médecins. Des tumeurs de l'estomac ou du cou, grosses comme des pamplemousses, ont complètement disparu. Le succès va donc au-delà de toutes les espérances. Le seul bémol, c'est que Johnson n'a pas organisé l'étude d'une façon très professionnelle. Pour lui, c'était avant tout un test préliminaire. La « clinique » n'avait pas de secrétaire et très peu de personnel, il n'y a pas eu de notes journalières rigoureuses et de comptes rendus précis. Pas d'écho dans la presse locale non plus, à la demande expresse de Johnson et des responsables du comité, qui ne veulent pas donner de faux espoirs avant que tout soit scientifiquement bétonné. Les archives de l'université ayant aujourd'hui disparu, on peut toujours mettre en doute l'authenticité de l'événement. Celle-ci semble néanmoins suffisamment attestée, d'après l'enquête du journaliste Barry Lynes, par un certain nombre de témoignages, notamment ceux des médecins qui ont participé à l'expérience.

Au cours des trois années qui suivent, Johnson poursuit ses efforts et organise d'autres études cliniques, à l'hôpital Santa Fe de Los Angeles en 1935 (avec de bons résultats, semble-t-il, d'après les lettres de Johnson, mais on manque là encore de précisions), puis à la maison de retraite de Pasadena en 1936, trois matinées par semaine pendant huit mois, pour traiter toutes sortes de maladies, cancers, mais aussi tuberculose, infections ou ulcères chroniques. Les ulcères et les blessures infectées donnent lieu à des guérisons d'une rapidité spectaculaire. Des cataractes sont résorbées à 100 %. Mais Johnson refuse toujours toute annonce publique avant que les instances universitaires aient publié leurs conclusions et que la théorie de Kendall et Rife sur le virus BX et l'étiologie du cancer soit validée. En fait, les proches de Rife jouent consciencieusement le jeu de la prudence scientifique et de la lenteur administrative. En pure perte, comme on va bientôt le constater.

Entre-temps, des contacts ont été pris avec la très puissante Fondation internationale de recherche sur le cancer à Philadelphie, pour obtenir des subventions, mais après deux ans de pourparlers, rien n'aboutit. Rife construit en 1935 une version plus performante de son *Frequency Instrument*, tout en continuant à produire de nouveaux microscopes. Il s'installe dans un nouveau laboratoire superbement équipé en 1936 et perfectionne la machine avec l'aide d'un ingénieur radio, Philip Hoyland. A l'automne 1937, Hoyland crée avec trois associés la compagnie Beam Ray pour fabriquer en série et commercialiser le *Frequency Instrument*. Quatorze exemplaires sont vendus ou loués à des médecins, surtout en Californie. Deux appareils sont aussi envoyés en Angleterre. Le Dr RT Hamer, à San Diego, traite en moyenne quarante patients par jour et obtient des rémissions du cancer. Il y a notamment le cas d'un homme de quatre-vingt-deux ans complètement défiguré par une énorme tumeur au visage. En six mois, la tumeur a disparu. L'homme retourne alors dans sa ville de Chicago, il en parle autour de lui, et son cas attire l'attention d'un autre résident de Chicago, le responsable médical le plus puissant des Etats-Unis, Morris Fishbein, président de l'American Medical Association. Fishbein l'invite à dîner, le patient raconte tout – et la catastrophe commence.

Morris Fishbein, rétrospectivement, peut-être considéré comme un des plus grands criminels de l'histoire de la médecine, et pas seulement à cause de l'affaire Rife. Une biographie récente le baptise carrément « Medical Mussolini ». Fishbein, qui a son diplôme de docteur mais n'a jamais pratiqué la médecine, est avant tout un politicien. Il est devenu président de l'AMA en 1922 après avoir été l'assistant du directeur précédent, limogé pour corruption, et il sera finalement débarqué en 1949, suite aux plaintes de sections locales de l'AMA. Autoritaire et imbu de son pouvoir, Fishbein pratique couramment une sorte de chantage consistant à demander aux laboratoires et aux inventeurs de grosses dépenses publicitaires dans le journal de l'AMA, et, en cas de refus, à bloquer ou révoquer les autorisations de mise sur le marché. Avec Roy Rife, il semble que Fishbein ait proposé un accord de partenariat commercial. Suite au refus de Rife et de ses associés, il va lancer sur eux les foudres judiciaires. Très habilement, il évite l'assaut frontal et s'adresse à Philip Hoyland, l'ingénieur et codirecteur de Beam Ray, qui voudrait prendre le contrôle de la compagnie. Il le retourne contre ses associés et offre de payer les frais d'avocats. Hoyland intente un procès en 1939.

L'audience s'ouvre le 12 juin 1939. Rife est cité à comparaître comme témoin. L'avocat de Hoyland le met littéralement en pièces par un interrogatoire qui tourne au réquisitoire. Rife le supporte très mal, se montre hyper-nerveux, tremble des mains, fume des cigarettes à la chaîne et se calme à coup de whisky – pour lui, c'est le début d'une longue spirale alcoolique. Pendant ce temps, les représentants locaux de l'AMA font le tour des médecins possédant un appareil de Rife et leur ordonnent de cesser tout traitement et de rendre leurs instruments sous peine de perdre leur licence. Tous s'exécutent, sauf Millbank Johnson, qui envoie son instrument chez un confrère canadien, et le Dr James Couche, un des fondateurs de Beam Ray, qui continue à utiliser la machine et sera effectivement radié. Le verdict déboute Hoyland, le plaignant, et donne raison à ses associés. Mais le mal est fait. La compagnie Beam Ray est ruinée par les frais de défense, et Rife sombre dans l'alcoolisme. Après 1946, il vendra pièce par pièce son matériel de laboratoire pour survivre et acheter ses doses.

Le Dr Millbank Johnson meurt en 1944. Une rumeur veut qu'il ait été empoisonné. Ses archives disparaissent. La même année, un médecin, Raymond Seidel, publie le premier article important sur Rife, centré sur son microscope et sa théorie du cancer, dans la prestigieuse revue du Smithsonian Institute. Peu après, pour des raisons jamais élucidées, il est suivi par des détectives et on tire sur sa voiture, sans l'atteindre. En 1950, Rife émerge d'une cure de désintoxication et se remet au travail, avec un nouvel associé, John Crane, ingénieur électronicien. Ensemble, ils développent un nouveau type d'appareil qui envoie les fréquences par le biais d'électrodes plates en contact avec le corps, les *pads* (tampons), ce qui permet de concevoir des circuits moins compliqués, moins chers et plus robustes. On parlera désormais des *pad devices* pour les différencier des anciens *beam devices*, qui agissaient sans contact, par le biais du rayonnement issu d'un tube à plasma. Mais il faudra des années avant de s'approcher des résultats obtenus autrefois. Des pourparlers ont lieu avec l'Institut national du cancer, encore sans résultat. Crane dépose une demande de brevet, elle est refusée. A partir de 1958, une nouvelle compagnie,

Allied Industries, toujours basée à San Diego, fabrique une centaine d'appareils, vendus ou prêtés à des médecins. Mais les foudres de l'AMA s'abattent à nouveau, en 1960. Le laboratoire de John Crane est perquisitionné sans mandat, le matériel est confisqué ainsi que tous les documents, les cahiers de recherche, les courriers, les factures et jusqu'aux photos épinglées sur le mur. Comme en 1939, les médecins possédant des appareils seront visités, et leur matériel saisi. Roy Rife, âgé de soixante-treize ans, est terrorisé. Plutôt que de supporter un nouveau procès, il s'enfuit au Mexique.

Crane passe en procès en avril 1961. Le tribunal refuse d'examiner les témoignages de médecins et toute la documentation montrant l'efficacité des traitements. Seuls quelques patients viendront témoigner en faveur d'une thérapie qui, pour certains, leur a sauvé la vie. La seule déposition d'un médecin est celle du Dr Paul Shea, à qui les autorités ont remis pendant deux mois l'un des appareils confisqués, pour évaluation. Shea admet qu'il n'a pas essayé l'appareil et n'a procédé à aucun test. Il s'est borné à examiner les circuits avant de conclure à l'absence de toute valeur thérapeutique. La sélection des jurés impose qu'aucun n'ait de connaissances en médecine ou en électronique, ni aucune sympathie connue pour la médecine alternative. Le président du jury est un médecin membre de l'AMA. Au bout de vingt-quatre jours de procès, Crane est reconnu coupable et condamné à dix ans de prison. En appel, la Cour suprême de Californie annule deux des trois chefs d'inculpation. Finalement, John Crane restera trois ans en prison. Après sa sortie, il tente encore de rebondir, mais semble souffrir désormais de troubles mentaux. Il décédera en 1995. Roy Rife, lui, est mort en 1971, complètement oublié. Un livre paru en 1987, *The Cancer Cure That Worked*, de Barry Lynes, le fera découvrir par une nouvelle génération. Ses inventions sont actuellement en cours de réévaluation. Nous en reparlerons plus loin.

L'incroyable machine d'Antoine Priore

L'histoire de Roy Rife et de sa machine à guérir le cancer, prise isolément, peut faire ricaner les sceptiques. Les preuves manquent, les archives ont disparu, les publications scientifiques sont rares. Mais quand on la rapproche avec l'histoire qui suit, la balance du doute commence à pencher un peu. Très curieusement, des décennies plus tard, à des milliers de kilomètres de là, en France, un homme qui n'a jamais entendu parler de Rife défraie la chronique avec une machine qui présente des similitudes troublantes avec le *Frequency instrument.* Et cette fois, les documents existent, les plus hautes instances de la recherche scientifique, ainsi que le gouvernement et l'armée, s'en mêlent. C'est ce qu'on appelle à l'époque « l'affaire Priore ».

Antoine Priore (1912-1983) est né en Italie, à Trieste, il a obtenu à dix-huit ans son diplôme d'une école d'électricité. Plus tard, il suivra des cours à l'Ecole supérieure d'électronique de Bologne. Son bagage scientifique s'arrête là. Pendant la guerre, il est officier radariste dans la marine italienne, puis technicien au service des Allemands qui l'ont fait prisonnier. C'est ainsi qu'il arrive à Bordeaux en février 1944, employé à la base sous-marine allemande. Il s'en échappe en août, rejoint le maquis en Dordogne et participe aux combats pour la libération du Sud-Ouest. Après la fin de la guerre, il s'installe définitivement à Bordeaux, où il ouvre un petit atelier de réparation radio-électrique, tout en travaillant le soir comme projectionniste de cinéma. Il passe tout le temps qui lui reste pour des recherches personnelles qui vont secouer le monde.

Priore travaille sur un grand projet. Pendant ses missions de radariste, il a fait une découverte qui l'obsède. Des oranges, oubliées pendant des semaines derrière un radar, n'ont pas moisi. Les ondes électromagnétiques auraient donc des propriétés antibiotiques, et Priore veut inventer un système de stérilisation des fruits et légumes par micro-ondes. Son premier appareil tient sur une table de salon et semble s'inspirer du radio-cellulo-oscillateur de Georges Lakhovsky. Il émet sur des longueurs d'onde courtes et ultra-courtes, de dix centimètres à quatre-vingts mètres. Priore obtient ses premiers résultats sur la germination et la croissance des végétaux – des plants de lentilles, de tulipes ou d'asparagus poussent jusqu'à trois fois plus haut que les plants témoins. Certaines longueurs d'onde ont une action inverse, elles stoppent la croissance et font mourir la plante en deux semaines. Des expériences ont lieu sur des œufs, qui éclosent deux jours avant les témoins, et des poussins, qui grandissent plus vite. Il fait aussi vieillir du vin en quelques séances.

A partir de 1948, Priore obtient du maire de Bordeaux, Jacques Chaban-Delmas, l'autorisation de travailler dans les laboratoires de l'abattoir municipal. Il fait des mesures électriques de toutes sortes de tissus animaux, morts ou vivants. Un jour, sur une tumeur cancéreuse des testicules d'un taureau, il s'aperçoit que les tissus cancéreux ne fournissent aucune réaction à la stimulation électrique. On lui parle des travaux peu connus du biologiste Charles Laville, auteur en 1928 d'un livre intitulé *Le Cancer, dérangement électrique.* Priore pousse des hurlements de joie. Il rêve de vaincre le cancer ! En 1953, il tente son premier traitement sur une vieille chatte atteinte de plusieurs tumeurs mammaires. La chatte est irradiée une demi-heure par jour pendant quelques semaines. Le succès est éclatant : non seulement la chatte guérit, mais des prélèvements de tumeurs effectués avant et après le traitement et confiés à un laboratoire qui n'est pas au courant de l'expérience établissent que les tissus malins sont redevenus bénins.

Désormais, Priore est obnubilé par le cancer. Avec l'aide d'un médecin, le Dr Maurice Fournier, il commence à traiter gratuitement des malades cancéreux et continuera toute sa vie, de façon clandestine. Nous y reviendrons. Pour l'heure, on va suivre le versant public et scientifique de sa carrière. En 1954, Priore prend contact avec le centre anticancéreux de Bordeaux, pour proposer des expériences sur des animaux. On l'éconduit poliment. En 1957, il a terminé la fabrication de sa première grosse machine, qui remplit toute une pièce dans son pavillon de Floirac, en banlieue bordelaise – il y a englouti toutes ses économies. Le matériel vient en partie d'entrepôts de récupération, et ses vieux amis de l'armée de l'air lui font parvenir discrètement du matériel radar militaire. En 1960, le vice-doyen de la faculté de médecine accepte de lancer une étude en laboratoire, et confie l'affaire à deux jeunes chercheurs, Biraben et Delmon, qui travaillent sur des tumeurs T8 greffées sur des rats. Jusqu'ici, ces cancers greffés sont toujours mortels. Un premier lot de soixante rats est étudié, dont vingt passent sous la machine de Priore. Ils ne sont pas guéris, mais la croissance tumorale est ralentie et la durée de vie triplée. Les deux chercheurs décident de poursuivre les expériences, tandis que Chaban-Delmas adresse le dossier à deux commissions scientifiques nationales, qui le rejettent sans appel. Bientôt, Biraben et Delmon obtiennent des guérisons complètes chez les rats, quand l'exposition commence dès le premier jour de greffe ou quand les durées d'irradiation sont augmentées. Mais le Pr Lachapèle, ce même cancérologue qui a éconduit Priore en 1954, leur interdit de publier ces résultats s'ils tiennent à leur future agrégation. Plus tard, en 1966, ils publieront l'ensemble de ces travaux dans la *Revue de pathologie comparée.*

Heureusement, un spécialiste influent entre en scène. C'est le Pr Maurice Guérin, l'un des deux créateurs de la fameuse tumeur greffée T8 qu'aucun traitement n'a jamais vaincue. Guérin dirige le laboratoire de médecine expérimentale de Villejuif. Il écoute Priore avec attention et, puisque la machine ne peut être transportée, il envoie à Bordeaux son collaborateur, le Pr Marcel-René Rivière. Le travail commence en 1964 sur des rats, et se poursuit pendant deux ans. Les résultats sont publiés au fur et à mesure dans les *Comptes Rendus de l'Académie des sciences.* On confirme d'abord les résultats sur la tumeur T8, puis sur des sarcomes greffés encore plus redoutables. A tous les coups, on voit une régression complète des tumeurs et des métastases, et l'absence de toute récidive. Le secrétaire perpétuel de l'Académie des sciences, Robert Courrier, s'enthousiasme, il se débat pour obtenir des crédits de recherche et envoie à Bordeaux sa plus proche collaboratrice, Rose-Andrée-Marie Colonge, pour une expérience très particulière. Afin de couper court à toute suspicion de triche, Courrier a imaginé un système draconien. Les rats sont fournis par l'institut d'immunologie de Bordeaux, elle les apporte tous les jours chez Priore à Floirac, elle ne les quitte pas des yeux pendant l'irradiation, et ceux qui attendent leur tour sont enfermés dans des cages cadenassées dont elle possède la seule clé. Puis les rats sont autopsiés en aveugle à Paris, dans le laboratoire de Courrier au Collège de France. Là encore, le succès est total.

En février 1965, la presse française découvre l'histoire et les journalistes se ruent à Bordeaux. Et voici Priore à la une des grands quotidiens nationaux. Ce qui va se révéler un cadeau empoisonné. Quelques jours plus tard, se tient la réunion de l'Académie des sciences autour d'une nouvelle note, une expérience sur les souris qui donne les mêmes résultats. Le tapage médiatique déplaît aux académiciens. Ce dossier sent le soufre, et les points de vue opposés s'affrontent violemment. Priore, de son côté, sacrifie son jardin pour construire un local en parpaings qui abritera une nouvelle machine – l'ancienne donne des signes de fatigue et tombe souvent en panne. Pour ce chantier, il signe un contrat avec l'entreprise Leroy (aujourd'hui Leroy-Somer). Priore voudrait atteindre des puissances beaucoup plus importantes, car pour l'instant le rayon n'agit que sur un diamètre d'environ vingt-cinq centimètres – on ne peut pas traiter plus de deux rats ou un lapin à la fois, alors qu'il faudrait, pour les humains, irradier le corps entier. Mais les investissements sont trop lourds. La machine sera simplement une réplique de l'ancienne avec des composants neufs et plus modernes. Malheureusement, les plans et les instructions de montage sont mal respectés par les ingénieurs de Leroy et la nouvelle machine multiplie elle aussi les pannes. Peu importe, les expériences continuent, à un rythme accéléré.

Un des plus grands centres de cancérologie au monde, l'institut de recherche Chester Beatty en Angleterre, envoie deux chercheurs, Jack et Andrée Ambrose, avec un lot de souris porteuses de cancers induits par un produit chimique, le benzopyrène. Les résultats sont une fois de plus impressionnants. Le directeur de l'Institut d'immunologie de Bordeaux, Raymond Pautrizel, un des grands spécialistes mondiaux des parasites tropicaux, lance une expérience sur des souris et des rats infectés par le trypanosome responsable de la syphilis équine, une maladie foudroyante, mortelle en quelques jours. Non seulement les animaux traités guérissent, mais ils restent définitivement immunisés contre toute réinfection ultérieure. Dès lors, Pautrizel va devenir le principal allié scientifique de Priore. Ses recherches sur le trypanosome, qui se poursuivront pendant dix ans, permettent de mieux comprendre le mode d'action du rayonnement. Les expériences prouvent que le parasite n'est pas détruit directement, mais que les défenses immunitaires des animaux sont prodigieusement renforcées. On peut penser qu'il en est de même pour l'effet anticancéreux.

Les choses se gâtent en 1966. Un chercheur anglais accuse Priore d'avoir opéré une substitution d'animaux. Pour être sûr que les souris traitées et guéries sont bien les mêmes qu'au départ, il leur a greffé des morceaux de leur propre peau, et certaines ont rejeté les greffes. En fait, comme on le découvrira plus tard, c'est un effet de la stimulation immunitaire provoquée par le rayon. Mais le mal est fait, le doute s'insinue à nouveau. Les autorités scientifiques exigent une nouvelle expérience sous contrôle draconien, avec un comité de surveillance en béton, présidé par l'illustre Dr Jean Bernard. Elle a lieu en 1969, sous le contrôle d'un huissier de justice présent en permanence et posant tous les soirs les scellés. Les guérisons sont incontestables, mais il en faut plus pour faire taire les sceptiques et les mauvaises langues.

Entre-temps, Priore a voulu tout abandonner. Sa sœur est morte d'un cancer, en Italie, il n'a rien pu faire pour la sauver, faute d'avoir obtenu les crédits et la confiance pour la réalisation d'une machine assez puissante. C'est Pautrizel qui le secoue et organise une souscription pour un nouvel appareil, achevé en 1968. L'année suivante, deux physiciens sous contrat avec l'armée, André-Jean Berteaud et André-Marie Bottreau, viennent examiner de près la machine et mesurer ses rayonnements. Berteaud pense avoir tout compris et tente de fabriquer une version simplifiée de la machine dans son laboratoire du CNRS à Bellevue. Lorsqu'on l'essaie sur des animaux, l'échec est cuisant.

Enfin, en 1972, grâce à l'appui de Chaban-Delmas devenu Premier ministre, l'Etat français débloque une subvention de trois millions et demi de francs pour une machine de forte puissance. Les travaux vont durer quatre ans, l'entreprise Leroy-Somer investit elle aussi des millions, on construit un bâtiment spécial haut comme un immeuble de quatre étages, l'émetteur principal pèse cinq tonnes, l'énorme ampoule à plasma fait six mètres de haut... Tout est démesuré, pharaonique. Et ça marche ! La mise en service a lieu en février 1975. En une semaine d'expériences, deux cent quatre-vingts animaux sont traités et guéris. Puis c'est la catastrophe. L'émetteur explose, il rend l'âme, fusillé, grillé, sans espoir de remède. Il valait à lui seul quatre millions de francs. La machine ne repartira jamais.

On approche de la fin de l'histoire. La machine précédente est remise en état, on fait encore quelques belles découvertes, concernant en particulier les maladies cardio-vasculaires. Sur des lapins soumis à un régime spécial, le rayonnement fait fondre la teneur du sang en cholestérol et les dépôts graisseux sur l'aorte. Mais rien n'y fait, pas même le soutien du prix Nobel André Lwoff l'invention de Priore sent trop le soufre. L'unité INSERM de Raymond Pautrizel est liquidée en 1977. La thèse de doctorat présentée par l'inventeur à l'université de Bordeaux est rejetée sans appel. Priore est de plus en plus amer, aigri, et sa santé chancelle. Une dernière lueur d'espoir se rallume avec un essai clinique organisé par un professeur à la retraite, Georges Dubourg, et contrôlé par l'Académie de médecine, sur douze malades humains, des cancéreux en phase terminale. Depuis dix ans, Priore avait renoncé à traiter des patients, afin de jouer le jeu de la prudence scientifique. Lors de cette ultime expérience, on obtient la guérison complète d'une patiente et, pour les autres malades, la survie est prolongée, l'état général s'améliore, les douleurs disparaissent, les tumeurs régressent. L'Académie de médecine refusera néanmoins de publier le rapport, avec cette seule explication du secrétaire perpétuel : « Les spécialistes à qui nous avons demandé leur avis considèrent que votre travail n'est pas du ressort de notre compagnie. »

On sait peu de choses sur les malades traités clandestinement par la machine de Priore avant 1967. Les archives tenues par le Dr Fournier, qu'il avait enfermées dans un coffre, n'ont pas été retrouvées après sa mort. Le journaliste Jean-Michel Graille, auteur de nombreux articles et d'un livre sur Priore, a recueilli quelques témoignages concernant un enfant leucémique et des adultes cancéreux, guéris, toujours en vie vingt ans plus tard. Au vu de tous les travaux scientifiques rigoureux menés avec l'appareil, il semble hors de doute que le « rayon Priore » avait effectivement vaincu le cancer.

Antoine Priore est mort en 1983. Ses appareils existent toujours, mais personne n'a jamais réussi à les faire fonctionner à nouveau. L'inventeur était cachottier, un poil paranoïaque. Il n'a jamais communiqué les réglages minutieux des nombreux paramètres qu'il fallait moduler, parfois pendant des heures, avant d'obtenir le rayonnement actif. Sans doute lui-même ne maîtrisait-il pas tout et se fiait-il beaucoup à son intuition, à son flair d'ingénieur. Les caractéristiques techniques des machines sont bien connues. Elles combinent trois sources d'ondes radio, une dans la gamme micro-ondes, à la fréquence de 9,4 gigahertz, deux dans la gamme UHF, à des fréquences variables selon les expériences (pour les trypanosomes, par exemple, des longueurs d'onde de 17 et 19 mètres). Ces émissions sont guidées par un système complexe d'antennes vers un gros tube rempli de néon, avec des électrodes de forme particulière, dont une électrode tournante. Le tout est soumis à un champ magnétique d'au moins 1 000 gauss, pulsé à une fréquence proche du rythme cardiaque par un autre dispositif complexe. Tout cela est connu, mais ne sert à rien. Le secret est pour l'instant perdu.

Plusieurs équipes, à Bordeaux, continuent à travailler sur l'énigme, sans succès jusqu'ici. Un point, cependant, intrigue : de manière totalement indépendante l'un de l'autre, l'Américain Roy Rife et le Français Antoine Priore ont exploré une même technique : à savoir le mélange des ondes dans un tube à plasma. Tout donne à penser que le rayonnement issu du plasma est d'un type spécial, probablement pas mesurable par les détecteurs usuels. Plusieurs physiciens ont émis l'idée qu'il s'agirait d'ondes nommées longitudinales ou scalaires, une catégorie non prévue dans la théorie de Maxwell, dont l'existence prête pour le moins à discussion. Nous sommes décidément aux frontières de la science...

Des courants électriques contre la douleur

Il est temps de revenir vers des terres plus fermes et moins mystérieuses. Dans les années 1960, une véritable renaissance des thérapies électromagnétiques commence dans les pays occidentaux. Les premiers signes viennent des Etats-Unis, où deux types d'appareils vont gagner une reconnaissance officielle. Il s'agit de courants électriques faibles, en application locale, soit sur les zones douloureuses, pour une action analgésique, soit sur le crâne, pour un effet relaxant, calmant ou somnifère. L'effet antidouleur est développé par Norman Shealy, un jeune neurochirurgien américain qui ne se satisfait plus des thérapies médicamenteuses ou chirurgicales qu'on lui a enseignées pour lutter contre la douleur. En cherchant des traitements moins destructeurs, il s'intéresse à l'acupuncture, à la chiropraxie, aux techniques de méditation et aux guérisseurs. Il pratique aussi beaucoup la méthode chirurgicale la plus efficace à l'époque, l'implantation d'électrodes dans la colonne vertébrale pour bloquer le signal nerveux de la douleur. Mais comment obtenir les mêmes effets sans les risques associés à la chirurgie ? En 1967, Shealy expérimente l'action du courant électrique transcutané, c'est-à-dire par contact sur la peau, sans implantation, et constate que l'efficacité est identique. Il met donc au point un appareil qu'il nomme TENS – *transcutaneous electrical nerve stimulator*. Aujourd'hui, les TENS sont probablement les appareils de thérapie électrique les plus connus et les plus vendus dans le monde occidental.

Un TENS produit un courant électrique de faible voltage et de faible intensité, quelques milliampères. Ce courant n'est pas continu, ce qui risquerait de provoquer, par l'accumulation de charges électriques d'un seul signe, une polarisation dangereuse, dans les cellules et les tissus. Le courant du TENS est donc alternatif (on dit aussi biphasique ou bipolaire) : la polarité est inversée une fois par cycle, la somme totale des polarités étant égale à zéro. Mais il existe mille façons de produire un courant alternatif. La plus simple est appelée sinusoïdale, c'est une courbe régulière, en montagnes russes, entre les pôles négatif et positif. La plupart des TENS utilisent des formes d'ondes plus complexes, carrées ou rectangulaires, où sont présentes de nombreuses harmoniques, des multiples de la fréquence de base. En outre, le courant est envoyé de façon discontinue, sous forme de pulsations, dont la fréquence et la durée peuvent varier. D'où les différences entre les modèles. En général, les pulsations durent entre 50 et 400 microsecondes, et leur fréquence se situe au-dessous de 100 hertz. Enfin, les TENS sont munis d'électrodes, des pastilles métalliques qu'on place en contact avec la peau. Les premiers modèles nécessitaient l'apport d'un gel sur la peau pour une meilleure conduction électrique, mais cette technique pouvait provoquer des brûlures. Les TENS modernes ont des électrodes auto-adhésives. On peut les placer sur la douleur, ou entre le point douloureux et le cerveau, ou encore sur certains points précis – les écoles varient sur ce sujet. De manière générale, il faut une période de tâtonnements avant de trouver l'appareil et la méthode qui conviennent le mieux à chaque patient. Aux Etats-Unis, il est donc coutumier de louer un appareil, dans un premier temps, sous la direction d'un médecin spécialisé, puis de l'acheter quand on a trouvé celui qui convient.

Une des raisons pour lesquelles les TENS ont été rapidement acceptés par la médecine conventionnelle est qu'on a pu proposer, dès leur introduction, un mécanisme physique qui explique leur effet. Ce mécanisme met en jeu les connaissances récentes sur la douleur – on a découvert des nerfs et des récepteurs spécialisés qui conduisent l'influx douloureux jusqu'au cerveau, ainsi que des « portes » (postulées par Ronald Melzack et Patrick Wall en 1965) capables de bloquer ou de laisser passer l'influx douloureux. Les TENS agiraient sur ces portes nerveuses. Aujourd'hui, trente-cinq ans plus tard, on n'est toujours pas certain que cette théorie soit la bonne, mais elle rassure les institutions.

Au début des années 1980, un spécialiste des TENS, Daniel Kirsch, expérimente un nouveau système, initialement nommé thérapie bioconductive, et désormais connue sous le nom de *microcurrent electric therapy* (MET). L'intensité du courant est beaucoup plus faible, de l'ordre des microampères – on est descendu d'un facteur mille. Mais la durée des pulsations est plus longue, leur fréquence plus rapide et le nombre d'harmoniques plus élevé, de sorte qu'on reçoit au total une plus grande quantité d'électricité, agissant sur une multitude de fréquences. Le courant pénètre moins profondément dans l'organisme, mais semble avoir une meilleure efficacité, pour des raisons qui ne sont pas vraiment élucidées. Il semble que les harmoniques entrent en résonance avec des micro-courants internes à l'organisme, dont nous allons bientôt reparler, et qu'ils ont des propriétés « équilibrantes », en restaurant le fonctionnement normal des tissus visés, plutôt que des effets simplement bloquants comme les TENS. Il s'agirait donc d'une sorte d'homéopathie électronique. Ce qui provoque évidemment un certain scepticisme. Néanmoins les appareils MET ont prouvé leur efficacité contre la douleur lors de nombreuses études cliniques, et sont donc officiellement autorisés pour cette indication. On va voir d'ici peu qu'il en existe d'autres, moins bien acceptés...

L'inconvénient est que les circuits électroniques nécessaires sont dix fois plus compliqués. Les premiers appareils MET étaient de gros engins, mais dès 1982 la compagnie fondée par Daniel Kirsch, EPII (Electromedical Products International Inc.), investit dans la miniaturisation et sort un modèle portable, nommé Alpha-Stim, qui reste aujourd'hui la référence.

Le cerveau sous influence électrique

La stimulation électrique crânienne se répand elle aussi en Amérique dans les années 1960. On lui a donné une ribambelle de noms, thérapie neuroélectrique, électrothérapie transcraniale, électronarcose, électro-sommeil, mais le terme le plus usité de nos jours est le terme anglais de *cranial electrotherapy stimulation*, ou CES. En fait, cette méthode possède déjà une longue histoire. Le Français Stéphane Leduc semble avoir été le premier à endormir des animaux avec un courant électrique alternatif, en 1902, mais ce sont les chercheurs russes qui ont développé la technique. Dès 1914, Rabinovitch en fait une cure pour les insomniaques. Des appareils modernes apparaissent en Russie à partir de 1957 et sont rapidement adoptés dans tous les pays de l'Est. Ils attirent aussi l'attention à l'Ouest. Le premier « symposium international sur le sommeil électrothérapeutique et l'électro-anesthésie » a lieu en Autriche en 1966.

A l'époque, l'appareil russe le plus utilisé s'appelle Electrosone. Il produit un courant électrique de 1,5 milliampère, pulsé à 100 hertz sous forme d'onde sinusoïdale, à travers quatre électrodes – deux sont placées sur les paupières et les deux autres à la base du crâne, sur le cou. L'ensemble tient dans une valise de la taille d'un attaché-case. Curieusement, c'est grâce à un article sur son usage au Japon que les Américains vont s'y intéresser. Les Japonais viennent de créer un train à grande vitesse entre Tokyo et Kyoto, et les trajets se révèlent particulièrement fatigants pour les conducteurs. La compagnie leur propose donc, à chaque trajet, une séance de relaxation, dans l'obscurité, à l'aide de ces appareils. L'anecdote fait l'objet d'une petite nouvelle dans le *Dallas Morning News*, et une petite entreprise de Garland, Texas, spécialisée dans les nouveaux produits, envoie une délégation au Japon pour en savoir plus. L'un des ingénieurs, Ray Gilmer, quitte bientôt cette entreprise pour fonder NeuroSystems Inc. et fabriquer un appareil nommé Neuro Tone 101. Il y a quelques améliorations par rapport à l'appareil russe : on peut choisir entre deux fréquences (50 hertz et 100 hertz) et entre deux formes d'ondes (sinusoïdales ou non), et les électrodes frontales sont placées, non plus sur les paupières, où elles provoquent parfois des sensations désagréables, mais sur le front, juste au-dessus des sourcils. Pendant ce temps, une équipe de chercheurs à l'université du Texas à San Antonio, dirigée par Saul Rosenthal, effectue les premières études cliniques, aussi bien sur l'Electrosone russe que sur le Neurotone américain. Elle constate que l'effet somnifère ne marche pas à tous les coups, mais qu'on obtient de façon constante des sensations de relaxation et de soulagement du stress. A partir du début des années 1970, on oublie donc l'effet sur le sommeil et la technique CES est proposée avant tout contre les états dus au stress, l'anxiété et la dépression, ainsi que pour le sevrage des alcooliques et des toxicomanes. En 1978, la FDA (Food and Drugs Administration), l'organisme fédéral américain qui surveille le marché médical, crée une commission pour évaluer tous les appareils médicaux électriques sur le marché, qui, jusque-là, n'avaient pas besoin d'autorisation spéciale. Le Neurotone 101 réussit son examen, et c'est à la demande de la FDA qu'on oublie le nom populaire d'électro-sommeil au profit du terme CES.

Bientôt, une nouvelle dimension est introduite par Margaret Patterson, médecin britannique qui s'est initiée, dans un hôpital de Hong Kong, à la technique de l'anesthésie par acupuncture. L'équipe essaie une nouvelle approche en remplaçant les aiguilles par des stimulations électriques sur les mêmes points d'acupuncture. Et le hasard leur ouvre des horizons. Un jour, un patient qui vient de subir une anesthésie par cette technique révèle aux médecins qu'il est héroïnomane et qu'il n'a ressenti aucun symptôme de manque durant les jours qui ont suivi l'opération. D'autres essais avec des alcooliques ou des toxicomanes sont concluants. Patterson se spécialise dans ce qu'elle appelle la thérapie neuroélectrique et se fait connaître en Grande-Bretagne, puis aux Etats-Unis, en citant notamment ses clients célèbres, les musiciens de rock Pete Townshend, Eric Clapton ou Keith Richards.

Désormais, aussi bien chez NeuroSystems que chez Patterson, on n'utilise plus que deux électrodes, placées derrière les lobes des oreilles. Au début des années 1980, les deux compagnies ont miniaturisé le générateur électrique pour atteindre la taille d'un walkman. Le Relax-Pak de NeuroSystems reste limité à une fréquence (100 hertz), Patterson a plusieurs programmes (10 hertz pour la dépression, moins de 75 hertz pour l'addiction aux barbituriques, 75 hertz à 300 hertz pour les stupéfiants, 2 000 hertz pour la cocaïne...). Les CES plus récents, eux, fonctionnent généralement sur des rythmes très lents, 10 hertz pour une relaxation légère, 5 hertz pour une méditation profonde, et le sommeil à 3 hertz.

La grande différence entre les appareils TENS et CES, c'est l'intensité du courant électrique. Les premiers émettent un courant trop fort pour qu'on puisse les appliquer sans danger au-dessus du cou, et cette contre-indication est clairement mentionnée dans les modes d'emploi. Mais la distinction s'efface après l'introduction de la technique des micro-courants. Désormais, un même appareil peut remplir les deux fonctions, analgésie ou relaxation, selon l'endroit où on place les électrodes. Et ça devient un des gros arguments de vente de l'AlphaStim, déjà cité. Initialement présenté comme un appareil antidouleur, cet appareil se voit paré de toutes sortes de vertus lorsqu'on fait valoir tous les bénéfices indirects d'une relaxation profonde, y compris sur des affections physiques comme l'hypertension, l'asthme, les troubles digestifs ou les maladies cardiaques. Mieux encore, on commence à suggérer que l'AlphaStim, en application sur le crâne, stimulerait la production d'endorphines et d'autres neurotransmetteurs, et pourrait donc rendre plus intelligent, plus créatif, plus dynamique, plus performant. Un livre publié en 1986, *Megabrain*, de Brian Hutchison, devient un best-seller et popularise l'usage des machines électriques pour doper le cerveau. Tout cela n'est pas du goût de la FDA, qui lance dans les années 1990 une véritable offensive contre les CES. Elle exige des études cliniques et commande un rapport sur les études existantes, environ une centaine – ses conclusions sont négatives. La plupart des entreprises arrivées récemment sur ce marché sont trop petites pour se payer de nouvelles recherches cliniques, et presque toutes disparaissent. Seule la plus solide financièrement, EPII, qui fabrique l'AlphaStim, continue à financer des études et s'offre même le luxe de gagner un procès contre la FDA. Mais l'essor des CES a été effectivement stoppé, pour le moment.

Quand le magnétisme fait repousser les os

Une autre grande découverte a lieu dans les années 1970. Cette fois, on n'utilise pas d'électrodes, rien n'est en contact avec le corps. Ce sont des champs magnétiques, totalement imperceptibles, qui traversent notre corps et travaillent sur nos tissus. Ces champs magnétiques sont émis par des appareils qui les modulent et les émettent en saccades – on dit que les champs sont pulsés. Les applications sont nombreuses, mais la plus impressionnante, celle qui a convaincu même les plus sceptiques, c'est que ces champs font repousser les os !

Tout commence par le hasard d'un voyage en avion et des places assignées aux passagers. Arthur Pilla, un jeune électrochimiste américain, se rend à un congrès sur sa spécialité, l'électrodéposition, l'analyse des phénomènes chimiques qui se produisent au contact d'une électrode et d'un matériau. Le passager d'à côté consulte des photos scientifiques. Pilla croit voir une électrode entourée de dendrites, des excroissances en formes de rameaux tordus – c'est la manière dont se dépose un nouveau composé chimique sous l'action d'un courant électrique. Pour Pilla, aucun doute, son voisin doit se rendre au même congrès d'électrochimie.

Mais pas du tout : les photos représentent l'intérieur d'un os humain dans lequel on a implanté une électrode, et le passager travaille dans l'équipe d'Andrew Bassett, un chirurgien orthopédiste à l'université de Columbia, à la recherche d'une nouvelle technique pour traiter les fractures. Cette rencontre va bouleverser la vie et la carrière d'Arthur Pilla. Il propose son aide à Bassett et se retrouve entraîné dans l'aventure du bioélectromagnétisme. Ensemble, les deux hommes vont accomplir une percée décisive.

Pour un orthopédiste, le problème le plus vexant, c'est quand une fracture refuse obstinément de se refermer, parce que l'écart entre les deux bords est trop grand et que les tissus osseux ne repoussent pas – ce qu'on appelle en anglais la *non union fracture.* La solution classique consiste à rapprocher les deux morceaux par une broche métallique et à greffer dans la blessure des fragments d'os provenant d'autres parties du corps. C'est une procédure chirurgicale lourde, et pas toujours couronnée de succès. Les phénomènes de rejet et d'infection sont fréquents. Et si rien ne marche, il ne reste plus qu'une issue, le constat d'échec final : l'amputation. Or, à l'époque, plusieurs équipes américaines travaillent sur les propriétés électriques des tissus osseux et leur rôle dans la repousse et la guérison.

Le premier chercheur en date s'appelle Robert O. Becker, nous l'avons déjà rencontré dans le chapitre sur les pollutions dues à l'électricité, puisqu'il a été un pionnier dans ce domaine. Nous le retrouverons encore à la fin de ce livre, car ses contributions essentielles concernent la recherche des mécanismes cellulaires qui pourraient expliquer l'effet des champs électromagnétiques. Mais pour l'heure, une fois de plus, le hasard a frappé. En 1958, le lancement de Spoutnik, le premier satellite artificiel en orbite, a plongé les responsables américains dans un état proche de la panique. La science soviétique, jusqu'ici dédaignée, s'est révélée capable de prendre la première place dans la course à l'espace. Désormais, en Amérique, c'est l'obsession, il faut rattraper le retard, et d'abord étudier les découvertes russes dans tous les domaines. Une armée de traducteurs est recrutée en toute hâte et des milliers d'articles scientifiques sont remis aux chercheurs concernés. Et c'est ainsi que Becker hérite d'une liasse dont personne n'a voulu dans son centre de recherche – ce sont des articles de biologie, parues notamment dans la revue *Biofizika.* Il tombe sur plusieurs recherches russes sur le rôle des courants électriques internes dans la repousse des tissus vivants. Dans son modeste laboratoire à l'hôpital des anciens combattants de Syracuse, dans l'Etat de New York, Becker commence une série d'expériences.

Le tissu osseux se compose principalement d'apatite, une substance cristalline, et de collagène, un matériau souple qui possède une propriété particulière nommée piézo-électricité. Sous l'action d'un stress mécanique, c'est-à-dire quand il est tordu, poussé ou tiré, le collagène émet un faible courant électrique. Et vice versa : l'apport extérieur d'électricité entraîne une dilatation ou une contraction du collagène. Par ailleurs, le collagène se dispose en longues fibres, un peu comme des spaghettis, et ces fibres peuvent s'orienter selon les lignes de force du champ électrique. Enfin, l'os réagit de manière particulière à la lumière, il est faiblement phosphorescent dans l'infrarouge. Tous ces phénomènes indiquent que l'os réagit aux champs électromagnétiques. Dès lors, on peut imaginer que, lors d'une fracture, l'os reçoit des nerfs environnants de faibles courants électriques qui déclenchent sa croissance. Quand la fracture est très ouverte, les nerfs sont trop loin et le courant ne passe plus. Mais en apportant les courants appropriés grâce à des sources extérieures, ne serait-il pas possible de stimuler artificiellement la repousse ?

Cette idée, Becker en discute un jour avec son jeune confrère Andrew Bassett. Tout cela est encore très hypothétique, et pour tout dire révolutionnaire. Le scepticisme est massif. Becker fait pourtant ses premiers essais sur des animaux en 1966, et sur l'homme en 1972. Sa technique consiste à insérer une électrode en argent dans la blessure, qui émet un minuscule courant électrique. Malgré de bons résultats sur des patients dont c'était la dernière chance avant l'amputation, la méthode de Becker n'entrera jamais dans la pratique médicale. D'autres équipes développent des variantes qui auront plus d'écho à l'époque, en utilisant des électrodes en acier et des courants plus puissants, mais le groupe d'Andrew Bassett et Arthur Pilla va franchir une étape cruciale en abandonnant le système des électrodes implantées. L'implantation est un geste chirurgical qui comporte toujours des risques et des inconvénients, et qui donne des résultats mitigés, parce que le tissu osseux ne croit qu'à proximité immédiate de l'électrode, et pas sur toute la surface atteinte. C'est donc sans effet sur les fractures les plus disjointes. Bassett et Pilla inventent alors des appareils qui produisent le même effet à distance, sans contact, grâce aux champs magnétiques pulsés. En fait, à l'intérieur des tissus, cela revient au même : le champ magnétique en mouvement crée un courant électrique, et c'est ce courant qui agit. Mais la méthode magnétique offre l'immense avantage d'être « non invasive », beaucoup plus pratique, totalement indolore et sans le moindre risque.

La méthode est agréée par la FDA, à la suite d'études cliniques concluantes, en 1979. Elle est aujourd'hui appliquée dans le monde entier. Bassett et Pilla ont déposé des brevets, dont on dit qu'ils ont rapporté beaucoup d'argent. Andrew Bassett est mort en 1994. Arthur

Pilla, lui, est toujours bien vivant et très actif dans la recherche. Nous l'avons rencontré au congrès de la Bioelectromagnetics Society à Munich. Il a d'ailleurs bien failli être élu, cette année-là, nouveau président de cette société. Au grand soulagement de ce bon vivant qui chérit avant tout sa liberté de mouvement, un autre chercheur a recueilli plus de voix. Pilla, un grand gaillard grisonnant à l'œil perpétuellement amusé, nous a fait partager son enthousiasme et aussi quelques déceptions.

« Au début, nous avons testé les effets du champ magnétique émis par des bobines sur des cellules et sur des animaux, et nous avons vu qu'on induisait effectivement un courant électrique. Mais il fallait trouver le signal optimal, et ça nous a demandé dix ans de recherche. Ensuite, nous avons traité des patients dans un état très grave, chez qui les greffes avaient échoué. Nous avons eu un taux de succès de 75 %. Nous avons publié cette étude pilote, et intéressé une petite compagnie pour fabriquer les appareils. La FDA nous a demandé d'autres études cliniques, nous les avons financées, et finalement nous avons eu le feu vert. Malheureusement, l'autorisation ne vaut que pour le signal précis et les indications précises sur lesquelles nous avons travaillé à l'époque. Depuis, nous avons trouvé des signaux plus efficaces, et nous savons que ça marche aussi sur les tissus mous, la cicatrisation des blessures et des ulcères, et la régénération des nerfs. Mais pour avoir l'autorisation d'appliquer ça, il faut de nouvelles études cliniques, qui coûtent très cher. Voilà ce qui rend les progrès très lents dans ce domaine. Aujourd'hui, des centaines de milliers de patients ont été traités dans le monde entier. C'est beaucoup moins cher et plus pratique qu'une greffe, les patients peuvent être traités chez eux, sans aller à l'hôpital. Cela dit, aux Etats-Unis, seulement 15 ou 20 % des orthopédistes sont favorables à cette méthode. La plupart préfèrent quand même les greffes, parce que ça leur rapporte plus.

« Mais c'est aussi en partie de notre faute. Nous ne pouvons pas proposer une explication certaine du mécanisme d'action. Le signal qu'on utilise est un signal très faible. Il ne chauffe pas les tissus, il ne déclenche aucun influx nerveux ou musculaire, et les physiciens nous ont dit : Alors, comment peut-il agir ? Il y a une onde porteuse à 27 mégahertz, modulée par des impulsions carrées ou rectangulaires, répétées à une fréquence de 1 à 20 hertz, qui durent de 200 à 300 microsecondes. Les voltages induits sont de l'ordre du millivolt par centimètre, c'est très faible, mille fois moins que les courants qui stimulent les muscles ou le cœur, et mille fois moins que l'intensité requise pour produire un effet thermique. Et c'est pour ça qu'on a eu énormément de difficultés à convaincre nos collègues. J'ai donc travaillé sur les bases de cette technique, pour prouver que le signal est bien détecté par la cellule. J'ai beaucoup publié là-dessus, j'ai montré par le calcul que la membrane de la cellule peut être sensible au signal, qu'il peut agir sur la capacité de certains ions à s'accrocher sur certains sites ou à traverser la cellule. A présent, on en sait suffisamment pour pouvoir prédire l'effet de tel signal sur telle cellule ou telle molécule. Pour moi, c'est un processus d'information. Le signal n'est pas un apport d'énergie qui se répand dans les cellules, c'est une information qui déclenche une cascade d'événements biochimiques. Voilà qui est très difficile à accepter pour beaucoup de biologistes. »

Le boom des appareils à pulsations magnétiques

La découverte de Pilla et Bassett ouvre une brèche où vont s'engouffrer des centaines de chercheurs, d'inventeurs et d'entrepreneurs. Aujourd'hui, les appareils émetteurs de champs magnétiques pulsés semblent appelés à détrôner bientôt les TENS et autres émetteurs de courant électrique sur un vaste marché, pour des indications de plus en plus variées. Bien sûr, on est loin d'une situation comparable à la Russie et ces machines restent rares dans les hôpitaux. La percée a plutôt eu lieu dans des cabinets spécialisés, des petits centres médicaux intervenant sur les douleurs chroniques ou les traumatismes sportifs, et aussi par la vente directe d'appareils simplifiés et relativement bon marché, destinés à un large public.

Au passage, on s'est aperçu qu'il y avait des précédents parfois lointains, qu'on n'avait pas pris suffisamment au sérieux. Par exemple, le système DiaPulse, inventé dès 1934 à New York par un médecin généraliste, Abraham Ginsberg, et utilisé encore aujourd'hui dans certains pays. Ce n'est pas à proprement parler du magnétisme pulsé, puisqu'il s'agit d'ondes radio ultra-courtes à des intensités non thermiques, mais elles sont émises sous forme de pulsations assez semblables à celles des appareils magnétiques, et touchent peut-être aux mêmes cibles biologiques. Il existe également, depuis les années 1950, de nombreuses recherches en laboratoire sur des animaux ou des cultures de cellules, où l'on a exploré les effets de champs magnétiques puissants émis par des bobines de cuivre parcourues par des courants électriques modulés. Elles n'ont pas donné lieu à des applications médicales, parce que leurs résultats ont été jugés trop modestes, ou que le mystère qui planait sur leur mécanisme d'action a découragé les bonnes volontés. Il est impossible ici d'énumérer tous les effets constatés. Pour ne citer que la France, il faudrait parler des recherches d'André Belossi, qui s'étalent sur des décennies, ou mentionner le fait que les deux chercheurs que nous avons vus à l'œuvre sur le téléphone portable, Bernard Veyret et René de Sèze, ont tous deux travaillé sur ce type de systèmes. Veyret a réussi à inactiver certaines bactéries ou moisissures, et de Sèze nous a confié, non sans une pointe de nostalgie, qu'il avait autrefois prolongé la survie de souris cancéreuses. Mais il n'y a pas eu de suite.

Sur le front des applications thérapeutiques, peu après le succès de Bassett et Pilla, au début des années 1980, Ruggero Cadossi en Italie et Richard Markoll en Allemagne mettent au point de façon indépendante des appareils assez proches, qui sont utilisés aujourd'hui pour traiter les fractures et aussi l'arthrite dans les hôpitaux de ces deux pays. Aux Etats-Unis, Abraham Liboff, après des années de travail expérimental et théorique sur les mécanismes cellulaires du biomagnétisme, vient d'obtenir l'agrément de la FDA pour une nouvelle technique, les « champs magnétiques combinés », un mélange de champs alternatifs et continus qui donne, dit-on, des résultats plus rapides et plus complets que tout ce qui précède. Là où les appareils de Bassett et Pilla exigent souvent plusieurs heures d'application tous les jours, ceux de Liboff se contentent d'une demi-heure quotidienne.

Il existe à l'heure actuelle bien d'autres usages pour les champs magnétiques pulsés que les simples fractures. Du point de vue légal, ces nouvelles méthodes se situent dans une zone un peu floue. Des études cliniques ont été effectuées, notamment celles de l'Américain Reuven Sandyk ou du Canadien Frank Prato, mais pas toujours en nombre suffisant. Les compagnies peuvent néanmoins profiter de ces travaux pour assurer un début de légitimité. Un rapport récent commandé par l'Institut national de la santé aux Etats-Unis recense des études cliniques positives pour les indications suivantes : douleurs chroniques, douleurs post-opératoires, arthrite, ostéoporose, cicatrisation des blessures et des ulcères, œdème et inflammation. L'étude mentionne aussi des résultats prometteurs, mais qui n'ont pas encore donné lieu à des confirmations cliniques, pour la stimulation des systèmes immunitaire et neuroendocrinien, et la régénération des nerfs après un accident ou une maladie dégénérative.

Les fabricants d'appareils mentionnent aussi, de façon plus ou moins circonspecte, des effets constatés pour d'autres affections – migraines, hypertension et troubles de la circulation, atrophies musculaires, hémorroïdes, brûlures, eczéma, tendinites, incontinence urinaire, asthme, emphysème, goutte, hernie hiatale, et même parfois le diabète, la sclérose en plaques ou les maladies d'Alzheimer et de Parkinson. En fait, la plupart des améliorations semblent liées à quelques effets bien établis et mesurables : une vasodilatation qui stimule la circulation dans les petits vaisseaux sanguins et entraîne une meilleure oxygénation des tissus, d'où une réduction de l'inflammation, ainsi qu'un effet du même type sur les vaisseaux lymphatiques, ce qui pourrait activer les défenses immunitaires et l'élimination des toxines. Au niveau cellulaire, on note un transport accéléré d'ions et de protéines entre la cellule et l'espace qui l'entoure, donc une stimulation des processus physiologiques.

On trouvera, dans la bibliographie finale, les contacts des principaux fabricants américains et européens d'appareils vendus au public. Il nous est bien sûr difficile de départager les produits concurrents mais, parmi les documentations fournies, nous avons été particulièrement impressionnés par le système allemand Pulsegen ou PST (*pulsed signal therapy*), issu des recherches de

Richard Markoll, pour la qualité des études cliniques et la gamme ingénieuse des applicateurs souples, conçus pour épouser les formes des différentes parties du corps où ils doivent être employés.

Dans le domaine des grosses machines réservées au secteur hospitalier, il faut aussi signaler deux nouveautés intéressantes. L'une est le *Jacobson Resonator*, inventé et fabriqué par un médecin et entrepreneur américain aux dents longues, Jerry Jacobson. Pour une meilleure pénétration des champs magnétiques sans augmenter inconsidérément la puissance, il a élargi le diamètre et la surface des bobines, qui deviennent de vastes anneaux entourant tout le corps. Par ailleurs, Jacobson a réussi à récolter des financements conséquents et à initier de nombreuses études cliniques avec des hôpitaux réputés. Les dernières en date concernent, sur des patients humains, plusieurs sortes de douleurs chroniques et d'affections articulaires ou rhumatismales, et sur des animaux l'arythmie cardiaque, l'épilepsie et la régénération des nerfs. Une version portable, pour le mal au dos et la médecine sportive, est également développée sous le nom de QRT (*quantum resonance technologies*). En 2001, Jacobson s'apprête à débarquer sur le marché européen en collaboration avec une entreprise espagnole, Serrato, sous le nom de marque Bio-Medix. L'autre innovation prometteuse est l'*Ion Magnetic Inductor* du physicien grec Panos Pappas. Ici, on se rapproche, avec des moyens modernes, des anciennes formes d'électrothérapie et des principes développés par Georges Lakhovsky. L'énergie magnétique est destinée à propager dans les corps humain des courants électriques relativement intenses sur une large gamme de fréquences, de façon à stimuler un grand nombre de phénomènes cellulaires, en particulier les défenses immunitaires.

Enfin, dans un autre registre, le monde médical prend de plus en plus au sérieux une nouvelle thérapie magnétique contre la dépression, la TMS, *transcranial magnetic stimulation.* Le principe est découvert par hasard aux Etats-Unis par un neurologue, Alvaro Pasqua-Leone, sur une machine qui existe déjà pour diagnostiquer, pas pour soigner. Elle émet une très forte pulsation magnétique en direction du cerveau, les membres réagissent par des mouvements involontaires, on s'en sert pour mesurer la vitesse de l'influx et détecter certaines maladies des nerfs. Mais voici qu'un jour un dépressif signale après l'examen une étrange euphorie... La TMS s'applique aujourd'hui par pulsations répétées, à la fréquence d'environ 20 hertz – en fait, les machines n'arrivent pas à tourner plus vite, sous peine d'exploser. Il faut dire que la puissance magnétique est énorme, de l'ordre de 2,5 teslas, soit 25 000 gauss. C'est évidemment sans commune mesure avec les champs infimes qui soignent les fractures. La méthode parvient à traiter des dépressions graves qui résistaient à tous les médicaments. Pourquoi et comment, on n'en sait rien. Il semble que le courant électrique induit dans le cerveau par les pulsations magnétiques reproduise l'effet antidépresseur, souvent avéré, de l'électrochoc, mais de façon indolore, sans ses terrifiants effets secondaires. La TMS fait actuellement l'objet d'études cliniques à grande échelle, dont l'une se déroule en France, dans des hôpitaux à Paris, Créteil et Lyon.

Bienvenue dans l'underground

Il existe aujourd'hui un underground des thérapies électromagnétiques. Dans une semi-clandestinité, des appareils sont inventés, fabriqués, vendus, essayés et évalués de manière informelle. Internet joue un rôle important dans ce développement. C'est non seulement la principale vitrine pour la vente de ces appareils, mais aussi l'espace privilégié où les utilisateurs discutent, consignent leurs réactions et leurs résultats, échangent des conseils ou des mises en garde. Le phénomène a lieu surtout aux Etats-Unis, mais des ramifications existent un peu partout dans le monde. On peut être effrayé par la prolifération de cette « science sauvage », qui ne passe absolument pas par les circuits classiques de la recherche médicale. On peut aussi y voir une tentative intéressante de prise en main, par les patients eux-mêmes, des essais thérapeutiques. A vrai dire, la plupart des méthodes qu'on regroupe sous le nom de médecines douces, alternatives ou parallèles, fonctionnent de la même manière, dans un no man's land scientifique. On s'abstiendra ici de tout jugement. Pour l'instant, dans la plupart des pays, les appareils d'électrothérapie underground bénéficient d'une relative tolérance. Quelques anicroches ont lieu chaque année, mais dans l'ensemble tout ce petit monde peut travailler en paix. Après tout, il semble que ces émetteurs électromagnétiques n'aient pas d'effets secondaires dangereux. Quant à leur action thérapeutique, il est difficile de se prononcer de manière définitive, vu l'absence d'études rigoureuses. En bonne pratique clinique, il faudrait des expériences en aveugle, avec des appareils actifs et d'autres qui en donnent l'apparence, pour déceler l'influence du fameux effet placebo. On dispose néanmoins d'une masse considérable d'anecdotes personnelles et de comptes rendus qui, s'ils ne constituent pas un matériau scientifique à proprement parler, peuvent quand même préparer le terrain à de futures recherches.

L'histoire de ces inventions hors norme commence probablement avec Hulda Clark. Cette chercheuse obtient son doctorat de physiologie en 1958 et mène d'abord une carrière conventionnelle à l'université d'Indiana avant de s'installer à son compte comme nutritionniste et naturopathe. A partir de là, ses recherches personnelles prennent un tour surréaliste. Elle découvre, chez ses patients cancéreux, la présence de parasites bizarres, surtout la douve intestinale (*Fasciolopsis buskii*) dans des organes où elle ne devrait pas se trouver, comme le foie. Insatisfaite par les tests classiques, elle invente alors un appareil, le *syncrometer*, qui détecte les parasites et les toxines par des moyens électroniques. Pendant les années 1980, elle échafaude une théorie qui lie l'incidence du cancer à toute une série de micro-organismes et de substances toxiques : la douve, bien sûr, mais aussi le fréon, un gaz utilisé dans les réfrigérateurs, l'alcool isopropyle, un adjuvant de nombreux produits cosmétiques, savons et solvants, certains champignons et moisissures, plus quelques bactéries. Contre ces envahisseurs, elle prescrit des potions à base de plantes et un petit appareil électrique qu'elle nomme le *zapper*.

Clark a publié les plans de l'appareil dans ses livres, à commencer par *A Cure for All Cancers*, dont la première édition date de 1993. Le *zapper*, c'est l'électrothérapie du pauvre. Ce petit émetteur électrique, alimenté par des piles ordinaires, se vend souvent à moins de cent euros. Les techniciens amateurs peuvent facilement le fabriquer à partir de composants électroniques usuels. Il transmet au corps, par le moyen d'électrodes en cuivre qu'on tient dans les mains, un courant électrique continu, d'une polarité positive, d'une intensité de quelques milliampères et d'une tension de 5 à 10 volts, pulsé à la fréquence de 30 kilohertz. Les fabricants ont varié la recette, avec des fréquences plus basses, autour de 2 kilohertz, ou au contraire plus hautes, jusqu'à 500 ou 1 000 kilohertz. Il existe aussi des appareils à fréquence variable, car Hulda Clark a peu à peu introduit, lors de ses recherches ultérieures, l'idée que différents microbes sont sensibles à différentes fréquences, déterminées empiriquement à l'aide du *syncrometer*. On estime qu'une centaine de modèles ont été proposés à ce jour et plusieurs dizaines de fabricants les commercialisent actuellement. Les *zappers* sont censés débarrasser l'organisme, en quelques séances quotidiennes d'environ un quart d'heure, de toutes sortes de bactéries, virus, champignons et parasites.

Un deuxième personnage emblématique est Robert C. Beck, plus connu sous le nom de Bob Beck. Cet inventeur prolifique a fait fortune grâce à une trouvaille dont tout le monde s'est servi : c'est le flash électronique, alimenté par une pile, qui équipe encore aujourd'hui la plupart des appareils photo. Grâce à ce pactole, Beck se consacre à sa passion pour la médecine électromagnétique. En 1963, il découvre un étrange appareil dans les caves d'un hôpital californien. C'est un oscillateur à ondes multiples de Georges Lakhovsky. Beck le démonte, consulte les brevets et les archives, met au point de nouveaux circuits et publie une série d'articles sur l'appareil dans une revue californienne consacrée aux sciences en marge, *Borderlands Journal*. Par la suite, Beck appliquera toujours le même principe : les plans de ses inventions sont largement diffusés, en particulier sur Internet, il ne dépose jamais de brevet et ne commercialise pas lui-même ses machines. Il développe ainsi une version bon marché du stimulateur électrique crânien, sous le nom de *brain tuner*, ou un appareil de stimulation des points d'acupuncture par des décharges électriques de fort voltage et de haute fréquence, le *bio-energizer*.

Puis, en 1991, Beck tombe sur une publication scientifique, assortie d'un brevet, due à deux chercheurs du collège médical Albert Einstein de New York, Steven Kaali et Peter Schwolsky. Ces scientifiques ont réussi à inactiver des virus, dont celui du sida. Ils ont modifié leur enveloppe pour les rendre incapables de se lier aux cellules, grâce à un courant électrique qui traverse les boîtes de Petri où le virus est cultivé. L'expérience est concluante *in vitro* mais n'a pas donné lieu à des essais thérapeutiques. Selon ces chercheurs, on pourrait imaginer de faire passer le sang des malades dans une machine externe, comme pour une dialyse, afin de le soumettre au courant électrique, mais ils n'envisagent pas d'appliquer cette procédure lourde avant des années de recherches. Beck se demande alors s'il serait possible d'obtenir le même effet sans recourir à la transfusion sanguine. Bientôt il a bricolé une solution et diffuse les plans de deux appareils complémentaires.

Le premier, intitulé *blood purifier* (purificateur sanguin), et souvent vendu sous le nom de « stimulateur de croissance végétale » pour déjouer la surveillance des autorités, est une sorte de *zapper*. L'émetteur électrique est relié à des électrodes en acier qu'on applique sur les veines des poignets ou des chevilles à travers des tampons de coton humidifiés par une solution saline. Le courant électrique est alternatif et change de polarité entre 1 hertz et 4 hertz, le voltage est ajustable de 27 à 36 volts, l'ampérage varie entre 3 et 7 milliampères, selon la sensibilité de l'utilisateur. D'après Beck, ce traitement suffit à inactiver les virus présents dans le sang, au bout de quatre semaines de séances quotidiennes d'une heure, mais il n'atteint pas les réservoirs du virus situés dans les ganglions lymphatiques. Cette tâche est dévolue au second appareil, le *magnetic pulser*, qui envoie des décharges magnétiques très intenses, de l'ordre de 20 000 gauss, pendant quelques microsecondes. Cette puissance est atteinte à bon compte grâce aux circuits modifiés du flash photographique, que Beck connaît mieux que quiconque.

Dans l'ensemble, les appareils de Bob Beck peuvent être fabriqués et vendus pour un coût dérisoire. Ils ont valu à leur auteur une popularité certaine dans l'underground électro-médical, mais n'ont pas vraiment convaincu les partisans des médecines alternatives en matière de sida. Beck prétend disposer d'études cliniques concluantes mais refuse de communiquer les données, pour des raisons de confidentialité. Le bouche à oreille chez les séropositifs est plutôt défavorable.

Troisième catégorie d'appareils diffusés dans les circuits parallèles, les « machines de Rife ». En réalité, les techniques développées par Roy Rife ne sont pas connues avec précision aujourd'hui. Des ingénieurs ont donc réinventé des engins en s'inspirant de la documentation disponible, malgré ses lacunes. A la fin des années 1980, on voit réapparaître des appareils utilisant le système des *pads*, les électrodes en contact avec la peau, sous les marques Astropulse, Naturetronics ou Biosolutions. Puis le système originel de Rife, avec un tube à plasma, renaît de ses cendres sous la forme du BioRay de Lynn Kenny, du montage mis au point et breveté par James Bare, un médecin naturopathe (« machines Rife-Bare »), ou plus récemment avec les systèmes EMEM (*experimental medical electromagnetic machine*). Ces appareils sont beaucoup plus complexes que les *zappers* et coûtent relativement cher – entre deux mille et dix mille dollars, selon la puissance et les possibilités de programmation informatique. Ils sont essentiellement proposés pour le traitement de maladies graves comme le cancer. On commence à les trouver dans un certain nombre de cliniques de médecine alternative. Dans la théorie de Rife, on doit émettre des fréquences extrêmement précises, différentes pour chaque maladie, moyennant quoi il suffit d'appliquer quelques minutes de traitement tous les trois jours. Les résultats sont âprement discutés sur Internet. Il semble qu'on ait observé des rémissions, mais il existe aussi des échecs.

On pourrait citer encore bien d'autres machines. L'imagination des inventeurs semble sans limite. Pas un mois ne se passe sans qu'un nouveau système n'arrive sur le marché. Il faudrait un livre entier, précédé d'une enquête serrée, pour évaluer avec précision cet incroyable bouillonnement créatif. Certains le qualifieront de vaste charlatanerie... L'histoire jugera. En tout cas, parmi les appareils qui ont recueilli récemment des avis personnels favorables, mentionnons un nouvel avatar de l'oscillateur de Lakhovsky, le *molecular enhancer* de Dan Dial, ainsi que l'*electro-health* de David Kanzenbach, le *photon sound probe* d'Ed Skilling, ou le *life force 2000* de Scott Bruneau. A suivre !

La quête de nos ondes intérieures

Et voici le dernier volet de ce chapitre. Les appareils et les techniques dont on va parler à présent représentent une école et un courant de pensée qui connaissent actuellement une expansion considérable. Nous sommes à l'extrémité la plus pointue, la plus futuriste. La démarche est la suivante : on postule que notre corps, nos organes et nos cellules émettent une multitude de champs et d'ondes, qui pilotent et régulent toute notre physiologie. Ce sont ces ondes internes, endogènes, qui, d'une part, expliquent l'effet des champs électromagnétiques artificiels, par la résonance ou l'interférence, et qui, surtout, nous font accéder à une dimension fondamentale du vivant, le niveau de l'information. Cette information biologique, sous sa forme électromagnétique, agirait en premier dans l'organisme, avant toutes les manifestations « matérielles », chimiques ou anatomiques, lesquelles ne font en quelque sorte qu'obéir aux informations. Donc, une connaissance précise de ces ondes endogènes permettrait, par exemple, de diagnostiquer une maladie des mois ou des années avant qu'elle ne se produise, parce qu'elle détecterait des dysfonctions au niveau de l'information. Elle permettrait aussi, bien sûr, de soigner en touchant directement ce niveau d'organisation supérieure de l'organisme.

L'histoire commence dans les années 1950. Un médecin allemand, Reinhold Voll (1909-1989), crée une version moderne de l'acupuncture traditionnelle chinoise, qu'on nommera EAV – électro-acupuncture de Voll. Dans un premier temps, il s'agit de repérer les points d'acupuncture avec un petit galvanomètre, qui mesure la conductivité électrique de la peau. A l'emplacement précis de ces points, la peau est plus conductrice que sur les zones environnantes, elle oppose moins de résistance au passage d'un courant électrique. Ensuite, en mesurant finement la conductivité d'un point, on peut trouver une valeur normale, ou bien une déviation dans un sens ou dans l'autre. Ces déviations indiquent une perturbation dans l'organe ou le système correspondant au point. Si la conductivité est supérieure à la normale, l'organe ciblé est en hyperactivité, ce qui indique l'inflammation ou l'infection. Si elle est inférieure, l'organe est hypoactif, c'est la maladie chronique ou dégénérative. Enfin, la dernière découverte importante de Voll est le « test du médicament », une méthode instantanée pour prédire l'effet d'une substance sur l'organisme. Il suffit que le médicament soit en contact avec le corps, par exemple dans la main, et la conductivité électrique du point varie instantanément, dans un sens ou dans l'autre. Ce procédé permet non seulement de choisir un médicament, mais aussi, à l'inverse, de déduire de la réaction à telle ou telle substance des indications précises sur le diagnostic, l'origine et le stade de la maladie.

Voll a également traité les points d'acupuncture en faisant passer un léger courant électrique dans les aiguilles. Les Chinois l'avaient fait avant lui, ainsi que d'autres modernisateurs de l'acupuncture, mais Voll arrive à l'idée que cette stimulation électrique doit se différencier en fonction de chaque organe ou de chaque problème à traiter. La détermination précise de la bonne fréquence, avec la forme d'onde et l'intensité requises, devient alors l'élément clé de l'efficacité thérapeutique. C'est là où les héritiers de Voll reprennent le flambeau. En 1977, le Dr Franz Morell, un spécialiste d'EAV depuis vingt ans, crée avec l'aide d'un ingénieur en électronique, Erich Rasche, une méthode et des appareils dont le nom accolent les premières syllabes de leurs noms, la thérapie MORA. Des capteurs électroniques enregistrent l'ensemble des champs émis par l'organisme, en opérant un « balayage » de 1 hertz à 22 mégahertz. Dans ce qui se présente au départ comme un bruit de fond chaotique où s'enchevêtre une multitude de fréquences, des filtres spéciaux distinguent des oscillations saines et pathologiques. Les ondes jugées bénéfiques sont renvoyées au corps sous une forme amplifiée, et les ondes négatives sont renvoyées elles aussi, mais en opposition de phase, pour en annuler l'effet. Ce dispositif n'est pas présenté comme suffisant pour soigner les maladies, mais rééquilibre l'organisme et favorise l'action de thérapies comme l'homéopathie.

Le système MORA introduit aussi une idée révolutionnaire, sans doute la plus difficile à avaler pour un esprit sceptique. Nous l'avons déjà vue à l'œuvre dans le cabinet du Dr Talpis à Moscou. Ces capteurs et ces amplificateurs permettent d'établir un circuit qui met en contact électrique des substances minérales, organiques, chimiques ou médicamenteuses d'une part et, à l'autre bout, de l'eau ou des granules de saccharose. Il se produit alors un transfert de signaux électromagnétiques et on obtient des préparations de type homéopathique.

La thérapie MORA a fêté récemment son quart de siècle d'existence. Mais aujourd'hui la concurrence devient rude. D'autres systèmes ont vu le jour, qui utilisent les mêmes principes avec des variantes, des innovations technologiques et une informatisation de plus en plus poussée. En Allemagne, arrive d'abord le VEGA-test, créé par Helmut Schimmel et Bodo Köhler. Schimmel quittera sa compagnie en 1997 pour créer la méthode *autonomic resonance test* ou ART. Köhler reste seul maître à bord chez Vegatest et invente un autre nom pour sa thérapie, *matrix regeneration therapy* ou MRT. Un autre challenger allemand est le système BICOM, mis au point par Hans Brügemann à Munich. Toutes ces méthodes se ressemblent plus ou moins, et on peut parler d'une véritable école germanique, qu'on a longtemps regroupée sous le terme de thérapies par biorésonance. Le nom a moins la cote aujourd'hui, depuis qu'on s'est aperçu que la Scientologie l'utilisait aussi pour qualifier l'emploi de l'électromètre au cours de ses séances de psychothérapie musclée. D'autres termes ont donc été proposés. Chez MORA on parle désormais de biocybernétique, ailleurs on préfère de nouveaux acronymes comme SIT (*system information therapy*) ou BIT (*biophysical information therapy*). Ce mouvement n'a pas vraiment droit de cité au sein de la médecine conventionnelle, mais n'a rien de souterrain non plus. Il bénéficie en Allemagne du statut légal particulier accordé aux médecines alternatives. Les « praticiens de santé » (*Heilpraktiker*) possèdent leurs propres instances régulatrices et les appareils sont officiellement homologués.

Depuis quelques années, l'Amérique s'y met aussi. Les thérapies allemandes y sont diffusées sous l'égide d'un institut canadien, l'OIRF (Occidental Institute Research Foundation), qui regroupe six cents médecins affiliés au Canada et aux Etats-Unis. Des compagnies américaines développent également leurs propres appareils, et ce dès 1979, quand James H. Clark met au point la technologie LISTEN (*life information system 10*), qui connaîtra de nombreux avatars sous le nom d'Accupath, Interro, Prophyle, BioPath et à présent Orion, tandis que des entreprises rivales sortent des engins nommés Dermatron, Computron, Omega AcuBase, Avatar, Body Scan, plus le DiagnoMètre au Canada. Il s'agit essentiellement de systèmes pour le diagnostic électronique à partir de mesures sur la peau, d'où le nom générique de CEDS – *computerized electrodermal screening*. La partie thérapeutique est d'apparition plus récente mais semble se développer à grande vitesse en 2001. Une compagnie texane fabrique une machine nommée Quantum Xrroid ou QX. On trouve aussi sur le marché un petit appareil de transfert de signaux médicamenteux sur l'eau ou d'autres substances, soi-disant destiné à l'usage vétérinaire, le BioPet. Les tenants des machines de Rife rejoignent aujourd'hui le mouvement, dans l'espoir d'affiner leur recherche de fréquences thérapeutiques. Ils s'intéressent surtout à un appareil inventé en Suisse et fabriqué au Japon, le F-Scan.

Enfin, il va falloir à présent compter avec les Russes. A Moscou, le centre IMEDIS, créé par un ingénieur électronicien, Youri Gotovski, fait venir chaque année pour un symposium international les meilleurs spécialistes allemands de la bio-résonance, et fabrique des appareils qui sont, à l'en croire, les meilleurs du monde. Boris Bourenko veut également se mettre sur les rangs avec son ancien collaborateur de l'époque spatiale, Vladimir Zagriadsky, pour un gros appareil de diagnostic électronique, le Prognos RD, déjà testé sur les cosmonautes. Iossif Blinkov nous a aussi parlé de sa nouvelle invention, qui mesure le « biopotentiel » à l'aide de capteurs sur le front, le dos, la main, les zones correspondant aux différents organes. L'examen doit se faire le matin, à jeun, en position couchée, et permet, selon Blinkov, un diagnostic plus précis que les mesures par électro-acupuncture selon Voll. « Avec les appareils issus de la méthode Voll, on voit si tel ou tel organe va bien ou mal, mais on ne sait pas exactement pourquoi. Ici, on trouve la cause. »

Epilogue n° 1 : et les aimants ?

Après ces débauches de technologies ultra-modernes, quelques mots d'un remède simple, rustique et vieux comme le monde : l'aimant. Pour tous ceux qui n'ont pas accès aux appareils sophistiqués qu'on vient d'évoquer, cet humble minéral peut rendre des services et soulager certaines affections. La grande différence entre le magnétisme des aimants et celui des machines thérapeutiques, c'est que l'aimant émet un champ continu, qui ne varie pas dans le temps, alors que les champs magnétiques émis par les appareils sont pulsés ou alternatifs, ils vibrent selon des rythmes précis et la fréquence de ces vibrations semble jouer un rôle déterminant dans les effets thérapeutiques. Alors, que fait le champ continu ? La science de pointe commence à peine à le découvrir. Et pourtant, l'histoire est déjà longue...

L'usage des aimants contre la douleur est attesté en Chine dans des traités médicaux datant d'au moins un millénaire. En Occident, le premier ouvrage scientifique traitant des aimants, *De magnete*, publié en 1600 par l'Anglais William Gilbert, consacre tout un chapitre à leurs effets médicinaux. Gilbert rapporte, non sans scepticisme, un certain nombre de recettes traditionnelles, comme le plâtre à la poudre d'aimant pour soigner les blessures à l'arme blanche. A la même époque, Paracelse, un médecin anticonformiste inspiré par l'alchimie et attentif aux « remèdes de bonnes femmes », préconise à l'occasion l'ingestion de pierres d'aimant pulvérisées. A priori, ce genre d'utilisation n'a pas passé la barre de la critique scientifique et plus personne ne s'avise aujourd'hui de nous faire manger des aimants. En revanche, l'usage externe, en application sur une zone douloureuse, est souvent mentionné au XVIIIe siècle, notamment en France, dans les rapports de l'abbé Lenoble à la Société royale de médecine. En Angleterre, on commence à fabriquer des aimants artificiels en acier carboné, plus puissants que les aimants naturels, et cette découverte provoque un nouvel intérêt pour les applications thérapeutiques. En Autriche, Maximilian Hell, jésuite, médecin et professeur d'astronomie à l'université de Vienne, se passionne pour ce sujet et affirme obtenir grâce aux nouveaux aimants des guérisons spectaculaires.

Il faut à présent évoquer un personnage ambigu et formidable, qui a pesé d'un poids très lourd sur l'histoire ultérieure des thérapies magnétiques : il s'agit de Franz Anton Mesmer (1733-1815). Ce médecin autrichien s'enthousiasme après que son collègue et ami Maximilian Hell lui eut prêté des aimants, en 1774, pour soigner une de ses patientes, une jeune femme souffrant de graves troubles mentaux. Bientôt, Mesmer invente une conception toute personnelle du magnétisme, très loin des théories admises à l'époque tout comme des théories modernes. Selon lui, on peut « magnétiser » à peu près n'importe quoi – du papier, du bois, du cuir, de l'eau – et obtenir le même effet sur les patients qu'avec des aimants métalliques. Il en conclut que la force responsable des effets se trouve à l'intérieur de nous-mêmes, c'est le « magnétisme animal », un fluide universel dont la circulation est entravée par les maladies et dont il faut restaurer le libre flux. Pour ce faire, il organise des séances de thérapie en groupe, où les patients se tiennent par les mains et touchent des baquets d'eau ou des arbres magnétisés. Certains entrent en convulsions, et les guérisons sont nombreuses.

Mesmer s'installe à Paris en 1779 et obtient un succès considérable, à la fois populaire et mondain. Il soigne gratuitement les pauvres et se fait grassement payer par les riches. En 1784, Louis XVI institue une commission royale pour enquêter sur ses méthodes. Cette commission, dirigée par le chimiste Antoine Lavoisier, apparaît aujourd'hui comme le premier exemple moderne d'investigation expérimentale, rationnelle et sceptique sur des phénomènes paranormaux. Les savants enquêteurs procèdent à des expériences en aveugle : les patients ont les yeux bandés et doivent toucher des barres métalliques, aimantées ou non, ou des arbres traités ou non traités par Mesmer. Or, les effets se produisent indifféremment – il suffit que les malades croient à la présence du fluide dans l'objet qu'on leur a désigné. En conclusion, tout se passe dans la tête des patients, et Mesmer n'est qu'un habile embobineur.

Déconsidéré, Mesmer émigre en Angleterre et disparaît de la vie publique. Mais son nom et sa légende ne tombent pas dans l'oubli, loin de là. *Mesmérisme, mesmérien* ou *mesmériser* deviennent des mots communs. Au XXe siècle, on reconnaît que Mesmer fut un précurseur dans les domaines de l'hypnose, de la psychothérapie de groupe et des phénomènes psychosomatiques. En revanche, sa conception fantasmagorique du magnétisme laisse de vilaines traces. A cause de Mesmer, le nom même de magnétisme, associé à la médecine, sent encore aujourd'hui le soufre !

Et pourtant, l'histoire de la magnétothérapie ne s'est jamais interrompue. Elle connaît, à la fin du XIXe siècle, un regain de faveur, en même temps que la vogue des appareils d'électrothérapie. En 1886, un médecin et entrepreneur américain, le Dr C.J. Thatcher, propose dans son catalogue de vente par correspondance toutes sortes de bidules magnétiques, dont un costume complet comportant sept cents aimants, censé procurer

« une protection complète de tous les organes vitaux ». Dans les années 1930, on découvre de nouveaux alliages pour des aimants artificiels de plus en plus puissants, les métaux Alnico (aluminium, nickel, cobalt). Puis ce sont les céramiques à base de ferrites dans les années 1950, et les alliages en terres rares à partir des années 1970. Désormais, on dispose de petits aimants infiniment plus costauds qu'au siècle précédent, et la magnétothérapie, ou aimantothérapie, prend un nouvel essor.

On ne s'étendra pas ici sur toutes les vertus prêtées aux aimants par leurs partisans, d'autant qu'il existe une littérature aisément accessible sur ce sujet, en particulier les livres du Dr Louis Donnet en France ou ceux du Dr Philpott en Amérique. De manière générale, on retrouve, en moins intense, l'action analgésique et anti-inflammatoire que nous avons déjà vue à l'œuvre avec les appareils à champs magnétiques pulsés. Ce qui en fait une thérapie de choix pour les contusions et les traumatismes sportifs – c'est d'ailleurs grâce à quelques champions de golf ou de tennis que les aimants sont devenus depuis quelques années un véritable phénomène de mode aux Etats-Unis. Et puis, parmi les principaux clients de la magnétothérapie, il y a l'immense population des victimes de rhumatismes, d'arthrite et de mal au dos. Ces troubles, souvent liés au vieillissement, sont fort mal soignés par la médecine actuelle, et les aimants semblent apporter un réel soulagement, à peu de frais et sans effets secondaires nocifs. D'où leur extraordinaire popularité dans certains pays, surtout au Japon, où l'on estime qu'un adulte sur huit porte aujourd'hui des aimants médicinaux ou dort sur un « matelas magnétique ».

Mais où en est la validation scientifique ? Pratiquement aucune étude clinique sur l'effet des aimants n'existait jusqu'à ces dernières années, à l'exception de quelques travaux japonais peu connus. Les choses sérieuses ont commencé en 1997 grâce à l'équipe de Carlos Valbona au Baylor College of Medicine de l'université du Texas. Son étude en double aveugle sur les douleurs de patients poliomyélitiques a fait date, et depuis lors les recherches cliniques se multiplient dans les universités américaines. Elles ont permis de confirmer des réductions de la douleur et de l'inflammation chez des patients souffrant d'arthrite, de neuropathie diabétique, de fibromyalgie, de douleurs chroniques du dos ou du pelvis, et d'œdèmes provoqués par des contusions.

Parmi les chercheurs impliqués, nous retrouvons Arthur Pilla, un des inventeurs de la thérapie des fractures par les champs magnétiques pulsés, que nous avons déjà rencontré au congrès de Munich. Aujourd'hui, les aimants sont devenus sa nouvelle passion. « J'y suis arrivé par simple curiosité. Les effets rapportés ressemblaient à ceux produits par nos appareils, et pourtant il s'agit d'un tout autre type de champ, plus puissant mais complètement statique. J'ai repris mes recherches au niveau cellulaire, et finalement j'ai montré qu'on obtenait le même genre d'action sur les ions et les enzymes, et donc les mêmes cascades d'effets biologiques. Les aimants diminuent le gonflement des tissus dans l'inflammation et l'œdème, tout en stimulant la circulation sanguine périphérique, et c'est ce dégonflement qui soulage la douleur. On devrait trouver d'autres applications, si la recherche continue. En fait, le succès commercial des aimants est en train de créer des conditions favorables qui vont bénéficier à toutes les formes de thérapie électromagnétique, parce que les entreprises qui les vendent font beaucoup d'argent et vont pouvoir investir dans la recherche clinique. A présent, pour les aimants, il faut établir avec précision quelles sont les meilleures méthodes, les bonnes durées d'application, et les puissances optimales. Actuellement je peux dire qu'entre 100 gauss et 1 000 gauss on obtient un effet, avec une pénétration de quelques centimètres dans les tissus, mais à l'intérieur de cette fourchette, je n'en sais pas plus. L'année prochaine, peut-être... Et puis, pour l'instant, aucune étude clinique n'a testé l'éventuelle différence d'effet entre les pôles Nord et Sud d'un aimant. Bref, tout reste à faire. »

Cette question des deux pôles magnétiques, sous ses dehors anecdotiques, soulève en fait un gigantesque lièvre... Selon de nombreux magnétothérapeutes, le pôle Nord de l'aimant a un effet calmant, sédatif, détoxifiant, rafraîchissant, et il ralentit la croissance cellulaire, tandis que le pôle Sud a une action stimulante, tonifiante, échauffante et accélératrice de la croissance. Or, d'après la physique actuelle, il n'existe aucune différence de nature entre les champs issus des deux pôles. En conséquence, si cette constatation, pour l'instant empirique, d'une différence d'effets entre pôles Nord et Sud est un jour confirmée par des études cliniques sérieuses, c'est toute la théorie physique du magnétisme qui va trembler sur ses bases !

Epilogue n° 2 : et la France ?

Pauvres de nous ! La France fait aujourd'hui figure de pays le plus arriéré du monde en matière de thérapies électromagnétiques. A l'exception des engins à courant électrique ou à laser utilisés dans les cabinets des kinésithérapeutes, il est pratiquement impossible de trouver dans notre pays le moindre appareil cité dans les pages précédentes. Quiconque s'aviserait d'en importer pour la vente au public s'exposerait à des poursuites judiciaires. Quant aux praticiens, si quelques-uns ont acheté des machines à l'étranger, ils ne tiennent absolument pas à le faire savoir, craignant les foudres de l'ordre des médecins.

A notre connaissance, le seul constructeur français en activité est une petite entreprise familiale, Holo-Electron, qui continue à fabriquer un modèle de « Rayon Violet » mis au point dans les années 1920. La firme s'abstient de toute publicité, et une recherche sur l'Internet ne donne qu'une seule et unique mention, sur un site de vente de produits et appareils pour les soins cosmétiques.

A l'hôpital Tenon, à Paris, dans le service de radiologie, on peut encore trouver deux appareils anciens en fonctionnement, un DiaPulse et un AlphaPulse, qui traitent les douleurs chroniques. Sans doute plus pour longtemps. L'infirmière responsable, Suzy Amar, s'en désole : « C'était une thérapie de soulagement peu onéreuse, souvent plus efficace que les médicaments et sans aucun effet toxique. Elle était pratiquée autrefois dans de nombreux hôpitaux français, mais les médecins spécialistes sont morts ou partis à la retraite, et ça n'intéresse plus les jeunes. Nous essayons de maintenir les consultations et les séances pour nos vieux patients, d'autres viennent grâce au bouche à oreille, mais nos appareils sont en bout de course et nous ne trouvons personne pour les réparer ou renouveler les composants, surtout les électrodes. C'est malheureux à dire, mais le service va devoir fermer. » J'ajoute que je n'aurais sans doute jamais connu l'existence de ces survivants sans un heureux hasard : il se trouve que l'infirmière est la fille de notre voisine, à qui nous avions parlé de notre enquête. Suzy Amar nous a contactés pour savoir si nous connaissions des entreprises ou des laboratoires français capables d'intervenir sur son matériel. Hélas, je n'ai rien trouvé à répondre.

La technique de traitement des fractures par champs magnétiques pulsés, une des thérapies électromagnétiques les plus reconnues à l'échelon mondial, n'est disponible dans aucun hôpital français. Pourtant, d'après

Arthur Pilla, les choses avaient plutôt bien commencé. « Il y a une vingtaine d'années, plusieurs jeunes chirurgiens français sont venus travailler avec nous. On a même fait une ou deux études cliniques en France. Mais aujourd'hui, plus rien. Je ne sais pas exactement pourquoi. On m'a dit que la sécurité sociale s'y est opposé. C'est paradoxal, puisque ces traitements coûtent infiniment moins cher que les opérations et les greffes osseuses. » Une autre de nos rencontres, la spécialiste russe des ondes millimétriques, Natalia Lebedeva, nous a fait la réflexion suivante : « Nous nous rendons souvent dans les pays occidentaux pour parler de nos méthodes. A peu près partout, les médecins et les chercheurs sont très intéressés et parlent de monter des expériences, en nous disant que c'est sûrement une médecine du XXIe siècle. Partout, sauf en France, où nous n'avons aucun contact. Il faut croire que les Français préfèrent rester au XXe siècle ! » Là-dessus, elle est partie d'un rire charmant. Nous avons souri jaune.

Pour être juste, il faut mentionner notre rencontre avec le Dr Lefaucheur, à l'hôpital Henry-Mondor de Créteil, après avoir lu sa communication lors d'un congrès mondial sur la TMS (stimulation magnétique transcrâniale). C'est un grand spécialiste du traitement des douleurs chroniques sévères par implantation chirurgicale d'électrodes, ainsi que de l'exploration fonctionnelle du système nerveux au moyen de stimulateurs magnétiques. La France, nous dit-il, est en pointe dans ces deux domaines. Mais il s'agit là, dans un cas, d'une technique lourde réservée à des patients gravement atteints, et dans l'autre d'un outil de diagnostic et non de thérapie. Il existe une autre technique de pointe où la France se distingue, c'est l'électroporation. Grâce à des courants électriques pulsés, on provoque localement l'ouverture de pores dans les membranes des cellules, ce qui facilite considérablement la pénétration de certains médicaments. Cette méthode semble très prometteuse pour améliorer la chimiothérapie du cancer, car on peut alors administrer des médicaments toxiques sur des cibles précises et à des doses réduites. D'ores et déjà, on obtient des succès spectaculaires sur les cancers de la peau. On n'arrive pas encore à traiter les tumeurs profondes, mais cela méritait un coup de chapeau, même si la meilleure équipe actuelle, formée à Paris, se trouve aujourd'hui... en Slovénie !

Comme nous l'avons déjà signalé, la recherche française sur le bio-électromagnétisme en général, et pas seulement sur les applications thérapeutiques, est singulièrement clairsemée, avec seulement deux laboratoires spécialisés (ceux de Bernard Veyret à Bordeaux et de René de Sèze à Nîmes), alors que les équipes se comptent par dizaines chez nos voisins italiens, allemands ou britanniques, pour ne citer qu'eux. Alors, pourquoi cette frilosité ? On peut incriminer une certaine culture scientifique française résolument cartésienne et matérialiste, prompte à diaboliser toute référence aux phénomènes énergétiques. Un chercheur comme Jacques Benveniste, dont nous parlerons au chapitre suivant, en a fait les frais, jusqu'à la suppression de son unité de recherche par l'INSERM. Lors d'une polémique relayée par *Le Monde*, il y a quelques années, notre illustre prix Nobel de biologie, François Jacob, énonçait cette phrase étrange et péremptoire pour enfoncer Benveniste : « La physique et la chimie disent qu'il faut des molécules. » Mais justement, l'électromagnétisme, une des forces fondamentales de l'univers, se propage en l'absence de toute molécule ! Je me souviens aussi de la vive réaction d'un autre Nobel français, le physicien Pierre-Gilles de Gennes, lors d'une interview. Comme il me faisait part de son désir d'apporter sa pierre au domaine de la biophysique en recherche médicale, je l'interrogeai sur les promesses du bio-électromagnétisme. Sa réponse est tombée d'un ton très sec, comme un couperet : « Je ne suis pas client ! »

Enfin, une triste constatation en ce qui concerne les innovations thérapeutiques : nous subissons (pour combien de temps encore ?) le règne vermoulu d'un ordre des médecins institué sous le régime de Vichy, avec ses pratiques opaques et ses comités disciplinaires qui sont à la fois juges et parties, au mépris des règles élémentaires du droit. La simple dénonciation par un confrère jaloux peut entraîner, pour un jeune médecin curieux d'approches nouvelles, une cascade de tracasseries à huis clos... Mais ceci est une autre histoire.

Je souhaite ardemment que ce livre contribue à décoincer quelque peu le blocage français. Ce serait justice, car non seulement ces techniques méritent mieux que l'ostracisme et la semi-clandestiné actuelles, mais, comme on a pu le constater dans la partie historique de ce chapitre, des chercheurs et des médecins français y ont jadis tenu une place de premier plan. D'ailleurs, la plus haute récompense mondiale décernée à un scientifique pour ses recherches en bio-électromagnétisme, le Nobel du domaine en quelque sorte, porte le nom d'un savant français du siècle dernier. C'est, en anglais dans le texte, le *D'Arsonval Award...*

Jacques-Arsène d'Arsonval (1851-1940) fut un homme étonnant. Il succéda à Claude Bernard au Collège de France et fit des découvertes décisives sur l'activité électrique des muscles. Il inventa la thérapie par les courants à haute fréquence, qu'on nomma *darsonvalisation*, mais aussi des appareils de physique, des perfectionnements du téléphone et du microphone, une pile impolarisable, un galvanomètre à cadre mobile, le myophone et la bouteille à double paroi vide pour conserver l'air liquide... Bref, un découvreur et un innovateur hors pair. Mais qui s'en souvient ici ?

6

Des ondes qui tuent ?

Ce chapitre sera court, mais nécessaire. Court, car il s'agit des recherches militaires en matière d'armement électromagnétique, un domaine où règnent soit le secret, soit la rumeur, avec un peu d'information fiable entre les deux. Nécessaire, parce qu'il fallait, pour être honnête et complet, évoquer les applications offensives de toutes les découvertes citées dans le reste de ce livre. On se doute bien que les militaires n'ont pas contemplé sans réagir la montée en puissance de la science bio-électromagnétique. D'autant plus qu'ils ont toujours été aux premières loges de la recherche expérimentale et qu'ils possèdent pour ces études les laboratoires les mieux équipés et les plus généreusement financés. Voici donc deux ou trois choses que l'on sait de source sûre sur la guerre du futur.

L'arme du XXIe siècle est annoncée

Le lundi 26 février 2001, pour la première fois dans l'histoire, des militaires annoncent officiellement l'existence d'une arme électromagnétique visant des êtres humains. Il s'agit du VMADS, *vehicle-mounted active denial system,* système de dissuasion active monté sur véhicule. La nouvelle paraît initialement dans une revue spécialisée, le *Marine Corps Times.* Elle est aussitôt reprise par l'agence de presse UPI. Il semble qu'un cafouillage ait eu lieu : les responsables comptaient dévoiler la nouvelle technologie en avril, devant le gratin des généraux américains. L'annonce prématurée provoque d'abord un vent de panique chez les responsables de la communication militaire. Mais le mal est fait, et dans les jours qui suivent l'annonce est confirmée par les porte-parole de l'armée américaine, des détails sont communiqués, des spécialistes reçoivent l'autorisation de répondre aux questions des journalistes.

Le VMADS est un canon à micro-ondes, qui envoie un faisceau d'énergie concentrée capable de toucher une cible humaine jusqu'à sept cent cinquante mètres. Les radiations se situent dans la gamme de fréquence des ondes millimétriques, dix à cent fois plus rapides que les micro-ondes du four ou du portable. L'arme provoque un échauffement des molécules d'eau dans la couche superficielle de la peau, sans aller plus profond et sans toucher les organes. En deux secondes, la température de la peau passe à 54 °C. La sensation est, dit-on, comparable au contact avec une ampoule électrique incandescente.

Les caractéristiques techniques précises restent évidemment classées secret défense. On sait que l'arme, assez volumineuse, sera installée sur des véhicules terrestres, les Humvee, qui ont remplacé les Jeep, et sans doute sur des navires et des hélicoptères. Le groupe de recherche qui l'a développée s'appelle le *Joint Non-Lethal Weapons Directorate*, ou direction commune des armes non mortelles, basée à Quantico, en Virginie. La marine en est la première bénéficiaire, mais c'est l'US Air Force, cosponsor du projet, qui a mené le gros des recherches dans ses laboratoires, au Texas et au Nouveau-Mexique. Les travaux duraient depuis plus de dix ans, pour un budget global de quarante millions de dollars. Selon les porte-parole du Pentagone, l'arme est actuellement à l'état de prototype et des démonstrations sont prévues au printemps 2001, à la base militaire de Kirkland, sur des chèvres et sur des humains. La mise en service effective est prévue pour 2009.

Le VMADS appartient donc à la catégorie des *non lethal weapons*, les armes non mortelles. Il doit prendre la suite des bombes lacrymogènes, canons à eau et autres balles en caoutchouc, jugées pas assez efficaces. Le but recherché est de « contrôler des foules importantes et hostiles » ou de stopper des individus dangereux, terroristes ou manifestants, sans les tuer et sans mettre en danger des passants innocents. Ce type d'armes fait l'objet de recherches intensives, surtout depuis les événements de Somalie en 1992 et 1993, où les marines en mission humanitaire ont été pris à partie par la foule, sous le regard des caméras du monde entier. Ces situations arrivent de plus en plus souvent et deviennent, d'après les experts en stratégie, un problème incontournable pour les actions militaires à venir.

Déjà, les critiques fusent du côté des associations de défense des droits de l'homme. On s'inquiète des effets d'une douleur violente sur des enfants, des personnes âgées, des femmes enceintes. On se demande ce qui arrivera si les manifestants continuent à avancer malgré la douleur, ou si le rayon touche les yeux. D'après les spécialistes militaires, l'arme n'entraîne pas de dommages permanents sur le corps humain et n'interfère pas avec les prothèses électroniques comme les stimulateurs cardiaques. Dans les tests en laboratoire, disent-ils, des volontaires humains ont déjà été exposés plus de six mille fois à ce type de rayonnement dans le cadre d'une étude sur les effets à long terme sur la santé. Les résultats n'ont pas encore été publiés et ne le seront peut-être jamais. Des experts en bio-électromagnétisme comme Ross Adey ou Cyril Smith ont exprimé publiquement leurs doutes à ce sujet.

Les ondes millimétriques, on l'a vu au chapitre précédent, sont utilisées en Russie, à des intensités très inférieures, dans un but thérapeutique. Le fait qu'elles pénètrent seulement à quelques millimètres sous la peau n'empêche pas qu'elles exercent un effet sur des organes distants. On peut lire là-dessus une confirmation venant de recherches militaires en Chine. Lors d'un séminaire à Pékin en 2000, Guo Yao, chercheur à l'Université médicale militaire n° 4 de Xi'an, présente une série d'expériences menées sur des souris, des rats, des lapins et des cochons d'Inde. A des intensités nettement plus fortes que celles des appareils thérapeutiques, de l'ordre de quelques milliwatts par centimètre carré, sans échauffement mesurable de l'organisme, l'équipe chinoise a mis en évidence toutes sortes de perturbations ou de lésions non seulement sur la peau mais aussi sur le sang, les hormones, le foie, la cornée, la moelle osseuse, les glandes adrénales et les testicules.

Malheureusement, les chercheurs militaires américains ne croient pas à l'existence de ces effets. Nous avons pu en discuter de vive voix, au congrès de Munich, avec plusieurs chercheurs de la base militaire de Brooks Airforce, sans doute le plus grand laboratoire de bioélectromagnétisme au monde. Ils mènent à leur manière, depuis des années, des expériences pour évaluer les éventuels effets nocifs des ondes millimétriques utilisées en télécommunications et radars. Selon eux, le seul danger consiste en des brûlures qui n'apparaissent qu'à de très fortes puissances. D'ailleurs, les employés et les soldats qui se retrouvent exposés à une irradiation anormale, à la suite d'un incident technique, perçoivent immédiatement une sensation de chaleur désagréable et peuvent s'éloigner rapidement. Donc, à la Brooks Airforce, on est confiant. Il n'y a aucun danger...

Moyennant quoi, l'armée américaine semble très fière de sa nouvelle trouvaille. L'arme électromagnétique, c'est l'avenir. Et d'après certains commentateurs enthousiastes, ce qu'on a révélé en ce mois de février 2001 n'est rien de moins que la plus importante innovation en matière d'armement depuis la bombe atomique !

A l'écoute de la grande muette

La présentation du VMADS lève un coin du voile sur un domaine forcément mystérieux. Partout dans le monde, les recherches militaires sur les nouvelles armes sont secrètes. Cela ne signifie pas forcément qu'on est en train d'expérimenter des techniques révolutionnaires ou des inventions fabuleuses, mais enfin, tant que rien n'est au point, rien ne doit filtrer. Cela dit, les experts militaires s'expriment et leurs propos sont publiés dans des revues, des actes de colloques ou des livres. On dispose ainsi d'une source d'informations relativement fiable, et donc d'une matière à réflexion. Voici ce qu'on a pu apprendre depuis une vingtaine d'années sur les armes non mortelles et la guerre électromagnétique.

Les armes non mortelles représentent une nouvelle façon d'envisager les guerres futures. Les stratèges prévoient, au lieu de vastes conflagrations, une multitude d'interventions rapides sur les points chauds, des conflits limités et des missions d'interposition. Pour assurer ces opérations, on assiste à un redéploiement majeur de tous les moyens guerriers. Par exemple, l'inversion d'une tendance qui durait depuis un demi-siècle en faveur d'engins de plus en plus lourds, blindés et bardés d'armements de très gros calibre. En Amérique, on était arrivé à des monstres comme l'Abrams M-1A2, un tank à peu près impossible à détruire, mais pesant soixante-dix tonnes, difficile à transporter rapidement, incapable de franchir des ponts de petite dimension ou d'emprunter des routes rurales. Aujourd'hui, les tanks n'ont plus le vent en poupe et les véhicules sur roues reviennent en force. Les soldats y sont moins protégés, mais on y gagne en mobilité et en souplesse d'action. Dans un séminaire de 1986 consacré au « conflit de faible intensité », le politicien Newt Gingrich explique les deux grands facteurs qui transforment le visage de la guerre depuis les années 1960. Primo, on accorde une importance nouvelle aux droits de l'homme et les ennemis « indigènes » ne sont plus considérés comme des sous-hommes qu'on peut massacrer tranquillement. Secundo, la lutte frontale entre les grands empires n'est plus à l'ordre du jour et on voit l'émergence du terrorisme sponsorisé par des Etats hostiles, engendrant de nouvelles formes d'attaques et d'attentats qui frappent au cœur même des pays visés.

On entend souvent dire aussi que la guerre du futur sera une guerre électromagnétique. Mais une précision s'impose. Dans la plupart des cas, cette prévision ne concerne pas les armes dirigées contre des cibles humaines. Il s'agit avant tout d'attaquer les moyens ennemis dans le domaine des télécommunications, de l'informatique militaire, des armements robotisés et de l'infrastructure industrielle. En quelque sorte, c'est un combat de machines contre d'autres machines. Dans cette optique, les grandes armées du monde travaillent sur des lasers ultra-puissants, capables de pulvériser des satellites, ou sur la « bombe EMP », une bombe à pulsations électromagnétiques qui met hors service tous les équipements électroniques autour de la détonation.

En 1995, la première conférence américaine sur le Directed Energy Warfare, le combat au moyen d'énergie dirigée, se tient au siège de la Mitre Corporation à McLean, en Virginie. On y discute essentiellement des armes à micro-ondes destinées à détruire ou endommager les composants électroniques. Les armes anti-personnel sont à peine évoquées. L'année suivante, le journal *Law Enforcement News* révèle les tests en cours sur une arme légère à micro-ondes pulsées qui stoppe un véhicule à distance, pour peu que la voiture visée soit récente et possède des équipements électroniques. Depuis, les prototypes destinés à la police ont été filmés par la télévision américaine. On a même vu, sur la chaîne ABC, en 1999, une démonstration impressionnante réalisée par David Schriner, un expert militaire à la retraite. Avec du matériel acheté dans de banales boutiques de composants électroniques, Schriner assemble une arme électromagnétique de la taille d'une mitraillette, qui envoie des impulsions d'un million de watts, soit la puissance de cent gros émetteurs de radio. La démonstration a lieu dans le désert près de Los Angeles, face à des caméras protégées par des blindages en cuivre. L'engin paralyse des ordinateurs portables, stoppe une pompe intraveineuse prêtée par un hôpital et immobilise une voiture.

Ces armes sont certainement promises à un grand avenir, aussi bien entre les mains de la police et de l'armée que dans celles des malfaiteurs et des terroristes. Mais elles n'entrent pas dans le sujet de notre livre, puisqu'elles ne visent pas les êtres vivants. En revanche, que sait-on des recherches en cours sur l'électromagnétisme dirigé contre des humains ? Un programme américain institué en 1993 au laboratoire d'Oak Ridge pour le compte de l'Institut national de la justice nous donne quelques éclaircissements. On y fait de la futurologie, pas de l'expérimentation, mais les scénarios proposés sont manifestement réalistes. Les armes non mortelles y tiennent la vedette, dans le cadre d'une logique de combat joliment intitulée la « force amicale », par opposition à la force qui tue. Et les chercheurs présentent quatre inventions du futur. La première est baptisée *thermal gun*, canon thermique. C'est exactement ce qu'on vient de voir apparaître avec le VMADS... Puis voici le *seizure gun*, qui provoque à distance des crises de type épileptique. Grâce aux faisceaux de micro-ondes, l'adversaire visé entre en convulsions, jusqu'à l'évanouissement. Il existe aujourd'hui un prototype assez proche, développé par une entreprise privée, HSV Technologies, à San Diego. C'est le *Tetanizing Beam Weapon* (arme à rayonnement tétanisant). L'engin ne fait pas appel aux micro-ondes mais à un rayon laser ultra-violet qui crée un faisceau d'air ionisé, conducteur d'électricité. Grâce à ce faisceau, on peut envoyer jusqu'à une distance de cent mètres un courant électrique qui tétanise les muscles pendant quelques secondes. Les deux inventions suivantes restent pour l'instant, en principe, dans le domaine de l'anticipation, mais qui sait... Il y a le *magnetophosphene gun*, qui brouille le système visuel du cerveau. Les magnétophosphènes sont connus depuis le début du XXe siècle, ce sont des flashes lumineux perçus sous l'influence de champs magnétiques puissants, semblables aux « trente-six chandelles » qui nous déboussolent après un coup sur le crâne. Enfin, il y a les « armes synergiques », particulièrement épouvantables. Il s'agit de disperser dans l'atmosphère ou dans l'eau des agents chimiques ou biologiques toxiques. Leurs effets nocifs seront déclenchés à volonté, sur des cibles choisies ou sur toute une population, au moyen de « fréquences radio relativement peu puissantes ». Les soldats qui n'auront pas été irradiés resteront immunisés.

Revenons au séminaire de 1986, déjà cité, sur les conflits de faible intensité. Dans la publication des comptes rendus, on peut lire l'intervention remarquable du capitaine Paul Tyler, le meilleur expert militaire américain sur les effets biologiques de l'électromagnétisme. Sans donner de détails, Tyler reconnaît que l'armée mène des recherches très intensives sur ces effets. Ils dépendent d'une série de paramètres qu'on commence à bien connaître, « la fréquence, la forme d'onde, le rythme, la durée et l'amplitude des pulsations, le taux de répétition, la modulation secondaire, la symétrie ou l'asymétrie des pulsations ». Comme exemple d'application, il cite le fait qu'un courant électrique de 100 milliampères traversant le myocarde peut provoquer la mort instantanée par arrêt cardiaque. Selon lui, un émetteur de radiofréquences à balayage rapide pourrait assommer ou tuer des populations entières sur une vaste surface. Des armes électromagnétiques seraient capables de provoquer des « perturbations physiologiques légères ou sévères », ainsi que des troubles perceptifs et une désorientation, jusqu'à rendre les soldats ennemis inaptes au combat. Ces systèmes auraient de nombreux avantages. Une seule arme de grande puissance pourrait couvrir toute une zone. Et comme elle agirait de manière totalement silencieuse, elle serait très difficile à localiser par l'ennemi. Pour terminer, Tyler suggère aussi que, à l'inverse, des traitements électromagnétiques spéciaux pourraient stimuler la vigilance et la résistance nerveuse des soldats lors de missions nécessitant de passer plusieurs jours sans dormir.

Secrets, mensonges et rumeurs

Rumeur : en 1985, en Angleterre, des militantes pacifistes manifestent tous les jours devant une base de l'armée américaine, à Greenham Common, et dorment le soir, sous des tentes, dans des « camps de la paix » installés près de la base. Dans les semaines qui suivent, elles souffrent d'une série de symptômes inexplicables – migraines sévères, vertiges, nausées, insomnies, pertes de mémoire, accès de panique, saignements des yeux, sensations de brûlure au visage, règles décalées et paralysies temporaires. Des experts qui ont mesuré les champs électromagnétiques autour de la base pendant cette période ont relevé des niveaux de dix à cent fois supérieurs aux émissions habituelles.

Rumeur : dans les villes d'Eugene et Corvallis, en Oregon, à la fin des années 1970, la population se plaint d'étranges symptômes, des migraines, des insomnies et des troubles moteurs assortis à l'audition d'un sifflement suraigu. On mesure dans l'atmosphère un puissant signal radio à la fréquence de 4,75 mégahertz, d'origine inconnue. Certains incriminent une expérience militaire secrète, d'autres soupçonnent une interférence malencontreuse entre des émissions américaines et soviétiques.

Rumeur : les Américains ont tenté d'assassiner Saddam Hussein par des ondes radio censées provoquer des caillots sanguins dans le cerveau ou le cœur. C'est le fils de Saddam qui l'affirme dans le journal qu'il dirige, *Babel*.

Rumeur : pendant la guerre du Golfe, des centaines de soldats irakiens perdent tout contrôle sur leurs boyaux et sont victimes de diarrhées foudroyantes, provoquées par une arme électromagnétique, ou peut-être acoustique.

Rumeur : la mafia russe vend sous le manteau un canon électromagnétique baptisé Radan.

Rumeur : des armes électromagnétiques secrètes ont été utilisées par les Russes pendant la guerre d'Afghanistan, par les preneurs d'otages tchétchènes contre l'armée russe, par des gangsters russes contre une banque, par les Roumains contre les employés de Radio Free Europe à Munich, par les Israéliens contre les Palestiniens, par la police allemande contre des militants verts lors de manifestations bloquant le transport des déchets nucléaires, par la police américaine pendant les émeutes de Los Angeles.

Comment vérifier ? Nous avons rencontré une journaliste française, Danielle Kaminsky, qui enquête depuis pas moins de dix-huit ans sur le sujet. Elle a recueilli de nombreux témoignages de militaires, la plupart sous le couvert de l'anonymat. Voici ce qu'elle nous a raconté. « Quand j'ai commencé mon enquête, personne ne me croyait. Dans les rédactions, on me disait que ça ne pouvait pas exister, puisque personne n'en avait jamais entendu parler. J'ai quand même publié un article là-dessus dans *Le Monde du renseignement*, une revue sérieuse, et j'ai fait un sujet télévisé pour *Le Vrai Journal* de Karl Zéro. Mais dans l'ensemble j'ai trouvé beaucoup de portes closes.

« Les militaires français ont été parmi les pionniers de ces recherches, ils ont laissé tomber un moment, puis ils s'y sont remis. Les Russes, les Chinois et les Coréens ont beaucoup investi et ont acquis une nette avance dans les années 1960. Du coup, les Américains ont mis la gomme pour rattraper leur retard, et aujourd'hui ils sont en pointe. En fait, les expériences sont très faciles à monter, le matériel existe dans tous les laboratoires de bio-électromagnétisme, il n'y a rien de particulièrement sorcier. Le tout est de trouver les bons paramètres, et d'en faire des applications viables. Là, c'est beaucoup plus compliqué. Ces rayonnements sont d'un maniement délicat, on arrive mal à les diriger, ils peuvent affecter ceux qui les émettent. Et puis, au sein même des hiérarchies militaires ou policières, notamment aux Etats-Unis, il y a eu de fortes oppositions. C'est d'ailleurs grâce à ces opposants internes qu'on peut parfois apprendre des choses. Certains font valoir que ces armes sont à double tranchant, elles peuvent provoquer des dégâts incontrôlables, elles peuvent aussi tomber entre les mains de terroristes ou de mafieux. D'autres les condamnent pour des raisons éthiques. Ce sont des armes invisibles, on ne sait pas d'où vient l'attaque, on ne peut rien sentir, rien localiser, rien comprendre sur l'origine des troubles, rien faire pour se défendre, rien prouver quant à leur emploi. Les victimes éventuelles n'ont aucun recours, et les conventions internationales sur les armes risquent d'être inopérantes. Pour certains, c'est une forme de guerre inacceptable.

« Un jour, dans un lieu que je ne nommerai pas, j'ai eu droit à une démonstration. En quelques secondes, je suis tombée à terre, j'avais complètement perdu l'équilibre. Après, j'ai eu des nausées et des vertiges pendant plusieurs jours. Donc, je sais pertinemment que les techniques existent et que les effets sont puissants. Ce qui ne prouve pas qu'elles soient effectivement utilisées. En Amérique, la situation est assez préoccupante parce qu'il n'y a pas vraiment de distinction entre les recherches civiles et militaires. Tous les laboratoires et les entreprises qui travaillent dans ce domaine sont prêts à contribuer à l'effort militaire du moment qu'on les finance. De toute façon, on ne leur laisse pas le choix, alors ils n'ont pas d'états d'âme. Cela dit, il y a de véritables savants fous, parfois liés à des sectes, qui cherchent à vendre leurs inventions plus ou moins fumeuses. En général, l'armée s'en méfie et les tient à l'écart. Le monde militaire n'est pas toujours aussi immoral qu'on le croit. On peut dire que l'éthique, plus que la faisabilité technique, est aujourd'hui le principal obstacle au développement de ces armes, mais on sait que l'éthique a ses limites. En conséquence, partout dans le monde, ces recherches restent dans l'ombre. Non seulement elles sont secrètes, comme toutes les autres recherches en armement, mais elles sont taboues : le plus souvent on nie purement et simplement leur existence. »

Big Brother is zapping you !

De toutes les rumeurs qui courent sur les recherches de l'ombre, voici les plus folles, les plus angoissantes, les plus monstrueuses. Nous entrons dans un domaine que la langue anglaise nomme *mind control*, imparfaitement traduit en français par le terme de « contrôle mental ». Il s'agit d'exercer une influence sur notre comportement, nos émotions, nos pensées, nos idées, notre personnalité la plus profonde, grâce à des émissions électromagnétiques. On trouve aujourd'hui sur ce sujet un nombre incalculable d'articles, de livres et bien sûr de sites Internet. La lecture de ces pages prend l'allure d'une descente aux enfers. On y rencontre des cobayes humains détenus dans des centres de torture psychique, des victimes harcelées par d'incroyables gadgets électroniques, des hommes programmés pour devenir des assassins robotisés, des expériences scientifiques ultra secrètes manigancées par des militaires et des agents de renseignement, des nazis, des satanistes, des sociétés occultes, des Frankenstein, des extraterrestres... Disons-le franchement : une bonne partie de ces élucubrations relève manifestement de la paranoïa pure et simple, et la fréquentation de cette littérature hallucinée en dit long, beaucoup plus long qu'on ne le souhaiterait, sur le largage mental et la souffrance réelle de nos contemporains les plus déboussolés. Cela dit, ces enquêtes divagantes entremêlent savamment la fiction et les documents vérifiables – rapports et archives authentiques, investigations de journalistes sérieux, brevets d'invention et recherches publiées dans des journaux scientifiques. C'est ce matériau solide et concret que nous allons examiner à présent. Il ne conforte pas les délires les plus apocalyptiques, mais il fait quand même froid dans le dos.

En 1977, un scandale éclate à la suite de plaintes déposées par d'anciens patients d'un hôpital psychiatrique de Montréal, le Allan Memorial Institute. Ils ont été soumis, dans les années 1950, à des expériences commanditées par la CIA américaine, sans le moindre consentement ni la moindre information. On leur a administré des médicaments psychotropes, notamment du LSD, on les a soumis à des séances d'isolation sensorielle totale. Ces faits sont reconnus par les anciens responsables des services secrets, qui présentent des excuses publiques et jurent qu'on ne les y reprendra plus. Dans les années qui suivent, plusieurs commissions sénatoriales et des enquêtes de journalistes permettront d'en savoir plus sur ces programmes portant des noms de code exotiques comme Bluebird, Artichoke ou Mkultra.

Tout commence après la guerre de Corée, quand les Américains prennent connaissance des techniques musclées d'interrogatoire et de « rééducation » pratiquées sous la direction de conseillers russes ou chinois et regroupées désormais sous le terme populaire de lavage de cerveau. Pour combler le retard des Occidentaux, une série d'expériences se déroulent sur le thème de la manipulation mentale et du contrôle des comportements. On étudie l'effet des drogues, de l'hypnose, de la privation sensorielle et de toutes sortes de procédés psychiatriques. A vrai dire, aucun des documents déclassifiés à la suite des enquêtes ne mentionne précisément l'usage d'appareils électromagnétiques. A une exception près : des expériences menées sur des animaux qu'on essayait de téléguider à l'aide d'électrodes implantées dans le cerveau. Evidemment, on peut toujours estimer que certaines archives ont été détruites ou jamais communiquées.

Citons encore une fois le capitaine Paul Tyler. Selon lui, les possibilités de l'électromagnétisme en matière de contrôle mental n'ont pas été prises au sérieux par les militaires américains avant les années 1980. A l'appui de cette thèse, il reprend cet extrait d'un rapport de l'US Air Force daté de 1982 : « Les données actuellement disponibles permettent de prévoir que des radiofréquences spécifiques peuvent présenter sur le plan militaire des menaces graves et d'une nature révolutionnaire. La thérapie par électrochocs montre que le courant électrique induit dans le cerveau peut interrompre complètement le fonctionnement mental pendant une courte durée, affecter les fonctions cognitives après des périodes plus longues, et peut restructurer les réactions émotionnelles si les expositions sont régulièrement répétées. » Force est de reconnaître que, depuis, aucun document crédible n'a fait surface quant à l'issue de ces recherches par les militaires, la police ou les services de renseignement.

C'est donc vers les scientifiques civils et leurs publications qu'on va se tourner pour trouver des exemples d'applications. A commencer par un personnage célèbre et peu recommandable : José Delgado. Ce neuropsychiatre espagnol travaille aux Etats-Unis dans les années 1960, à l'université de Yale. Toute sa vie, il s'est passionné pour le bio-électromagnétisme et surtout ses effets sur le cerveau. On lui doit en particulier une démonstration fameuse, filmée à plusieurs reprises. Delgado se trouve dans une enceinte face à un taureau de combat. Le taureau fonce sur lui, Delgado pousse un bouton sur un petit appareil qu'il tient dans la main, et le taureau s'arrête, soudainement pacifié. Il se laisse même caresser. Ce numéro illustre les recherches de Delgado sur la stimulation électrique de certaines zones du cerveau au moyen d'électrodes implantées par chirurgie. Dans ce cas précis, le taureau porte une électrode et un générateur électrique actionné par une simple télécommande. Et le tour est joué.

Delgado publie en 1969 son livre *Le Contrôle physique de l'esprit, vers une société psycho-civilisée*, où il raconte les résultats de trente ans de recherches. Sans aucun complexe, il se présente comme un fanatique du contrôle mental au service de l'ordre social. Petit florilège de ses propos : « Notre société a besoin d'un programme de psycho-chirurgie et de contrôle politique. Le but consiste à contrôler physiquement l'esprit. Tout homme qui dévie de la norme peut être remis dans le droit chemin par la chirurgie. (...) L'individu peut penser que la réalité la plus importante est sa propre existence, mais c'est un point de vue personnel et limité, qui manque de toute perspective historique. (...) L'homme n'a pas le droit de développer sa propre mentalité. Certes, ce genre d'orientation libérale a beaucoup d'attraits. Mais nous devons apprendre à contrôler électriquement le cerveau. Un jour, des armées et des généraux seront contrôlés par la stimulation électrique du cerveau. (...) Ces nouvelles connaissances sont tellement importantes qu'elles vont, à mon avis, changer radicalement la philosophie de notre système éducatif et sa croyance en la sanctification de l'individu. »

En 1985, José Delgado est retourné dans son pays, en Espagne, lorsqu'il reçoit la visite d'une journaliste pour la magazine de vulgarisation scientifique *Omni*. Il annonce fièrement qu'il peut à présent se passer des électrodes implantées et qu'il travaille désormais à distance, sans contact, avec des ondes radio. Et il en fait la démonstration : on le voit calmer des poissons en plein combat dans un aquarium, ou endormir et réveiller un singe dans sa cage. En fait, malgré ses rodomontades, les effets qu'il obtient sont plutôt grossiers et pas très différents de ce qu'il faisait avec ses électrodes. Rien n'indique depuis lors que Delgado soit allé beaucoup plus loin dans ses tentatives de nous « psycho-civiliser ».

Des voix qui résonnent dans la tête

Un autre type de recherches a retenu l'attention des dénonciateurs du contrôle mental. Nous les avons déjà mentionnées brièvement dans le chapitre sur les micro-ondes. En 1961, Allan Frey découvre par hasard que des micro-ondes pulsées émises par un radar peuvent produire des bruits audibles, qui semblent résonner à l'intérieur du crâne. Ce phénomène, longuement étudié quinze ans plus tard, par Arthur Guy et C.K. Chou, sur des chats et sur des humains, est appelé aujourd'hui la thermo-expansion acoustique. Les micro-ondes font réagir mécaniquement, par une série de minuscules échauffements et refroidissements, des cellules très sensibles situées dans l'oreille interne. Tout le monde ne semble pas y être sensible, cette faculté dépend de paramètres anatomiques encore mal connus. Frey, Guy ou Chou n'ont rien entendu ni transmis d'autre que des claquements et des sifflements. En revanche, deux chercheurs, Joseph Sharp, un spécialiste des recherches militaires sur les micro-ondes, et Mark Grove, un ingénieur électronicien, parviennent en 1973 à transmettre de façon compréhensible une série de chiffres composés d'une seule syllabe, les nombres de 1 à 10. Ils ne tenteront pas de transmissions plus complexes, car ces expériences exigent des intensités à la limite des seuils de nocivité reconnus en Occident à l'époque, à savoir 10 milliwatts par centimètre carré.

Un système apparemment plus performant existe, le Neurophone, créé en 1958 par un jeune inventeur prodige, Patrick Flanagan, alors âgé de quatorze ans. L'appareil crypte les sons de la voix humaine sous forme d'ondes radio, mais la transmission vers le cerveau fait appel à deux électrodes plates en contact avec les tempes. Lorsque l'adolescent dépose sa demande de brevet, on lui rit au nez. Le phénomène semble impossible. Il lui faudra six ans pour obtenir son brevet, après qu'un employé du Patents Office, sourd depuis des années, eut entendu les sons du Neurophone à l'intérieur de son crâne. Mais Flanagan n'est pas au bout de ses tracas. L'armée américaine place immédiatement le brevet sous le sceau du secret militaire, comme c'est son droit pour toute invention considérée comme « sensible » en matière de défense. Depuis, quelques versions pirates ont circulé, jusqu'à ce que Flanagan récupère son brevet après la levée de l'embargo militaire. Le Neurophone est désormais commercialisé, mais ses performances sont moins spectaculaires que prévu, et des sourds déçus ont demandé à être remboursés. Il semble qu'une fois de plus la technique ne marche pas chez tout le monde.

On s'en doute, toutes ces recherches alimentent des spéculations carabinées. Le phénomène des « voix dans la tête », outre ses manifestations religieuses de Moïse à Jeanne d'Arc, est très souvent signalé par les malades mentaux. Aujourd'hui, des centaines de paranoïaques et les psychiatres douteux qui les encadrent ont sauté sur cette vague plausibilité scientifique pour crier au harcèlement électronique. Là encore, les progrès réels attestés par les scientifiques semblent un peu minces pour expliquer ce qu'ils éprouvent. Néanmoins, la paranoïa rampante est devenue virulente grâce à l'histoire qui suit.

En 1993, l'Amérique découvre l'existence d'un savant russe nommé Igor Smirnov et de sa machine à diffuser des voix qui communiquent directement avec le subconscient ! Nous sommes en plein milieu d'une affaire tragique : la police assiège la secte de Waco. Les disciples d'un gourou apocalyptique nommé David Koresh se sont retranchés dans une ferme du Texas et détiennent une quantité impressionnante d'armes à feu et d'explosifs. La police et le FBI encerclent la maison depuis des jours. On fait alors appel à Smirnov, un chercheur moscovite qui soigne les toxicomanes et les névrosés à l'aide de messages vocaux transmis de façon subliminale. Smirnov débarque aux Etats-Unis avec son matériel et ses ordinateurs, il fait enregistrer par les familles des forcenés des messages apaisants. On imagine même de transmettre directement vers le cerveau de David Koresh la « voix de Dieu », interprétée par l'acteur Charlton Heston. Smirnov demande un délai d'une semaine pour crypter ces messages et les envoyer grâce à sa technologie de transmission. Mais le FBI ne veut plus attendre. Les messages des familles sont diffusés par de simples haut-parleurs, sans aucun effet. Puis c'est l'assaut, et l'incendie où périront tous les membres de la secte.

Une équipe de télévision polonaise a filmé Igor Smirnov en 1998, pour un documentaire diffusé sur Arte, *Les Zombies des tsars rouges.* On y voit un homme à la voix mélancolique et posée, le visage mangé par une épaisse barbe noire et grise, le front creusé de rides profondes. Smirnov est le fils d'un ancien responsable du KGB, il est né dans un camp stalinien. Depuis une quinzaine d'années, il dirige son Institut de psycho-technologie à Moscou, où il a soigné plus de trois mille patients, par une technique qu'il nomme « correction psychique ». Le film le montre en train de traiter un jeune soldat traumatisé pendant la guerre de Tchétchénie, puis un toxicomane. Les patients fixent des yeux des chiffres destinés à distraire leur attention, qui défilent sur un écran d'ordinateur. Pendant ce temps, ils entendent des voix, sans les percevoir consciemment. Selon Smirnov, cette « communication directe avec l'inconscient » donne aux messages une force invincible. Il déclare n'avoir jamais travaillé pour l'armée, ni pour tout autre but que la thérapie. Les journalistes insistent :

« Des politiciens ont-ils fait appel à vos services ?

— Evidemment ! Surtout en ce moment, nous sommes en pleine période électorale.

— Et que leur avez-vous répondu ?

— Les politiciens russes sont des incultes et des rustres. C'est une caste de renards, des fieffés coquins qui ne reculent devant rien. Je refuse d'aider ces gros lards. Je ne le ferai à aucun prix !

— Mais c'est possible techniquement ?

— Oui. Nous avons fait des expériences sur des volontaires. Dans une situation où ils devaient faire un choix crucial, nous avons réussi à influencer leur attitude. »

Plusieurs remarques s'imposent. D'abord, on subodore un peu de vantardise, c'est humain. Ensuite, rien dans le reportage ne permet de se faire une idée précise sur la technologie inventée par Smirnov. On le voit crypter et décrypter des phrases sur un ordinateur, mais comment s'opère la transmission ? S'agit-il de micro-ondes, d'ultrasons, d'infrasons ou de sons subliminaux masqués dans du bruit ? Mystère. Enfin, il n'y a pas lieu d'imaginer des prouesses techniques protégées par le secret militaire, sinon on ne voit pas trop pourquoi il se mettrait à la disposition du FBI dans l'affaire Koresh. D'ailleurs, pendant son séjour aux Etats-Unis, Smirnov a vendu sa licence à une entreprise locale, American Psychotechnologies Corporation, de Richmond, en Virginie. Donc, encore une fois, les allégations paranoïaques ne sont pas vraiment confirmées.

Les mystères de la psychotronique

Dans ce même documentaire polonais, on voit des scènes étranges et pathétiques. Nikolaï Anissimov, un ancien dissident, autrefois détenu dans les camps staliniens, organise sous la statue de Pouchkine à Moscou un sit-in pour les victimes du harcèlement électronique et du « fascisme psychique », qu'on appelle familièrement les « zombies ». Son association regroupe, dit-il, un millier de membres, tous cobayes d'expériences secrètes.

Des photos montrent des torses nus couverts de pustules. Une femme se plaint de vertiges dès qu'elle tourne la tête, « on a mal partout, tout vous tombe des mains, votre cœur s'emballe brusquement, et le médecin n'y comprend rien ». Andreï Slepoucha, un vieil homme au gros béret vissé sur le crâne, ingénieur en électronique, affirme avoir été soumis dès les années 1950 à des expériences de contrôle mental électromagnétique. Aujourd'hui, il fabrique des gadgets pour protéger les victimes des « ondes à 3 mégahertz ». Lui-même arbore des fils métalliques aux poignets, aux genoux et autour du crâne, reliés à une sorte de walkman bricolé en pendentif autour du cou. Il installe aussi, dans les habitations, des « filtres » à l'entrée de tous les réseaux, électrique, téléphonique ou radiophonique. Son appartement est un incroyable capharnaüm de câbles scotchés, les murs sont recouverts de papier aluminium.

Igor Smirnov, interrogé sur ces cas, ne dit ni oui ni non. « Un jour, j'ai examiné une patiente de cinquante-deux ans, un médecin célèbre à Moscou. Elle avait perdu en une semaine ses ongles, ses cheveux, ses sourcils et ses dents, elle était paralysée de la main droite et incapable de parler distinctement. En écrivant d'une main gauche maladroite, elle m'a fait savoir qu'elle avait subi une agression psychotronique. Une seule chose est sûre, c'est qu'on n'a jamais pu trouver la cause organique de ses maux. »

Psychotronique. Le mot est lâché. Pour les Russes comme pour les Américains, ce terme désigne toutes les technologies de manipulation et de transmission mentale à distance. Et les Russes ont bon dos ! Le plus souvent, on incrimine des découvertes fantasmagoriques comme les « champs de torsion », postulés par les physiciens russes Anatoly Akimov et Guenadi Shipov, des ondes inconnues qui n'auraient rien à voir avec l'électromagnétisme et seraient impliquées dans les phénomènes parapsychologiques. Aux Etats-Unis, le colonel Thomas Bearden fait grand cas des expériences de Vladimir Kaznacheiev en Sibérie, dont on reparlera au chapitre suivant – il aurait réussi à transmettre des maladies par des ondes « à conjugation de phase ». Mais les Américains, quand on cherche vraiment, ne sont pas non plus des enfants de chœur. En épluchant les archives de leurs brevets, on trouve des inventions obscures intitulées « stimulation cardiaque et analgésie par transmission sans fil », « appareil et méthode pour enregistrer à distance et altérer les ondes cérébrales », « méthode et appareil pour déterminer à distance des informations sur l'état émotionnel d'une personne », « excitation magnétique des résonances sensorielles ». Rappelons que l'existence d'un brevet ne signifie en aucun cas la réalité d'une découverte... Bref, nous barbotons en plein *X Files !*

Reste un chercheur souvent cité comme un des princes de la science psychotronique, qui a pignon sur rue et dont les résultats sont régulièrement publiés. Michael Persinger, âgé aujourd'hui de cinquante-six ans, est un Américain émigré au Canada pendant la guerre du Vietnam. Il travaille à l'université Laurentian de Sudbury, dans l'Ontario, au cœur d'une région montagneuse et minière, loin des grands centres urbains. Son laboratoire est installé dans un sous-sol sans fenêtres. Persinger, toujours vêtu d'impeccables costumes trois pièces, s'exprime dans un langage précis, dépouillé, hyperscientifique. Mais ses expériences n'ont rien de conventionnel ! Voici ce que décrit un journaliste de *Wired*, Jack Hitt, qui lui rend visite en 1999.

La chambre expérimentale a été construite pour des recherches acoustiques, dans les années 1970, et n'a guère été redécorée depuis. Elle est isolée de toute influence électromagnétique externe et fermée par une énorme porte d'acier. Il y règne une obscurité et un silence absolus. On y trouve un tapis poilu, d'énormes enceintes recouvertes de nylon noir et un vieux divan marron couvert de taches graisseuses, la trace des crèmes conductrices qu'on place sous les électrodes. Le journaliste coiffe un casque de moto jaune, équipé de bobines émettrices de champs magnétiques dirigés vers les tempes, ainsi que de capteurs qui mesurent les ondes cérébrales. On lui fixe des demi-boules de ping-pong sur les yeux, qui diffusent une luminosité uniforme et blanchâtre – ce sont des accessoires familiers des séances de relaxation ou de parapsychologie, selon une technique nommée Ganzfeld. Notre cobaye volontaire va recevoir des champs magnétiques spécialement fabriqués pour donner l'impression de voir Dieu, ou au moins de ressentir une « expérience religieuse ».

C'est une recherche en cours sur les sources de la « conscience spirituelle ». Neuf cents sujets ont déjà été testés avec ces fréquences. Chacun, selon Persinger, a eu la sensation d'une « présence », interprétée différemment selon sa culture – Dieu, Jésus, la Vierge Marie, Elie, Mohammed, l'esprit du ciel, un grand-père regretté ou un extraterrestre tout-puissant. Avant de subir la séance, le journaliste a rempli un long questionnaire psychologique, pour déceler toute tendance à la maladie mentale, ce qui serait une contre-indication au test. Si quelque chose se passe mal, le sujet peut lancer un SOS par un petit micro épinglé à son col de chemise. Et si les tracés cérébraux détectent qu'il s'est endormi, on le réveille.

La séance commence. Au bout de quelques minutes, le reporter plane doucement, dans un « bain chaud d'oubli ». Il a l'impression de flotter hors de son corps, bercé par un océan impalpable. Des souvenirs d'enfance et d'adolescence lui reviennent avec une vivacité et une précision étonnantes. Au bout du compte, après trente-cinq minutes d'irradiation, il n'aura pas de vision divine. Persinger admet que l'effet varie beaucoup selon les individus. Selon lui, les émetteurs magnétiques peuvent transmettre toutes sortes de sentiments, l'euphorie, l'anxiété ou l'excitation sexuelle. Chaque émotion est numérisée sous la forme d'interminables colonnes de chiffres qui déterminent les pulsations magnétiques. Il s'agit d'émissions complexes, qui mélangent des fréquences multiples, avec des asymétries prononcées entre les deux hémisphères cérébraux.

Déjà, dans les années 1920, à l'université de Milan, Fernando Cazzamalli étudiait les effets d'émissions en ondes courtes sur le psychisme. Il avait notamment trouvé des fréquences capables d'induire des hallucinations et des états proches de la folie. Elles se situaient entre 380 et 500 mégahertz. Comme lui, Persinger est particulièrement fasciné par les états de conscience modifiés, entre le rêve éveillé, le délire provoqué par les drogues hallucinogènes et l'expérience paranormale ou mystique. Une partie importante de ses recherches consiste à montrer qu'il est non seulement possible de recréer ces états en laboratoire par des moyens électromagnétiques, mais que ces mêmes combinaisons de fréquences sont parfois présentes dans notre environnement, sans que quiconque les ait délibérément fabriquées. Certaines perturbations du champ magnétique terrestre suffiraient à produire de tels effets, par exemple dans les heures qui précèdent un tremblement de terre, à la suite de phénomènes piézo-électriques dus au frottement des plaques tectoniques, ou pendant les tempêtes magnétiques engendrées par les éruptions solaires, ou encore dans des zones où l'on creuse la terre en profondeur pour des forages, des barrages ou des lacs artificiels. Dans de nombreux cas, il y aurait une synergie entre les fluctuations magnétiques naturelles et les champs électromagnétiques émis par l'homme, aussi bien les très basses fréquences du réseau électrique que les ondes radio. Selon lui, ces phénomènes expliqueraient un grand nombre de sensations de type hallucinatoire, des apparitions de la Sainte Vierge aux maisons hantées en passant par les récits d'enlèvements et de rencontres avec des extraterrestres.

Voilà qui jette une autre lumière sur les expériences soi-disant vécues par les victimes d'un Big Brother armé de générateurs psychotroniques. Elles seraient simplement dues au hasard des interférences entre les ondes qui nous entourent de toutes parts. Persinger ne croit pas à l'existence d'applications militaires ou policières de ses méthodes – ce qui n'empêche évidemment pas les enquêteurs conspirationnistes de le considérer comme un allié des services secrets. Dans l'article de *Wired*, Persinger mentionne qu'il discute actuellement avec Douglas Trumbull, un spécialiste célèbre des effets spéciaux à Hollywood, sur d'éventuels développements pour le monde du cinéma et du spectacle. Pourquoi pas ?

Notre descente aux enfers n'a donc pas vraiment apporté d'éléments convaincants à l'appui des thèses les plus alarmistes. Néanmoins, il convient de rester prudent. En janvier 1998, en France, le neurologue Jean-Pierre Changeux, alors président de la Commission nationale de bio-éthique, évoquait dans son discours de clôture d'un colloque intitulé « Science et racisme », les retombées inquiétantes des neurosciences. Selon lui, les progrès en imagerie cérébrale rendraient possible, à terme, une « invasion de la vie privée ». Les équipements nécessaires sont actuellement très complexes et peu accessibles, mais ils vont se banaliser et pourront un jour fonctionner à distance, ce qui ouvrira la porte à des abus menaçant les libertés personnelles, comme le contrôle du comportement et le lavage de cerveau. Et Changeux d'ajouter : « Ce n'est pas de la science-fiction, et c'est un risque sérieux pour la société. »

Des expériences à l'échelle planétaire

Vous croyez peut-être avoir pris connaissance des prédictions les plus terrifiantes ? Attendez de lire les histoires qui suivent. Nous allons parler d'ondes électromagnétiques qui arrosent la planète entière. Le quotient de paranoïa atteint là, c'est le moins qu'on puisse dire, sa cote d'alerte.

Le 4 juillet 1976, le jour où l'on célèbre le bicentenaire des Etats-Unis, les Russes commencent à émettre en direction de l'Occident un signal répétitif, dans la gamme des micro-ondes, modulé à très basses fréquences, autour de 10 hertz. Ce signal, qui peut être capté par n'importe quel radioamateur et qu'on surnommera bientôt *woodpecker* (pic-vert), vient d'un énorme émetteur à Kiev. Par la suite, il est relayé par sept émetteurs sur le territoire de l'URSS, qui seraient, dit-on, les émetteurs les plus puissants du monde ! Le pic-vert est toujours en activité, et, jusqu'à aujourd'hui, on n'a jamais connu la finalité exacte de ces émissions. Pour certains experts, il s'agit d'un système de communication avec les sous-marins. Pour d'autres, c'est une expérience visant à provoquer des effets biologiques sur les populations du monde entier, à l'exception des territoires de l'ex-URSS. Les Américains auraient riposté avec le Project ELF, qui émet vers l'Est, avec la même puissance, un martèlement électromagnétique de 16 pulsations par seconde. Tout cela est bien sûr à mettre à l'extrême conditionnel...

Et voici le projet le plus dérangeant : HAARP – High Frequency Active Auroral Research Project. Au milieu des années 1990, des chercheurs américains commencent à ériger des antennes géantes et des émetteurs électromagnétiques colossaux dans une zone désertique au fin fond de l'Alaska. Ces engins sont destinés à émettre des faisceaux ultrapuissants d'ondes courtes en direction de la haute atmosphère. Plus précisément, on vise l'ionosphère, une couche qui s'étend entre cent et mille cinq cents kilomètres d'altitude. Comme son nom l'indique, l'ionosphère est une zone où les molécules gazeuses sont chargées électriquement, sous l'influence des radiations solaires intenses. Vis-à-vis des ondes radio, l'ionosphère agit comme un gigantesque miroir. Les ondes y rebondissent, ce qui permet notamment aux radioamateurs de capter des émissions venues des antipodes. De temps en temps, lorsque des bombardements de particules électriques se produisent à la suite des éruptions solaires, l'ionosphère devient folle. Toutes les émissions radio sont brouillées, et le ciel des régions nordiques s'illumine sous un des plus beaux spectacles du monde, les aurores boréales.

L'envoi de faisceaux intenses vers l'ionosphère n'est pas une nouveauté. Des installations de ce type existent déjà à Porto Rico, à Arecibo au Chili, à Tromsö en Norvège et dans plusieurs localités de l'ex-URSS. Elles servent à la fois à des missions scientifiques qui étudient les propriétés de cette couche, et à des projets militaires de communications à très grande distance. Ce qui distingue le projet HAARP, c'est que les puissances passent à la dimension supérieure. On arrive à des dizaines de milliards de watts. Pour alimenter les émetteurs, on a mobilisé plusieurs centrales énergétiques qui brûlent le pétrole de l'Alaska, difficile à transporter vers des latitudes plus clémentes, d'où un bénéfice certain pour les industriels et les ministères concernés.

Officiellement, HAARP est un projet purement scientifique. Mais les militaires sont les principaux bailleurs de fonds, et leurs objectifs réels alimentent bien des spéculations. En principe, les retombées attendues sont les suivantes : on veut créer un outil planétaire de détection radar qui pourra aussi bien surveiller les avions ou les missiles, enregistrer les essais nucléaires clandestins, et même ausculter la terre pour repérer des gisements de pétrole et de minerais ; on compte aussi créer un système de communication avec les sous-marins plus performant que les installations actuelles. Il est également question, très probablement et même si les militaires ne l'admettent pas publiquement, d'essayer de nouvelles techniques de brouillage des communications ennemies à très grande distance, voire de provoquer des « effets EMP », ces bombardements d'impulsions électromagnétiques qui peuvent paralyser tous les équipements de haute technologie dans une zone visée.

Faut-il craindre d'autres conséquences ? Certains experts conspirationnistes parlent d'effets biologiques et psychiques dirigés intentionnellement. Cela paraît, au vu de l'état actuel des techniques, assez improbable. Mais il existe des risques plus insidieux. En secouant l'ionosphère par des flux d'énergie d'une ampleur encore jamais atteinte, les ingénieurs maîtrisent-ils vraiment toutes les retombées possibles ? Cette couche électrifiée est encore mal connue, on ne peut pas exclure des réactions en chaîne et des effets boule de neige imprévisibles aux implications désastreuses. Les écologistes sont donc partis en guerre contre HAARP. Ils parlent de catastrophes qui pourraient affecter la Terre entière, son climat, ses grands équilibres électriques et magnétiques, la capacité des hautes couches de l'atmosphère à filtrer les radiations solaires ou cosmiques dangereuses, voire le rôle subtil et peut-être fondamental des douces fluctuations magnétiques naturelles pour synchroniser nos horloges internes et nos processus cellulaires les plus intimes. Bref, ils agitent le spectre d'un « cataclysme électromagnétique planétaire ». Ils stigmatisent la « science macho », l'irresponsabilité des militaires et des scientifiques qui se sont payé un nouveau joujou sans en connaître les dangers potentiels. HAARP est accusé de « vandalisme global ».

La bataille va être rude. Derrière les investissements colossaux réalisés en Alaska, on trouve non seulement la toute-puissante armée américaine, mais quelques-unes des entreprises industrielles les plus riches du monde – Atlantic Richfield, un géant pétrolier, E-Systems, qui vend chaque année pour 1,8 milliard de dollars d'équipements électroniques aux gouvernements d'Amérique et d'ailleurs, ou Raytheon, l'empire des systèmes à micro-ondes, un des mastodontes mondiaux des contrats avec la Défense, détenteur de milliers de brevets classés secrets militaires, dont ceux du chercheur Bernard Eastlund, qui prétend pouvoir modifier à volonté les climats dans n'importe quel pays du monde en altérant les couches atmosphériques.

Tel est le pouvoir de l'électromagnétisme. A très haute puissance, il se joue des frontières. D'où les inquiétudes de nombreux pays. Le 28 janvier 1999, le Parlement européen a voté une résolution intitulée « Environnement, sécurité et affaires étrangères ». On lit dans l'article n° 24 : « Le projet HAARP, en vertu de son large impact sur l'environnement, doit être un sujet de préoccupation à l'échelon global, et nous demandons que ses implications légales, écologiques et éthiques soient examinées par un organisme international indépendant avant toute expérimentation. Nous regrettons que l'administration américaine ait refusé à plusieurs reprises que des envoyés européens puissent se rendre sur place ou assister à des réunions de responsables où sont débattues les retombées sur l'environnement et sur les populations. »

Le 17 février 2001, HAARP a émis pour la première fois à sa puissance maximale prévue, à 350 gigawatts. Auparavant, de nombreux « tirs » avaient eu lieu, à des puissances réduites. Les radioamateurs du monde entier ont pu entendre une des composantes du signal sur sa fréquence habituelle de 3,39 mégahertz. Jusqu'ici on ne le percevait que la nuit, quand les conditions de réception sont optimales. Cette fois, il était clairement détectable en plein jour.

Le matin des apprentis sorciers a commencé.

7

Vers une nouvelle révolution biologique

Les effets des champs et des ondes, qu'ils soient nocifs ou bénéfiques, posent une immense question à la science : que savons-nous exactement des mécanismes par lesquels ils nous affectent ? S'il est un point sur lequel tout le monde est d'accord, c'est que le gros du travail est à venir. La théorie du bio-électromagnétisme s'annonce comme un des grands chantiers du troisième millénaire. Aujourd'hui, lentement mais sûrement, quelques pistes sérieuses se dessinent. On va le voir, les perspectives qui s'ouvrent donnent le vertige. Car il s'agit non seulement d'obtenir des connaissances qui nous permettront un jour de neutraliser les effets indésirables et de développer les effets thérapeutiques de l'électromagnétisme, mais aussi de revoir de fond en comble toute notre vision de la biologie, la science suprême, la science des êtres vivants, la science qui nous parle de notre sujet le plus précieux – nous-mêmes.

Nous sommes tous des grenouilles électriques

Tout commence grâce à une grenouille. Nous sommes à Bologne, à la fin du XVIIIe siècle. Tandis que l'Europe tremble sous les soubresauts de la révolution française, un biologiste italien, Luigi Galvani (1737-1798), médecin, naturaliste, physiologiste, zoologiste, et surtout génial expérimentateur, part à la recherche du « fluide vital », le souffle de la vie. Dans son laboratoire, il a disposé des appareils bizarres et merveilleux, les bouteilles de Leyde, qui produisent, après qu'on les frotte vigoureusement, des décharges électriques aussi brèves que violentes. Or ces décharges, lorsqu'elles ont lieu à proximité des nerfs et des muscles de grenouilles disséquées, provoquent des contractions soudaines. Morts, les animaux semblent revivre un court instant. Pour Galvani, c'est la réponse aux plus profondes interrogations. Le fluide vital, c'est l'électricité !

La découverte la plus singulière de Galvani, c'est qu'on peut provoquer ces contractions non seulement par des décharges, mais aussi simplement en touchant avec un scalpel ou une tige des grenouilles suspendues à une grille métallique. Cette fois, il est convaincu d'avoir mis en évidence l'« électricité animale », directement et spontanément engendrée par l'organisme, et qui doit être, à n'en point douter, l'étincelle même de la vie. Il publie ses résultats en 1791 dans un ouvrage intitulé *De la force électrique dans le mouvement des muscles.*

Ces expériences fascinent son collègue Alessandro Volta, à l'université voisine de Pavie. Il les répète et, dans un premier temps, confirme les conclusions de Galvani. Puis il remarque un phénomène qui avait échappé à son prédécesseur : le courant spontané passe lorsque la grenouille est en contact avec deux métaux différents – par exemple celui de la grille et celui du scalpel. Bientôt, Volta obtient le même courant électrique sans passer par le corps d'une grenouille, en reliant deux métaux à travers du papier ou du feutre humide. On dit aujourd'hui qu'il y a entre certains métaux une différence de potentiel électrique, et Volta vient d'inventer le principe de la pile. Les conséquences de cette découverte, pour laquelle Volta reçoit les félicitations et une récompense de Napoléon, alors en pleine conquête de l'Italie, sont immenses. Pour la première fois, on peut produire un courant continu et non plus une brève décharge. L'ère moderne de l'électricité commence pour de bon en cette année 1800.

Galvani n'a pas l'esprit porté à la polémique et ne répond pas publiquement au camouflet infligé par Volta. Il reste néanmoins persuadé qu'il a réellement observé l'existence d'une électricité interne dans les tissus vivants. On sait aujourd'hui qu'il n'avait pas tort. Certes, ce n'était pas le tout-puissant fluide vital mais, dans certaines expériences, Galvani a bel et bien détecté un courant interne, indépendant des potentiels métalliques, qu'on appelle à présent « courant de lésion ». Il est engendré, pour des raisons encore assez mystérieuses – on y reviendra – par toute blessure dans un tissu animal vivant. Cette découverte, en elle-même, était extrêmement importante, mais devait rester méconnue pendant plus d'un siècle, puisque le coup d'éclat de Volta avait éclipsé les subtiles et patientes recherches du pauvre Galvani. Son nom, malgré tout, n'est pas tombé dans l'oubli. Vers 1840, on met au point un appareil constitué d'une bobine en cuivre et d'un aimant fixé à une aiguille, et on le nomme galvanomètre. Cet instrument mesure avec précision des courants électriques extrêmement ténus. Grâce à lui, on va pouvoir étudier sérieusement l'électricité nerveuse et musculaire. Ce travail va durer plus d'un siècle. Une nouvelle science est née, l'électrophysiologie.

Dans les années 1840, Emil DuBois-Reymond, un physiologiste allemand, fabrique pour ses expériences un galvanomètre extraordinairement sensible, avec une bobine composée d'un fil de cuivre long de cinq kilomètres, enroulé sur vingt-quatre mille tours ! Moyennant quoi, il met en évidence ce qu'il appelle le courant d'action, qui passe dans les nerfs et se propage aux muscles pour engendrer tous nos mouvements. En 1852, Hermann von Helmholtz mesure la vitesse de ce courant, encore une fois sur une grenouille : 27 mètres par seconde. Et Julius Bernstein, en 1868, découvre comment il se propage. C'est une « onde de dépolarisation ». Au repos, la fibre nerveuse ou musculaire est électriquement polarisée, c'est-à-dire porteuse d'une différence de potentiel. La charge électrique est négative à l'intérieur, positive à l'extérieur. Lorsque le nerf entre en action, cette polarité s'inverse et la dépolarisation se communique de cellule en cellule. Plus tard, on va comprendre plus finement le mécanisme. Des molécules électriquement chargées, les ions, entrent et sortent de chaque cellule en traversant leur membrane. Ce sont les ions calcium, sodium et potassium, électriquement positifs, et les ions chlorures, négatifs. Ainsi, notre électricité interne s'explique en dernière analyse par la chimie, le mouvement des molécules, des entités bien concrètes et palpables. Cette découverte soulage et ravit la communauté scientifique de l'époque en confortant son matérialisme triomphant. Dans la vie, tout est matière, tout est chimie. Les tenants du fluide vital et autres mystérieux effluves électriques sont renvoyés au royaume suranné des fantasmes féeriques.

Or, aujourd'hui, une foule d'indices donnent à penser que ces connaissances ne sont qu'une infime partie d'un domaine encore largement inconnu, comme la zone émergée et visible d'un gigantesque iceberg. Les courants ioniques qui filent dans nos nerfs et nos muscles sont lourds, lents et grossiers. Ils n'expliquent en rien les effets subtils de l'électromagnétisme, qu'on a détaillés tout au long de ce livre. D'autres formes, d'autres rôles, d'autres fonctions de notre électricité interne sont très probablement à l'œuvre. Pour la biologie, une nouvelle révolution commence.

Voyage au centre de la cellule

Pour tenter de comprendre, il faut descendre vers l'infiniment petit, les dimensions microscopiques, et d'abord nos cellules. Nous en possédons environ dix mille milliards, ce sont les éléments de base qui constituent tous nos tissus. Elles peuvent prendre des formes très différentes selon les organes ou les systèmes, mais elles ont toutes des points communs. Au centre, il y a le noyau, qui contient l'ADN, l'information génétique. A l'intérieur de la cellule, autour du noyau, c'est le cytoplasme, avec un certain nombre de « machines cellulaires » qu'on ne va pas détailler ici. Le tout est enrobé par une paroi, la membrane. Pour beaucoup de chercheurs, c'est au niveau de la membrane qu'agissent les influences de l'électromagnétisme.

La membrane est en elle-même un élément extrêmement complexe. Elle est faite de millions de molécules serrées les unes contre les autres pour former une double couche. Chaque molécule possède en quelque sorte une tête et une queue. Les têtes font face à l'extérieur de la cellule, elles sont acides et hydrophiles, c'est-à-dire qu'elles attirent l'eau. Les queues sont tournées vers l'intérieur, elles sont huileuses (lipidiques, en terme savant) et hydrophobes, elles repoussent l'eau. L'huile est un isolant électrique. Donc, la double couche sépare électriquement l'intérieur et l'extérieur de la cellule. La différence de potentiel entre les deux régions, positive à l'intérieur et négative à l'extérieur, est généralement de quelques millivolts, et jusqu'à 100 millivolts pour les cellules nerveuses. A l'échelle des corps entiers, c'est une quantité minuscule. Mais à l'échelle microscopique de la cellule, c'est une force gigantesque. D'après Guy Cherbit, un physicien français qui a travaillé avec l'équipe américaine d'Arthur Pilla, le calcul du champ électrique, qui divise la différence de potentiel par la distance, donne dix millions de volts par mètre, c'est-à-dire l'ordre de grandeur qu'on atteint dans les accélérateurs de particules, à l'extrême pointe de la physique de l'atome, ou physique quantique.

Paradoxalement, ces champs électriques élevés sont sensibles à de très faibles variations dans leur environnement électrique ou magnétique. Cette sensibilité s'explique par le fait que les potentiels et les champs de la cellule ne sont jamais statiques, mais sont au contraire en oscillation perpétuelle. Et c'est là qu'intervient, comme on l'a dit dans le chapitre 1, le phénomène de la résonance. Tout système oscillant peut être perturbé par une autre oscillation, à condition que cette oscillation externe vibre à une fréquence appropriée – qui peut être la même fréquence, ou un multiple de cette fréquence. Cette perturbation peut être linéaire, c'est-à-dire qu'elle amplifie ou inhibe l'oscillation de départ en proportion de son intensité, de manière facilement prévisible. Elle peut aussi être non linéaire, et dans ce cas une simple chiquenaude suffit à provoquer un effet de grande amplitude. C'est ce que montre une branche récente de la physique et des mathématiques, qu'on appelle souvent « mathématiques du chaos ». Or il semble que les systèmes cellulaires soient particulièrement sujets aux réactions non linéaires.

Sur quels processus cellulaires s'exerce l'influence des perturbations électromagnétiques ? Les candidats sont nombreux, et les théories variées. Mais beaucoup convergent vers une piste principale. Il existe, sur les membranes, des structures qu'on appelle les canaux ioniques. Ce sont des sortes de sas ou de pompes qui laissent entrer ou sortir, de façon sélective, des molécules électriquement chargées, des ions, surtout les ions calcium, sodium et potassium. Ces canaux ioniques sont eux-mêmes soumis au contrôle de grosses protéines, situées sur la face externe de la membrane qu'on appelle les récepteurs. Il existe des centaines de récepteurs différents, chacun possède une composition chimique spécifique qui lui permet de reconnaître et d'attirer une seule et unique espèce de molécule présente dans le liquide intercellulaire, l'espace qui entoure chaque cellule. Cette molécule active peut être une hormone, un neurotransmetteur, un facteur de croissance, un médicament, une substance toxique, etc. Une fois qu'elle a été reconnue et qu'elle se lie au récepteur, des canaux s'ouvrent, et la molécule pénètre à l'intérieur de la cellule. Là, elle déclenche à son tour une cascade d'événements biochimiques, qui déterminent en dernière analyse toutes les fonctions internes de la cellule, pour le meilleur ou pour le pire. Les canaux ioniques et les récepteurs sont donc les éléments qui permettent à la cellule de réagir à tous les signaux venus de l'extérieur. Or c'est là une des caractéristiques principales de la vie : au contraire des matériaux inorganiques ou minéraux, les êtres vivants sont en interaction constante avec leur environnement. Ils réagissent, ils s'adaptent, ils maintiennent un équilibre et, quand ils n'y parviennent plus, ils meurent.

La biologie du XXe siècle a beaucoup étudié ces interactions, mais elle s'est principalement consacrée à leur composante chimique. D'où les termes de biochimie ou biologie moléculaire. On a détecté la présence de telle ou telle molécule autour de la cellule, on a mesuré sa conformation spatiale, qui lui permet d'être reconnue par tel ou tel récepteur, comme une clé rentre dans une serrure. Et on a cru que tout s'expliquait ainsi. Mais la science bio-électromagnétique ajoute une dimension supplémentaire. Les cellules réagissent aussi à d'autres signaux. Les champs et les ondes exercent une influence, stimulent ou ralentissent les transports d'ions, le rythme d'ouverture des canaux, la sensibilité des récepteurs. Dans cette optique, les canaux ioniques et les récepteurs agissent comme des transistors, ils contrôlent les flux de molécules par des variations de voltage. Et cette régulation électrique s'applique non seulement aux échanges entre la cellule et le liquide qui l'entoure, mais aussi à la communication entre une cellule et ses voisines, à travers une autre catégorie de protéines spécialisées sur la membrane, les jonctions intercellulaires.

Le premier chercheur à mettre ces effets en évidence s'appelle Ross Adey. Il a obtenu son doctorat de médecine en 1949, en Australie, il a étudié la biologie en Angleterre, à Oxford, puis s'est installé aux Etats-Unis en 1954. A partir de 1961, à l'Institut de recherche sur le cerveau à Stanford, en Californie, il implante des détecteurs électriques dans le cerveau de singes pour étudier l'effet des champs de faible intensité sur la membrane des neurones. L'examen microscopique montre des brins de protéines mêlés à des ions calcium, qui sortent de la membrane et s'agitent dans l'eau extracellulaire. Adey a écrit des phrases étonnamment poétiques pour décrire le mécanisme : « Ces brins frissonnent sous les courants électriques. Ils sont sensibles à des brises électrochimiques qui soufflent à travers les membranes, comme des blés ondulant sous le vent. Ces vagues rythmiques ne sont pas seulement du bruit, ce sont les murmures de la cellule. »

Ces travaux, il faut le signaler, n'ont pas été initiés pour évaluer l'impact des pollutions électromagnétiques dans notre environnement, dont on ne se préoccupait guère à l'époque, ni pour développer les thérapies, ni même pour faire avancer la recherche théorique en biologie. Ils ont été financés par la NASA pour protéger la santé des futurs cosmonautes, dont on savait qu'ils seraient bientôt soumis à de drôles de perturbations électromagnétiques. Comme quoi la plus grande révolution biologique de notre temps fait partie, elle aussi, des retombées de la conquête spatiale. Fin de la parenthèse...

Après Ross Adey, un deuxième chercheur américain se lance dans cette exploration en terres inconnues. Il se nomme Carl Blackman. Il a travaillé toute sa vie à l'Institut de recherches sanitaires qui dépend de l'Agence de protection de l'environnement. Il y est toujours aujourd'hui. Nous l'avons rencontré au congrès de Munich – un congrès où Ross Adey, âgé aujourd'hui de quatre-vingt-six ans et d'une santé précaire, n'était pas présent, contrairement à son habitude. Tant pis pour nous. En tout cas, nous voici face à Carl Blackman, une sorte de grand Duduche en jean, filiforme et barbu, bavard intarissable, enthousiaste comme un adolescent. Il nous raconte la suite de l'aventure.

« Ross Adey avait commencé par travailler sur des volontaires humains, mais il s'est aperçu, à sa grande surprise, que l'exposition à des champs magnétiques d'intensité très modeste provoquait un ralentissement mesurable de leurs réactions, et toutes sortes de perturbations mentales. Il s'est donc tourné vers les singes, sur lesquels il a constaté le même type d'effet, puis sur des chats. Là, il a commencé à constater des modifications d'un neurotransmetteur, le GABA. Mais le GABA est très compliqué et coûte très cher, donc il s'est mis à étudier le calcium dans les cellules nerveuses, et une fois de plus il a retrouvé des changements spectaculaires avec des champs magnétiques ridiculement faibles. Ensuite, il est passé aux cerveaux de poulets, c'est beaucoup plus facile à étudier, et il s'est concentré sur le calcium. Et c'est à ce moment-là, vers 1975, que ses découvertes nous ont excités.

« Donc, nous avons reproduit ses expériences sur le calcium dans les cerveaux de poulet. Le calcium, il faut le savoir, est une molécule très importante dans la cellule. C'est un peu comme la standardiste qui, dans un central téléphonique, oriente chaque appel vers son destinataire. Autant dire qu'il intervient dans toutes les signalisations cellulaires, quelles que soient les molécules impliquées. Et nous avons confirmé une des grandes découvertes d'Adey, à savoir que les effets électromagnétiques sur les ions calcium se produisent dans des "fenêtres" extrêmement précises, en fréquences et en intensités. Nous avons travaillé avec des ondes radio de 50 mégahertz, modulées à toutes les fréquences imaginables, et les effets n'avaient lieu qu'aux fréquences de 16 hertz, 45 hertz, 75 hertz ou 105 hertz. Nous avons aussi vérifié l'effet-fenêtre pour les intensités, c'est-à-dire que nous obtenions des effets à des intensités très basses, très au-dessous du seuil thermique, ce qui était franchement incroyable à l'époque, et c'est toujours très mal accepté aujourd'hui. Et quand nous augmentions l'intensité, l'effet disparaissait ! Nous avons étudié tout cela avec les outils de la physique, et nous sommes tombés sur les effets non linéaires des systèmes oscillants. »

Un troisième chercheur, Robert Liburdy, a développé ces recherches sur les ions calcium. Il n'était pas non plus présent à Munich, pour des raisons très particulières et qui méritent d'être racontées ici. Liburdy a montré, dans les années 1980, que les champs magnétiques alternatifs du réseau électrique, notamment ceux qu'émettent les lignes à haute tension, affectent dramatiquement le transport du calcium dans les cellules. C'était la première fois qu'on trouvait un mécanisme biologique, au niveau cellulaire, lié au courant domestique. Liburdy est devenu l'homme à abattre. Or, il y a trois ans, il se retrouve dans le collimateur de l'Office of Scientific Integrity, une commission récemment instituée pour combattre la fraude scientifique. Que lui reproche-t-on ? On a trouvé, dans une publication datant de plusieurs années, deux graphiques retravaillés sur ordinateur pour rendre les courbes plus visibles – un procédé classique et très utilisé dans les articles scientifiques. Simplement, on est supposé signaler cette intervention informatique. Ce qui n'a pas été le cas, suite à un oubli. Pour le reste, tous les résultats et tous les chiffres sont incontestables. Mais les deux graphiques fautifs ont suffi. Liburdy n'a pas les moyens de se payer les frais de défense pour un procès. Il est privé de tout financement public pendant deux ans. Le cas est unique, pour une faute aussi vénielle. On ne nous ôtera pas de l'idée que le thème de sa recherche était en rapport avec cette sanction. Laquelle est d'ailleurs aussitôt montée en épingle dans la presse américaine, avec des titres du genre « L'hypothèse du cancer lié aux lignes électriques venait d'une recherche frauduleuse ». Ce qui n'a strictement rien à voir. Question : à qui profite le crime ?

Pour être complet, il faudrait parler des modèles mathématiques et physiques développés par Carl Blackman, Robert Liburdy, Arthur Pilla, Abraham Liboff et bien d'autres pour expliquer cet effet des champs sur les canaux cellulaires. Résonance cyclotron, résonance ionique paramétrique, résonance magnétique nucléaire, résonance de précession dans les fréquences de Larmor... Pouce ! Nous n'irons pas plus loin. C'était juste pour dire qu'on a affaire à de la biophysique de très haute volée.

Des aimants dans notre cerveau

Les théories des effets de résonance électrique sur la membrane cellulaire attirent actuellement beaucoup de chercheurs. Mais il ne faut pas croire pour autant que ce sont les seules pistes. Nous ne pourrons d'ailleurs pas, dans ce chapitre, rendre compte de toutes les hypothèses qui sont actuellement discutées. On se contentera de présenter les plus solides et les plus célèbres. Parmi elles, il en est une qui séduit par sa simplicité. Si les champs magnétiques nous influencent, c'est peut-être tout simplement parce que nous sommes nous-mêmes des êtres magnétiques !

Rappelons une donnée importante avant de poursuivre. Les champs issus du réseau électrique sont de deux sortes, magnétiques et électriques. Quant aux ondes électromagnétiques, comme leur nom l'indique, elles ont une composante électrique et une composante magnétique. Or tout cela se mélange inextricablement au niveau des cellules, et bien malin qui pourrait aujourd'hui départager définitivement les deux composantes. Comme les champs magnétiques en mouvement, alternatifs ou pulsés, donnent naissance à des champs électriques, et comme nos cellules semblent particulièrement affectées par les phénomènes électriques, on est souvent tenté de tout expliquer par l'électricité interne. Mais supposons que nous possédions des petits aimants dans nos cellules... A ce moment-là, on pourrait tout expliquer par la composante magnétique. Or, cette hypothèse n'est pas idiote, loin s'en faut !

Nous sommes de retour dans les années 1950. Un biologiste américain, Frank Brown, se passionne pour l'énigme des rythmes du vivant. Pourquoi les huîtres s'ouvrent-elles et se ferment-elles en suivant exactement le mouvement complexe des marées ? Pourquoi le ver de vase *Nassarius* exhibe-t-il des cycles qui suivent à la fois le jour solaire et le jour lunaire ? Ses expériences en laboratoire montrent que ces humbles bestioles réagissent en fait à d'infimes variations du champ magnétique terrestre. Or ce champ, même s'il varie légèrement, n'est ni alternatif ni pulsé. Il est statique ou continu. Il n'induit en aucun cas des courants électriques dans l'organisme. Il est par ailleurs beaucoup plus complexe qu'on ne croyait. Il varie avec les périodes lunaires, avec les éruptions solaires, avec les orages, et même avec des vagues magnétiques venues du centre de notre galaxie. Ces fluctuations sont très lentes, par rapport aux champs électriques et aux ondes. On détecte des fluctuations à 0,1 hertz, soit une fois toutes les dix secondes, et d'autres autour de 8 ou 10 hertz, jusqu'à 25 hertz. Sans compter des variations qui se produisent sur des rythmes d'une semaine. Lorsque Frank Brown étudie les similitudes entre ces rythmes et les rythmes internes de nos organes, chez toutes sortes d'animaux, y compris les humains, il trouve des ressemblances frappantes. Nos synthèses d'hormones ou de globules blancs, nos divisions cellulaires semblent suivre les fluctuations magnétiques terrestres.

Dans les années 1970, d'autres pièces du puzzle se mettent en place. Richard Blakemore découvre les bactéries magnétotactiles. Ces microbes possèdent dans leur cytoplasme des minuscules cristaux de magnétite, un oxyde ferreux sensible au champ magnétique, et s'en servent pour synchroniser leurs mouvements. Puis Charles Walcott trouve de la magnétite dans le cerveau des pigeons voyageurs, dont les facultés d'orientation époustouflent depuis longtemps les scientifiques. Ensuite, on retrouve ces cristaux chez les abeilles, les papillons ou les poissons. Et si les humains avaient eux aussi ce genre de boussole dans la tête ? A Manchester, Robin Baker fait marcher des volontaires, les yeux bandés, et montrent qu'ils s'orientent malgré tout. Il postule la présence de magnétite dans les sinus et la glande pinéale. Zaboj Harvalik émet la même hypothèse après avoir étudié les sourciers pour le compte de l'armée américaine. En France, Yves Rocard, un savant prestigieux qui a dirigé le programme nucléaire national, s'intéresse aux sourciers après avoir pris sa retraite. Il émet l'hypothèse qu'ils sont sensibles à de légères variations du champ magnétique terrestre engendrées par l'eau souterraine, et il le démontre grâce à d'ingénieuses expériences où des sourciers sont soumis en aveugle à des variations magnétiques créées artificiellement par des fils électriques au sol. Rocard poursuit son enquête et détecte, chez les sourciers et les guérisseurs, au moyen d'un magnétomètre très perfectionné, la présence de substances magnétiques dans les arcades sourcilières, au bout des doigts et au creux des coudes et des genoux. Malgré sa renommée et bien qu'il ait enfanté un de nos Premiers ministres, Yves Rocard a subi, pour ces travaux effectués dans les années 1970, des attaques dont le moins qu'on puisse dire aujourd'hui est qu'elles étaient méchantes et sans fondement. En un mot, on l'a pris pour un gâteux. C'était très probablement un visionnaire.

Enfin, à partir de 1992, Joseph L. Kirschvink, un professeur de géologie au California Institute of Technology et à l'université de Princeton, publie plusieurs articles magistraux sur le rôle des cristaux de magnétite dans les facultés d'orientation des bactéries, des poissons et des mammifères. Selon lui, la magnétite, omniprésente dans la nature, serait absorbée et stockée par tous les êtres vivants, et notre cerveau, par exemple, renfermerait cinq millions de cristaux de magnétite par centimètre cube ! Cette hypothèse n'a pas été, pour l'instant, confirmée par les analyses au microscope électronique, très délicates à réaliser parce que la magnétite contamine littéralement tous les matériaux existants sur terre, à commencer par le microscope lui-même... Elle semble néanmoins solidement étayée par une série d'indices. Si elle est finalement avérée, elle fournira évidemment une immense ouverture pour l'étude des effets de l'électromagnétisme. On imagine sans peine que ces milliards de cristaux, orientés ou secoués par les variations du champ magnétique, peuvent être à l'origine de toutes sortes de phénomènes cellulaires. Kirschvink mentionne en outre que les matériaux ferromagnétiques possèdent des pics de résonance dans la gamme des micro-ondes, entre 0,5 et 10 gigahertz. Dans ce cas, les ondes du téléphone portable pourraient bien semer la panique dans les cristaux magnétiques de notre cerveau !

L'hypothèse du deuxième système nerveux

La troisième piste importante est plus complexe. Elle postule une autre forme d'électricité à l'intérieur du corps humain. Historiquement, les premières recherches sur ce thème sont dues à un biologiste de l'université de Yale, Harold Saxton Burr, entre 1916 et 1956. Burr mesure les potentiels électriques sur la peau d'un grand nombre d'animaux, en particulier les différences entre les extrémités du corps, la tête, la queue ou les membres. Il se persuade qu'il existe un « champ bioélectrique » global, qu'il appelle le « champ L » la lettre L renvoie au mot *life*, la vie. Ce champ vital influencerait ou déterminerait de multiples fonctions, et surtout la croissance, le développement des formes du corps vivant et des organes. Mais les instruments de mesure dont il dispose sont assez grossiers, et ses théories restent vagues et spéculatives.

Un pas de plus est franchi par Albert Szent-Gyorgyi, un biologiste américain d'origine hongroise qui reçoit le prix Nobel en 1933 pour ses travaux sur l'oxydation des tissus et la vitamine C. En 1941, il émet une suggestion audacieuse : les êtres vivants produiraient et utiliseraient des courants électriques de semi-conduction. Rappelons qu'il existe trois formes de transport de l'électricité : le courant métallique dans les fils électriques, le courant ionique à l'œuvre dans les nerfs et les muscles, et le courant de semi-conduction, des transferts d'électrons à l'intérieur de certains solides cristallins. La semi-conduction, découverte dans les années 1930, a été longtemps considérée comme une simple curiosité de laboratoire avant de connaître un immense succès industriel grâce aux puces informatiques en silicium. Les cristaux semi-conducteurs ne sont ni des conducteurs de l'électricité ni des isolants, mais peuvent se comporter des deux manières selon leur état chimique. Les courants qu'ils transportent sont extrêmement faibles, bien que pouvant parcourir de longues distances sans perte d'énergie. Selon Szent-Gyorgyi, de nombreuses protéines des tissus vivants possèdent la structure cristalline requise pour la semi-conduction, et les courants ainsi générés pourraient expliquer toutes sortes de fonctions mal élucidées, aussi bien chez les plantes, les micro-organismes ou les animaux, notamment pour la communication entre les cellules. Cette théorie est généralement ignorée ou rejetée à l'époque, sauf par quelques chercheurs culottés comme le Français Henri Laborit, qui s'en sert pour ses travaux sur les radicaux libres, des molécules produites par le métabolisme vivant, réagissant à des vitesses phénoménales et sans doute responsables de phénomènes impliqués dans la maladie, le vieillissement et la mort des cellules. Lui non plus n'a guère été écouté à l'époque et a travaillé toute sa vie comme un curieux franc-tireur de la science. Une phrase magnifique d'Albert Szent-Gyorgyi résume les problèmes rencontrés par ce genre de recherches contestées : « La biologie est la science de l'improbable »...

Parmi les disciples de Szent-Gyorgyi, on mentionnera aussi le radiologiste suédois Björn Nordenström. Ce savant illustre, aujourd'hui à la retraite, travaillait dans le plus grand organisme scientifique suédois, l'Institut Karolinska, et a longtemps dirigé le comité de sélection des prix Nobel. Mais ses hypothèses sur le bio-électromagnétisme n'ont pas été prises au sérieux, sauf par les Chinois, qui continuent de développer aujourd'hui sa thérapie électrique anticancéreuse par électrodes insérées dans les tumeurs. Nordenström a développé dans les années 1980 une théorie ambitieuse et complexe des « circuits biologiques électriquement clos ». Selon lui, des courants de semi-conduction empruntent les voies des vaisseaux sanguins et constituent une sorte de deuxième système nerveux, absolument ignoré par la science jusqu'à aujourd'hui.

Le partisan le plus passionné de la semi-conduction biologique est un homme que nous avons déjà rencontré deux fois dans ce livre. Robert Becker, comme on l'a vu, a été le premier chercheur américain à étudier les dangers des lignes à haute tension, et le premier chirurgien-orthopédiste à utiliser le courant électrique pour soigner les fractures. Voici à présent sa contribution à la biologie fondamentale. Depuis ses premières recherches en 1958, Becker est animé par une vision, ou plutôt une question obsédante : comment se fait-il que les animaux « inférieurs » possèdent le pouvoir de régénérer entièrement leurs membres, leurs nerfs ou leurs organes sectionnés, alors que les mammifères en sont incapables ? Cette fantastique faculté de repousse existe chez les étoiles de mer, les anémones de mer, les vers, les langoustes, les poulpes, les escargots, les crapauds, les lézards, les salamandres... Pourquoi pas nous ?

En fait, il semble que plus les animaux sont primitifs, en terme d'évolution, plus ils sont capables de régénérer des parties de leur corps. La salamandre, en particulier, est capable de prouesses incroyables, elle peut recréer une patte entière, avec ses os, ses muscles et ses nerfs. C'est donc sur cet animal que Becker va mener une grande partie de ses recherches. Des publications russes l'orientent vers la piste de l'électricité, il mesure donc les potentiels électriques autour des blessures, et trouve de minuscules courants, de deux ou trois micro-ampères, négatifs pendant quelques jours, puis positifs. Lorsqu'on fait obstacle à ces courants, la cicatrisation et la régénération n'ont plus lieu. Pendant trente ans, Becker va étudier minutieusement la nature et le rôle de ces courants. Voici ses conclusions.

Après une fracture ou une blessure, deux courants électriques sont produits par l'organisme et se rencontrent. L'un vient des tissus lésés, l'os ou le muscle, l'autre des nerfs. Ensemble, ils forment une sorte de batterie, une « électrode vivante ». De cette manière, l'organisme fait lui-même son diagnostic, comme avec des rayons X, et dirige la repousse. Il se produit alors un phénomène jugé incroyable par la biologie : des cellules spécialisées, par exemple les globules rouges, se « dé-différencient ». En d'autres termes, elles retrouvent une capacité qui appartient en principe aux seules cellules embryonnaires, jamais à celles d'organismes adultes : elles peuvent à nouveau se transformer en n'importe quel type de cellule. C'est comme si elles remontaient le temps. Malheureusement, ce phénomène ne s'applique pas aux animaux supérieurs comme les mammifères. Ils possèdent trop peu de cellules nerveuses, car, au cours de l'évolution, la plupart des nerfs ont « migré » vers le cerveau. Donc ils manquent d'électricité. En 1971, grâce à un apport extérieur de courant électrique, Becker parvient à provoquer un début de régénération sur une patte de rat. Le moignon a produit dix types différents de cellules, on voit l'ébauche des phalanges... Mais le phénomène s'arrête en route, pour des raisons inconnues. Becker ne parviendra jamais à faire mieux.

Pour Becker, les courants et les champs électriques sont des messagers et des architectes. Non seulement ils déclenchent la cicatrisation, mais ils dirigent l'apparition des formes. Attention, ces courants ne sont pas les mêmes que ceux qui font l'influx nerveux ou musculaires. Ce sont des courants de semi-conduction. Et ils n'empruntent pas le chemin des fibres nerveuses proprement dites, mais passent par les parois des nerfs, à travers des cellules qu'on appelle gliales ou périneurales, aux fonctions jusqu'ici mal connues, considérées en général comme de simples enveloppes qui charpentent et assurent l'irrigation nourricière. Plus précisément, ces cellules sont constituées de canaux remplis de liquide, les microtubules. Ce seraient ces microtubules qui transporteraient le message électrique.

Pour Becker, c'est notre deuxième système nerveux. En fait, il apparaît en premier dans l'évolution, il existe aussi bien chez les microbes, les plantes ou les animaux. Et partout, même chez l'homme, il perdure, ignoré des biologistes, assurant une bonne partie des communications dans l'organisme. Ce serait lui qui constituerait les mystérieux méridiens de l'acupuncture chinoise, véhiculant le *chi*, le courant vital. Lui qui expliquerait les pouvoirs du magnétiseur et du guérisseur. Et donc, en dernière analyse, lui qui réagirait aux champs électromagnétiques.

Il y a plus fort encore : dans notre cerveau, les cellules gliales forment 90 % du volume. Et si notre pensée venait, non pas des neurones, mais des interactions électriques dans les microtubules ? Ne pourrait-on expliquer par là nos facultés les plus subtiles, la conscience, les pouvoirs paranormaux, la survie de l'âme ? Cette théorie est proposée aujourd'hui, non seulement par Robert Becker, mais par de grosses pointures de la science comme le mathématicien Roger Penrose, les physiciens quantiques Stuart Hameroff, Harry Stapp, Jack Sarfatti... Arrêtons là. Ce serait le sujet d'un autre livre !

Les molécules se parlent par ondes radio

Quatrième théorie de l'influence électromagnétique : les cellules parlent aux cellules, les molécules parlent aux molécules, et leur langage est composé d'ondes radio. En fait, la communication entre les cellules reste aujourd'hui un des plus grands mystères de la biologie. La théorie chimique et moléculaire qui domine actuellement achoppe sur un sacré butoir. Admettons que les molécules s'emboîtent comme des clés et des serrures pour assurer la signalisation. Mais comment fait une molécule-clé pour rencontrer sa molécule-serrure, sachant qu'à l'échelle de la cellule, chaque molécule n'est pas plus grosse qu'une barque au milieu de l'océan Pacifique ? Une solution élégante existe si on suppose que chaque molécule émet une fréquence électromagnétique précise, repérée par sa cible par résonance, comme un poste de radio capte une station FM.

Le premier à suggérer cette idée, on l'a vu, est un inventeur d'appareils thérapeutiques, Georges Lakhovsky. Mais il n'est pas allé très loin dans l'explication précise et la mise en évidence expérimentale. Le vrai pionnier dans ce domaine est un biologiste russe, également très versé en physique, Alexander Gurvitch (1874-1954). En 1923, il stupéfie les scientifiques du monde entier en publiant le résultat d'expériences qu'il mène depuis plusieurs années sur ce qu'il nomme les rayons mitogénétiques. Gurvitch montre que les extrémités d'une racine d'oignon, placées à proximité d'un autre plant d'oignon, stimulent la mitose, c'est-à-dire la division cellulaire et la croissance du végétal. Lorsqu'il interpose une plaque de verre ou de gélatine, l'effet disparaît. Mais s'il place entre les deux plantes une plaque de quartz, l'effet se produit. Or le quartz laisse passer les rayons ultraviolets tandis que le verre les arrête. Il en conclut que les pousses en développement émettent des ondes lumineuses extrêmement ténues, à une fréquence proche de l'ultraviolet, et que ces rayons jouent le rôle d'un signal biologique. Par la suite, il retrouve ces rayonnements chez tous les organismes vivants, sauf les microbes et les algues unicellulaires. L'intensité et la longueur d'onde précises varient selon les espèces. Il découvre aussi que la puissance du rayonnement augmente considérablement dans les minutes qui précèdent la mort des organismes, et que tout s'évanouit à l'instant du décès. Pour Gurvitch, passionné par la grande énigme de la morphogenèse – la capacité des cellules à se différencier et à s'ordonner pour former un embryon, puis des organes et l'être vivant complet –, le chef d'orchestre invisible de cette prodigieuse symphonie est un champ complexe, de nature en partie électromagnétique. Il modélisera ce « champ biologique vectoriel » et ses « constellations moléculaires loin de l'équilibre » par des calculs brillants étayés sur des expériences extraordinairement minutieuses – un travail colossal dont on est loin d'avoir tiré toutes les leçons aujourd'hui.

Les expériences de Gurvitch, dans les années 1920, sont reproduites avec succès par quelques chercheurs à Francfort et à Paris. Mais beaucoup de scientifiques restent sceptiques. Aux Etats-Unis, des réplications plutôt approximatives de ses travaux aboutissent à un échec. L'Académie des sciences américaine conclut que les rayons mitogénétiques n'étaient qu'une illusion, et cet avis s'impose à l'ensemble des chercheurs occidentaux. Encore aujourd'hui, ils sont souvent présentés comme un exemple classique d'erreur scientifique. Et pourtant, à partir des années 1960, des dizaines de chercheurs, à l'Ouest comme à l'Est, vont confirmer les découvertes de Gurvitch, avec des appareils de mesure infiniment plus raffinés. En Russie, Vladimir Kaznacheiev et ses collaborateurs montrent qu'entre deux cultures cellulaires isolées dans des ballons de quartz, des symptômes d'infection ou d'empoisonnement chimique peuvent se propager sans contact, par le seul effet des ondes émises par les cellules. De fait, toute la science bio-électromagnétique russe se réfère à Gurvitch et défend l'idée d'une organisation supérieure du vivant par les ondes et les champs, le « bio-plasma ». Pour les Russes, l'idée s'impose que les photons – une autre façon de nommer les ondes électromagnétiques dans la gamme de la lumière – sont le langage des cellules. Kaznacheiev écrit à ce sujet : « Nous avons mesuré le rayonnement cellulaire au moyen d'un photomultiplicateur. Les cellules saines émettent un courant photonique constant. Ce courant se modifie de façon très abrupte lorsqu'un virus pénètre dans les cellules. On observe une exaltation du rayonnement, puis un silence, puis une nouvelle exaltation, et enfin une extinction progressive du rayonnement qui se fragmente en ondes multiples jusqu'à la mort de cellules. Ceci rappelle presque les cris de douleur d'un animal. »

En Allemagne, Fritz-Albert Popp mesure avec précision ce « rayonnement lumineux ultra-ténu » et anime un réseau mondial de chercheurs, en particulier en Italie et au Japon, à la poursuite des « bio-photons ». En France, Jacques Benveniste défend lui aussi depuis plusieurs années la thèse d'une communication entre cellules par le biais d'ondes électromagnétiques, qu'il situe dans une gamme de fréquence différente, des ondes radio d'assez basse fréquence. D'autres chercheurs, aux Etats-Unis, travaillent sur des rayonnements cellulaires dans le registre des photons infrarouges. Tout cela n'est pas forcément contradictoire. Si les ondes sont le langage de la vie, on ne s'étonnera pas que l'alphabet en soit riche et complexe.

Il faut aussi saluer le plus grand théoricien du XXe siècle en matière d'électromagnétisme cellulaire, un physicien allemand installé à l'université anglaise de Liverpool, Herbert Fröhlich. En tant que physicien de la matière inorganique, Fröhlich est universellement respecté depuis les années 1950 comme un des pères de la supraconductivité, cette propriété qu'ont certains matériaux, sous certaines températures, de cesser d'opposer la moindre résistance au passage du courant électrique. Le domaine est aujourd'hui annonciateur d'immenses progrès technologiques. Mais, à partir de 1965, Fröhlich délaisse ce domaine pour plonger dans la biologie théorique. Ses calculs montrent que les tissus vivants seraient aussi capables de devenir supraconducteurs, et que les protéines des cellules peuvent s'organiser en vastes systèmes électromagnétiques résonants, particulièrement sensibles à la gamme des micro-ondes et des ondes millimétriques. On lui doit des démonstrations magistrales sur les applications en biologie des notions de cohérence, de dynamique non linéaire et d'ordre né du chaos, qui rejoignent les idées du prix Nobel de physique Ilya Prigogine.

Les travaux d'Herbert Fröhlich, disparu en 1990, exercent aujourd'hui une influence croissante chez les théoriciens du bio-électromagnétisme. Parmi ses principaux disciples ou continuateurs, on peut citer deux italiens extraordinairement féconds et tous deux décédés l'année dernière, beaucoup trop tôt – le physicien Giuliano Preparata et le biologiste Antonio Chiabrera. Le collaborateur anglais le plus proche de Fröhlich, Cyril Smith, coule désormais des jours de retraite qu'on espère tranquilles et paisibles dans l'île de Malte. Il est l'auteur d'un livre fondamental au titre qui dit tout, *L'Homme électromagnétique*. Quant à Fritz-Albert Popp, déjà cité, il ne semble pas près de s'assagir et ses découvertes, résumées dans un autre livre indispensable, *La Biologie de la lumière*, sont proprement hallucinantes. Popp nous emmène jusqu'au cœur de la cellule et du vivant, l'ADN. Selon lui, le célèbre alphabet moléculaire du code génétique n'est qu'une minuscule partie du mystère de la vie, et le fameux « décryptage du génome humain » ne nous mènera pas bien loin. L'ADN vu par Popp est avant tout un récepteur et un émetteur d'ondes électromagnétiques cohérentes, un véritable laser biologique.

Pouschino, mon amour

Nous revoici une dernière fois en Russie. Pouschino, à une centaine de kilomètres de Moscou, est une cité universitaire et scientifique, qui fut, avec Novossibirsk en Sibérie, la fierté du régime soviétique en matière de recherche. Pour y parvenir, nous traversons une infinité de forêts de bouleaux, des kilomètres zébrés de datchas, ces espèces de chalets rococo peinturlurés de couleurs pastel. L'air est doux, le ciel clair, l'épouvantable puanteur carbonique de Moscou loin derrière nous. Arrivés au but, nous dépassons un minuscule quartier commercial, une épicerie et deux cafétérias miteuses, à la recherche du centre-ville. Peine perdue. C'était ça, le centre-ville. La ville universitaire de Pouschino est une cité fantôme. Les bâtiments scientifiques sont disséminés dans les bois. Nous entrons dans l'institut de biophysique cellulaire, un modeste immeuble en brique rouge où se sont déroulées les recherches les plus incontournables de toute la biologie électromagnétique mondiale. Dans le hall d'entrée, sur de vieilles tables d'école, on vend du miel, quelques légumes, des gilets tricotés à la main. Un ivrogne s'écroule à nos pieds. La désolation nous serre la gorge. L'endroit est désert et oppressant. Où est passée la science russe ? Disparue, misérable, anéantie.

Merci, Eltsine et Poutine ! Et pourtant, quand nous repartirons dans notre minibus, à la tombée de la nuit, nous flotterons sur un petit nuage. Nous avons la sensation d'avoir vu, dans les conditions matérielles les plus ingrates qu'on puisse imaginer, des recherches qui vont bouleverser le monde.

Vladimir Kazachenko, le directeur adjoint de l'Institut, est un petit homme maigre, gris, aux yeux tristes et doux, l'air perpétuellement navré. Nous le suivons le long de corridors interminables et dénudés, une enfilade de portes closes, Kafka revu par Orson Welles dans le film *Le Procès*... Il nous emmène d'abord au laboratoire de Vadim Novikov, un jeune costaud cravaté aux yeux d'un bleu très clair. Nous reconnaissons les machines qui nous sont désormais familières, générateurs de micro-ondes, d'ondes millimétriques ou de champs magnétiques pulsés. Mais l'expérience en cours a lieu sous un drôle d'engin, dont nous n'avons vu l'équivalent nulle part. On dirait des cerceaux, façon hula-hoop, et Novikov passe de longues minutes à les orienter en surveillant d'un œil son écran d'ordinateur. Ces cercles métalliques, nous dit Novikov, créent un champ magnétique statique, semblable au champ magnétique terrestre, mais ajusté selon des paramètres précis. C'est une savante combinaison entre ce champ continu et des pulsations électromagnétiques qui crée des effets inédits. On a vu qu'ailleurs, en Amérique, l'extrême pointe de la recherche bio-électromagnétique fait grand cas des interactions entre ces deux types de champs très différents. Novikov installe délicatement une vingtaine de souris blanches dans des boîtes en plastique transparent, sous les cerceaux et le générateur magnétique. Ces bestioles sont atteintes d'un équivalent animal de la maladie d'Alzheimer. Or, d'après les premiers résultats, elles sont en train de retrouver leurs facultés mentales. On imagine sans peine l'espoir incroyable qui se dessine. Questionné sur les fréquences utilisées, Novikov répond : « Je ne peux rien dire de plus. Nous espérons développer des applications commerciales. »

Le marathon des corridors recommence. Nous voici chez Nikolaï Chemeris, un solide barbu dont le bureau trône à côté d'un vaste tableau noir. Chemeris a mis en évidence, par une série d'expériences astucieuses, l'action des ondes millimétriques de très faible intensité sur des systèmes cellulaires, avec pour hypothèse de travail l'effet sur la membrane et les ions calcium. Il nous montre des images de la première, qui donne des résultats visibles à l'œil nu. Elle porte sur des paramécies, des êtres unicellulaires qu'on fait nager dans un milieu très pauvre en calcium. Résultat, les bestioles perdent leur mobilité et s'agrègent le long des parois. Une irradiation de dix à quinze minutes suffit pour qu'elles se remettent à nager dans tous les sens. « C'est l'expérience qui nous a convaincus qu'on pouvait obtenir des effets spectaculaires. Ensuite, nous avons travaillé sur plusieurs systèmes cellulaires, vous verrez comment dans le laboratoire principal. De manière générale, nous avons appris plusieurs choses capitales. D'abord, les effets sont toujours beaucoup plus prononcés quand l'onde millimétrique est modulée à très basse fréquence. Ensuite, ils dépendent de l'équilibre initial du système. Si la cellule est en état d'activité maximale, les ondes auront tendance à la ralentir un peu. Mais si elle se trouve dans un état inhibé ou déprimé, alors les mêmes fréquences vont provoquer une stimulation intense. En fait, nous avons retrouvé au niveau cellulaire ce que les médecins nous disent à propos des effets sur l'organisme entier. Un homme en pleine santé sera très peu affecté par l'électromagnétisme présent dans l'environnement. Quelqu'un de malade ou d'affaibli va recevoir les influences de plein fouet. »

Encore des kilomètres de couloirs, et nous pénétrons

dans le saint des saints, le grand laboratoire de biologie. Le capharnaüm est indescriptible, les appareils éventrés s'empilent sur les paillasses, les écheveaux de câbles multicolores pendent un peu partout, un vieux technicien soude à la loupe des composants presque microscopiques. Une laborantine extrait d'une chambre d'irradiation des cupules pleines d'un liquide transparent. Elles contiennent des cellules en culture, sur lesquelles on va mesurer, grâce à un petit appareil inventé ici par l'ingénieur Sankarov, le niveau des neutrophiles, des cellules immunitaires. Sur le plateau tournant de l'appareil, les neutrophiles sont détectés grâce à leur luminescence. Les résultats s'inscrivent immédiatement sur un écran d'ordinateur, comme des explosions minuscules. Leur nombre donne des courbes très nettes. Une fois de plus, les ondes millimétriques ont stimulé l'activité cellulaire, et pas n'importe laquelle. On dit souvent que les neutrophiles sont notre « première ligne de défense » contre les infections...

Dans la pièce suivante, trône une machine invraisemblable, un enchevêtrement de pièces mécaniques, de détecteurs électroniques et de microscopes. C'est un système *patch-clamp*, un des moyens les plus performants pour les expériences cellulaires. L'appareil permet d'isoler et d'ausculter un fragment de membrane, débarrassé de tout autre élément cellulaire. Sur les membranes, Kazachenko étudie le transport des ions calcium. Les graphiques obtenus montrent des variations de rythme considérables sous l'action des ondes millimétriques.

Evguenyi Fessenko, le directeur de l'institut, nous reçoit dans son vaste bureau où s'alignent en fer à cheval trois immenses tables de bois clair. C'est un homme massif, impérial, exubérant, et ses yeux semblent exorbités sous ses épaisses lunettes d'écaille. Fessenko était à l'origine un biologiste spécialisé dans l'étude des organes sensoriels, la vision et l'olfaction. « Les cellules visuelles possèdent une sensibilité absolument incroyable, elles peuvent détecter un seul photon lumineux, malgré tout le chaos électromagnétique qui les entoure. Celles de l'olfaction peuvent capter des molécules infimes. Si on devait réaliser des appareils aussi performants, ils rempliraient des pièces entières, à des températures proches du zéro absolu. Les systèmes vivants ont développé des techniques prodigieuses, ils se servent du bruit ambiant, des oscillations perpétuelles et de la résonance, pour isoler des signaux bien plus légers que l'agitation thermique permanente qui règne dans les molécules. C'est la clé des grands problèmes posés par le bio-électromagnétisme. Il nous faut trouver comment les cellules réagissent à des énergies extraordinairement faibles.

« Ici, nous avons réussi à montrer des effets robustes, incontestables, reproductibles par n'importe quel laboratoire dans le monde. Pas des augmentations de 10 ou 20 % de tel ou tel processus, mais des multiplications par trois ou par quatre. Il fallait ça pour prouver qu'on ne rêve pas. Et même dans ce cas beaucoup de physiciens ont encore du mal à nous croire. Nous avons communiqué à des insectes, par des moyens purement électromagnétiques, l'équivalent exact des phéromones, les molécules chimiques qui leur servent de signaux. Nous avons triplé la production de molécules essentielles pour l'immunité, les TNF, les *tumor necrosis factors.* Nous avons montré qu'on pouvait stimuler des réactions avec des irradiations très courtes, mais que des expositions plus longues inversaient cet effet – et c'est certainement lourd de conséquences, par exemple, pour notre usage des téléphones portables. Maintenant, nous attaquons le problème suivant, tout aussi essentiel : quelles sont, dans nos cellules, les molécules réceptrices des signaux électromagnétiques, celles qui nous servent d'antennes ? »

Fessenko pense avoir trouvé la bonne piste. Avant de

continuer, il faut mentionner que tous les membres de son équipe, à Pouschino, ne sont pas forcément d'accord avec lui. Chemeris, par exemple, nous a exprimé ses doutes, mais sans jugement péremptoire. Les expériences biologiques les plus fines appellent souvent des interprétations divergentes. Voici en tout cas la thèse de Fessenko : « La méthode *patch-clamp*, que vous avez vu à l'œuvre, nous a permis de cerner et de réduire peu à peu les possibilités, comme dans un travail de détective. Nous avons une membrane cellulaire, coupée des multiples organes internes à la cellule, et l'effet se produit toujours. Donc la clé se trouve sur cette membrane. Dès lors, il n'y a plus que trois composants possibles : la couche de lipides, les grosses protéines des récepteurs et des canaux, et les molécules d'eau qui entourent la membrane. Or, nous avons découvert un phénomène stupéfiant. Au lieu d'irradier directement la membrane avec des ondes, nous avons changé la solution aqueuse qui baigne la membrane, nous l'avons remplacée par une eau qu'on avait irradiée, dans un autre endroit du laboratoire, avec les mêmes fréquences millimétriques. Et nous avons retrouvé exactement les mêmes effets ! Pour moi, la réponse est là, dans les changements de la structure moléculaire de l'eau sous l'influence des ondes électromagnétiques. Or, nous sommes faits de 70 à 80 % d'eau, probablement encore plus dans le cerveau des politiciens (et Fessenko éclate d'un rire tonitruant). La clé se trouve ici, mais nous avons devant nous un travail colossal. L'eau est encore très mal connue par la physique. Pour résoudre le problème, il faudra beaucoup de moyens, et des recherches coordonnées dans le monde entier. L'avenir est à ce prix ! »

Conclusion

On l'a vu et revu dans ce livre, le consensus entre scientifiques fait cruellement défaut. D'un laboratoire à l'autre, et parfois lors d'expériences consécutives dans un même laboratoire, les résultats se contredisent. Comment expliquer ces discordances ? L'hypothèse la plus cynique incrimine l'origine des financements – les résultats seraient biaisés, consciemment ou inconsciemment, selon les intérêts servis par les chercheurs. Mais de nombreux contre-exemples réfutent ce scénario extrême. Il existe d'autres suggestions plus subtiles. La première nous a été exposée au congrès de Munich par Martin Blank et Reba Goodman, un physicien et une biologiste de l'université Columbia, qui ont souvent collaboré pour démontrer les effets néfastes des champs magnétiques de 50 hertz à des intensités très inférieures au seuil thermique. « Il faut savoir que rien ne peut être absolument standardisé en biologie. On a beau utiliser des souris ou des rats génétiquement semblables, ou des lignées cellulaires parfaitement identifiées, on retrouve quand même entre les lots des différences minimes, apparemment sans importance, mais qui peuvent bouleverser ou inverser le cours d'une expérience. »

Une autre piste sérieuse est avancée par Carl Blackman. « Dans notre laboratoire, nous étions stupéfaits de constater que certaines expériences pouvaient marcher dans une salle, et que dans une autre, ou même dans un autre endroit de la même salle, plus rien ne se produisait. Nous avons longtemps cherché la raison, avant de trouver le coupable : c'était le champ magnétique terrestre. Ce champ naturel n'est jamais exactement identique, en puissance et en orientation, d'un lieu à l'autre sur terre, et à l'intérieur d'un bâtiment il est modifié par toutes sortes de structures, béton, métal, matériaux d'isolation, mobilier, etc. Nous avons alors conçu des appareils qui le modulent à notre gré, et lorsque nous recréons le même environnement géomagnétique, les expériences donnent des résultats constants. »

Cette découverte a été publiée au début des années 1980, mais bien peu de chercheurs en ont tenu compte, et ce paramètre n'est pratiquement jamais contrôlé lorsqu'une recherche est reproduite d'un laboratoire à l'autre. Et pourtant, on a vu dans les chapitres précédents que plusieurs chercheurs ont insisté sur cette interférence essentielle entre magnétisme terrestre et champs ou ondes électromagnétiques artificielles – Abraham Liboff aux Etats-Unis, Vadim Novikov à Pouschino (soutenu là-dessus par son patron Fessenko), ou Michael Persinger au Canada.

Ces phénomènes illustrent bien l'extraordinaire difficulté de la recherche en bio-électromagnétisme. D'une part, on a affaire à des systèmes vivants, dont la complexité défie encore et pour longtemps la sagacité et l'imagination des chercheurs. D'autre part, l'électromagnétisme est d'une infinie diversité dans ses manifestations, ses registres et ses nuances. En somme, deux prodigieux casse-têtes entrent en collision. Comment s'étonner que le domaine donne lieu aujourd'hui à 99 % d'hypothèses et peut-être 1 % de certitude ?

Henry Lai le confirme dans un rapport à Vienne en 1998. « La recherche de pointe sur les effets biologiques de l'électromagnétisme a commencé il y a plus de trente ans. A mon avis, cette recherche a été d'une haute qualité, innovatrice et intelligente. Nous tous qui travaillons dans ce domaine devons en être fiers. Néanmoins, la connaissance des effets possibles sur la santé est encore inadéquate et peu concluante. Je pense que la principale barrière à notre connaissance est l'interaction complexe entre toutes sortes de paramètres d'exposition susceptible de produire un effet. Une telle multiplicité de variables est quelque chose qui n'a jamais eu de précédent dans aucun domaine de la recherche biologique. »

Andrew Marino, lui, déclare : « La question des risques pour la santé n'est que partiellement une question scientifique. Même un financement illimité confié aux scientifiques les plus brillants et les plus intègres ne donnerait pas la réponse. La solution doit utiliser des données scientifiques, mais les données scientifiques seules ne suffisent pas. Il faut se pencher sur le processus par lequel, en tant que société, nous prenons des décisions sur des domaines qui impliquent des données scientifiques. » Dans ce même texte autobiographique, Marino met le doigt sur une dichotomie entre deux conceptions de la science. Pour lui, les résultats qui semblent indiquer un effet de l'électromagnétisme à très basse intensité sur les êtres vivants représentent une piste intéressante, excitante, nouvelle, énigmatique, un mystère qui fait avancer les connaissances ou, en termes plus poétiques, « des petites fleurs dans le jardin de la science ». Mais d'autres scientifiques considèrent ces mêmes résultats comme des mauvaises herbes. Il établit aussi une distinction importante entre les schémas mentaux des physiciens et des biologistes. Les physiciens procèdent en terme de modèles et d'équations, leurs résultats sont jugés en fonction de leur plus ou moins grande adéquation avec des théories préalables. Les biologistes, en revanche, ont l'habitude de mettre en évidence un effet qui n'est pas forcément prévu par des lois préexistantes, mais qui, une fois constaté, doit permettre d'ériger de nouvelles lois. Aujourd'hui, en biologie électromagnétique, des résultats sont produits par des expériences, ils ne sont pas en contradiction avec une quelconque loi de la physique, mais aucune loi physique ne permet de prédire ces résultas par la modélisation et le calcul. Malheureusement, en bio-électromagnétisme, les physiciens jouent un rôle exagéré. Et Robert Becker renchérit : « Pour la plupart des physiciens et des ingénieurs, les systèmes vivants se composent de cellules qui sont comme des petits sacs en plastique remplis de minestrone. »

Une des plus grosses compagnies de ré-assurances au monde, Swiss Re, a publié en 1996 un rapport intitulé : « Electrosmog, un risque fantôme ». On peut y lire cette analyse remarquable du problème tel qu'il se pose aujourd'hui : « Généralement, on s'attend à ce que la question de savoir si les rayonnements électromagnétiques entraînent un risque pour la santé reçoive tôt ou tard une réponse claire, oui ou non, ce qui, plus ou moins automatiquement, clarifierait la question des responsabilités légales. Mais cette attente est trompeuse, parce que fondée sur une fausse estimation : à savoir, que la relation entre l'exposition aux champs électromagnétiques et des maladies comme le cancer, les déficiences immunitaires, Alzheimer ou Parkinson est juste un problème compliqué. En réalité, nous avons affaire à des relations complexes qui ne peuvent même pas être identifiées, et encore moins comprises, en utilisant les méthodes de recherche actuellement disponibles. (...) La seule réponse à la question de savoir si l'électromagnétisme est mauvais pour la santé, c'est “peut-être”. Comme nous ne disposons que de résultats non concluants, nous nous retrouvons confrontés à la tâche de définir un juste équilibre entre la protection des individus et les intérêts de la société dans son ensemble, à propos d'une technologie qui bénéficie au plus grand nombre, mais qui peut éventuellement nuire sérieusement à un petit nombre. Il n'est pas acceptable de soumettre de force des individus à des risques, mais il n'est pas non plus de l'intérêt du public de se passer d'une opportunité technologique sous prétexte que quelques individus vont en souffrir. Ce dont nous avons besoin, par conséquent, c'est d'arriver à un consensus sur la qualité de risque que les individus peuvent raisonnablement accepter. »

Jean-Marie Danze nous disait, non sans mélancolie, en parlant de ces personnes devenues hypersensibles, allergiques à toute forme d'électromagnétisme, aussi faible soit-il – et c'est notamment le cas, ironiquement, de M. Ericsson, le fondateur de la firme du même nom : « Nous allons arriver au même concept que pour les accidents de la route, c'est-à-dire de ce qui est supportable pour la société. Nous allons dire, voilà, tant pis, il y a un certain nombre de personnes qui vont rester au bord du chemin. Cyniquement, c'est ce qui va se passer. On le sent arriver de la part des politiques, et de la part de Monsieur Tout-le-monde, et des chercheurs. Il y a des gens qui ne posséderont pas les qualités physiques qui leur permettraient d'affronter ce genre de pollution. »

En ce qui nous concerne, nous souhaitons conclure sur une note plus optimiste. D'abord, on peut aujourd'hui soigner l'hypersensibilité allergique aux champs électromagnétiques, comme le montrent les recherches de Cyril Smith et Jean Monro en Grande-Bretagne, avec des méthodes de désensibilisation de type homéopathique. Ensuite, la recherche est tout à fait capable de déterminer des conditions optimales et sécurisées pour toutes les formes d'électromagnétisme. Il suffit pour cela qu'on lui en donne les moyens, et qu'elle cesse elle-même de s'enfermer dans des controverses stériles, des oppositions de principe, des opinions tranchées dans un sens ou un autre et des dénis péremptoires. L'impact sanitaire de notre environnement électromagnétique est une réalité qu'on ne peut plus ignorer, tout comme ses effets bénéfiques et thérapeutiques. En croisant aujourd'hui ces deux types de données, tout en développant les travaux théoriques, on pourrait, en une dizaine ou une vingtaine d'années, supprimer toutes les conséquences pathologiques et offrir à la médecine et à la biologie l'occasion d'accomplir un grand bond en avant. L'idée peut paraître utopique. Dans le climat actuel, empoisonné par les polémiques, on n'en prend guère le chemin. Mais la science ne reste jamais figée. Nous assistons actuellement à la naissance d'un nouveau paradigme, comme on dit en jargon épistémologique, c'est-à-dire de nouveaux concepts, de nouvelles méthodes, de nouvelles perspectives. L'humanité a tout à y gagner. Les chercheurs, tout comme les politiques, les journalistes ou les citoyens, ont tous leur mot à dire. Une grande aventure commence. Il ne tient qu'à nous de la mener à son terme.

Bibliographie et contacts
(mise à jour pour cette réédition 2004)

Avant de donner des références pour chaque chapitre, voici quelques ouvrages qui traitent l'ensemble du domaine. Leur défaut est qu'ils datent un peu (années 1980 ou 1990), mais leurs qualités sont considérables.

En français

L'Homme électromagnétique, de Cyril W. Smith et Simon Best (1989, réédition récente aux éditions Marco Pietteur en Belgique). Ce livre épais et foisonnant est né de la collaboration entre un journaliste, Simon Best, et un scientifique, le biophysicien anglais Cyril Smith, grand spécialiste des phénomènes d'hypersensibilité à l'électromagnétisme et des approches de type homéopathique. Les théories les plus audacieuses y sont détaillées avec érudition et enthousiasme.

En anglais

The Body Electric, de Robert O. Becker et Gary Selden (Morrow, 1985). Encore une collaboration entre un chercheur (Becker) et un journaliste (Selden). Le livre est à la fois l'autobiographie scientifique de Becker, dont on a souvent mentionné les travaux dans ce livre, et une introduction à la science du bio-électromagnétisme sous toutes ses formes.

Cross Currents, de Robert O. Becker (Tarcher Putnam, 1990). Dans son deuxième livre, Becker passe en revue une quantité impressionnante de sujets, des pollutions aux thérapies électromagnétiques. Un classique.

Electromagnetism and Life, de Robert O. Becker et Andrew Marino (1982). Une revue de tous les résultats expérimentaux, à l'Ouest comme à l'Est. La lecture en est ardue mais c'est une mine de références. Publié à l'origine par l'université de New York et depuis longtemps épuisé, l'ouvrage peut être téléchargé gratuitement sur le site web d'un des auteurs, Andrew Marino :
http://www.ortho.lsumc.edu/Faculty/Marino/EL/ELTOC.html

Sur l'Internet, il existe un nombre considérable de sites consacrés à tous les aspects du bio-électromagnétisme. Certains seront signalés plus loin, lorsqu'ils concernent des chapitres précis. Ceux qui suivent sont plutôt généralistes.

En français

Des sites contre les « pollutions électromagnétiques » :

Teslabel, un collectif belge, les pages les plus documentées, avec notamment des contributions de l'infatigable Jean-Marie Danze :
http://www.teslabel.be/

Scandales Français. Comme son nom l'indique, le ton est extrêmement véhément :
http://membres.lycos.fr/corruptn/

Pollutions énergétiques. Site d'un médecin de Rodez, le Dr Louis Gougeon :
http://perso.wanadoo.fr/louis.gougeon/

Jacques Surbeck, chercheur et inventeur de systèmes de protection :
http://www.bioshield.ch/

Biocompatibilité électromagnétique, site de Tecnolab, laboratoire privé du chercheur Maurice Fillion-Robin, à la fois proche et grand rival de Surbeck :
http://www.cem-vivant.com/

En anglais

EMF Link propose la plus importante base de données sur la recherche scientifique en bio-électromagnétisme. L'essentiel n'est accessible que sur abonnement, à destination des professionnels, donc plutôt onéreux, mais il y a une partie gratuite :
http://infoventures.com/emf/

Microwave News, une revue professionnelle rédigée par le New-Yorkais Louis Slesin, consacrée, comme son nom ne l'indique pas, à l'ensemble des questions d'électromagnétisme et de santé. C'est une source d'informations exemplaire et exhaustive sur le sujet. Là encore, l'abonnement est payant et coûteux, mais une partie des articles ou éditoriaux est en libre accès :
http://www.microwavenews.com/

Le site de la Bioelectromagnetics Society, la principale société savante internationale sur le domaine, n'est pas très riche en documentation, mais diffuse les dernières informations sur l'actualité des congrès et conférences, ainsi que des liens vers tous les sommaires de son journal de référence, *Bioelectromagnetics* :
http://www.bioelectromagnetics.org/

Liée à la société ci-dessus, la branche européenne des chercheurs en bio-électromagnétisme possède son propre site, plus fourni que celui de la maison mère, mais aussi plus partisan dans sa façon de minimiser les risques :
http://www.ebea.org/

L'Organisation mondiale de la santé (en anglais WHO – World Health Organization) possède un site consacré à son « Project EMF ». Le ton et les informations y sont, comme on peut s'y attendre, très institutionnels :
http://www.who.int/peh-emf/

Le centre de recherche militaire américain de Brooks Air Force abrite les plus grands laboratoires de bio-électromagnétisme au monde et met à disposition sur son site une quantité colossale d'informations scientifiques et de rapports techniques – évidemment peu favorables au principe de précaution :

http://www.brooks.af.mil/

John Moulder, un radiologiste, s'oppose vigoureusement à tous ceux qui évoquent des risques pour la santé. Il a rédigé, sous formes de questions-réponses, trois longs textes qui s'efforcent de démonter tous leurs arguments et de prouver qu'il n'y a décidément rien à craindre.

http://www.mcw.edu/gcrc/cop/static-fields-cancer-FAQ/toc.html

http://www.mcw.edu/gcrc/cop/powerlines-cancer-FAQ/toc.html

http://www.mcw.edu/gcrc/cop/cell-phone-health-FAQ/toc.html

Stewart Fist, australien, éditorialiste et journaliste d'investigation, ennemi juré de la langue de bois, est connu pour le mordant de sa plume et le sérieux de ses enquêtes. Il a réuni une foule d'informations décapantes sur son site, et notamment une réfutation point par point des arguments de John Moulder :

http://www.electric-words.com/

Roy Beaver, alias « EMF Guru », américain, ancien ingénieur électricien, est certainement l'agitateur électrophobe le plus actif au niveau mondial. Des articles importants sont archivés sur son site, ainsi qu'une liste de discussion où l'actualité scientifique et politique est commentée au jour le jour :

http://emfguru.org/

Le chercheur britannique Roger Coghill propose un site à son image, généreux, audacieux, décousu et toujours très engagé, aussi bien pour dénoncer les pollutions que pour promouvoir les thérapies :

http://www.cogreslab.co.uk/cogbiog.htm

D'autres experts indépendants, résolument antipollution, ont constitué des sites très documentés :

Alasdair Philips (Royaume-Uni)
http://www.powerwatch.org.uk/

Don Maisch (Australie)
http://www.emfacts.com/

Betty Venables (Australie)
http://www.geocities.com/emrsafety/

Janet Newton (USA)
http://www.emrnetwork.org/

Cindy Sage (USA)
http://www.silcom.com/~sage/emf/

Neil Cherry, décédé en 2003 (Nouvelle-Zélande)
http://www.neilcherry.com/

Chapitre 1. Au commencement était la force

On trouvera les notions de base sur l'électromagnétisme dans n'importe quel manuel de physique. Leur nombre étant considérable, du petit format style « Que sais-je ? » aux gros traités scientifiques en passant par les manuels pour lycéens ou étudiants, je me garderai de toute recommandation, qui serait forcément arbitraire. A chacun de choisir en fonction de son niveau. A destination du grand public et plus particulièrement des jeunes lecteurs, on peut signaler un petit livre abondamment illustré, *Ces ondes qui nous entourent,* de Pierre Poix et Thérèse de Cherizey (Hachette, collection Phare).

Chapitre 2. De l'électricité, des vaches et des hommes

En français

Quatre petits manuels techniques et pratiques, axés sur les moyens de se protéger contre « l'électrosmog » :

Notre santé face aux champs électriques et magnétiques, de Roger Santini (Sully)

Guide européen des pollutions électromagnétiques, de Roger Santini (Marco Pietteur).

Pourquoi et comment mesurer les champs électriques et magnétiques 50/60 Hz, de Jean-Marie Danze, Pierre Le Ruz, Roger Santini, M. Bousquet et J.-L. Mercier (Encre).

L'habitat sain ? Electrosmog, le maîtriser, le connaître et s'en protéger, de Jean-Marie Danze, Pierre Le Ruz, Benoît Louppe et M. Bousquet (Marco Pietteur).

Rapport de l'INSERM, *Effets des champs électriques et magnétiques de très basse fréquence sur la santé*, de Pascal Guénel et Joseph Lellouch (Editions INSERM, 1993).

Sur l'Internet, on peut consulter les rapports très détaillés d'un expert indépendant en colère, Daniel Depris, notamment à propos des lignes à haute tension :
http://depris.cephes.free.fr/

Deux adresses utiles en Belgique :

Francine Delvaux et Jean-Marie Danze, sans doute les meilleurs experts en Europe pour les systèmes de mesure et de protection :
http://www.delvaux-danze.be

Benoît Louppe, leur ancien élève :
http://web.wanadoo.be/etudesetvie/

En anglais

Rapports scientifiques officiels :

Rapport américain du National Institute of Health, RAPID :
http://www.niehs.nih.gov/emfrapid/home.htm

Rapport britannique du National Radiation Protection Board :
http://www.nrpb.org.uk/

Rapport de l'Etat de Californie
http://www.dhs.cahwnet.gov/ps/deodc/ehib/emf/RiskEvaluation/riskeval.html

Site du département bio-électromagnétique de l'université de Bristol, un des plus actifs dans le domaine :
http://www.electric-fields.bris.ac.uk/

Andrew Marino, un chercheur qui a fait ses classes avec Robert Becker avant de devenir l'avocat des victimes de l'électro-pollution, propose sur son site un long texte qui résume ses combats, *Powerline Electromagnetic Field and Human Health* :
http://www.ortho.lsumc.edu/Faculty/Marino/Marino.html

Site américain sur les problèmes agricoles liés aux courants vagabonds et aux lignes aériennes :
http://www.strayvoltage.org/

David Yarrow, un technicien autrefois victime d'un grave accident électrique, a rédigé en 1990 un petit livre, *Return of the Dragon*, bien informé, toujours passionné et à l'occasion poétique, sur ce qu'on pourrait appeler l'écologie électromagnétique :
http://www.ratical.org/ratville/RofD1.html

Site sur l'hypersensibilité électrique, par l'association suédoise des personnes électrosensibles :
http://www.feb.se/

Chapitre 3. La maladie des micro-ondes

En anglais

The Zapping of America, de Paul Brodeur (W.W. Norton, 1977), écrit par un journaliste d'investigation sur la lancée d'une série d'articles parus dans le *New Yorker*, est devenu le classique absolu sur les risques des micro-ondes et les tactiques dilatoires de l'armée américaine.

L'expert néo-zélandais Neil Cherry a rédigé deux résumés magistraux sur les recherches concernant notamment les micro-ondes et la santé, disponibles sur le site de Roy Beaver (http://emfguru.org) : *Evidence that Electromagnetic Radiation is Genotoxic* (dans la section EMF) et *Cell Towers Probable Health Effects* (dans la section Cellular phones).

Chapitre 4. Les risques du portable, fléau ou intox ?

En français

Successivement, trois rapport officiels se sont employés à « rassurer les populations ». De façon très contestable, on y retrouve les mêmes experts comme auteurs principaux, des chercheurs dont les travaux sont largement financés par les industriels de la téléphonie mobile :

Rapport commandé par le ministère de la Santé, sous la direction de Denis Zmirou, 2001
http://www.sante.gouv.fr/

Téléphonie mobile et santé, par l'Office parlementaire d'évaluation des choix scientifiques et techniques (Editions du Sénat et de l'Assemblée nationale, 2002).

Rapport de l'AFSSE (Agence française de sécurité sanitaire et environnementale), 2003.
http://www.afsse.fr/

Cinq livres qui développent des arguments inverses :

Téléphones cellulaires, danger ? de Roger Santini, un manuel court et précis (Marco Pietteur).

Téléphonie mobile, effets potentiels sur la santé, actes d'un colloque au Parlement européen en juin 2000 (Marco Pietteur).

Alerte sur les portables, d'André Aschieri et Daniel Cattelain (Mango). Une enquête trop rapide par deux militants écologistes, entaché par quelques erreurs fâcheuses

Téléphones portables : oui, ils sont dangereux, de George Carlo (Carnot). Carlo, responsable du grand projet américain de recherches sur le portable et la santé, raconte ses années de collaboration, puis de confrontation avec l'industrie du téléphone mobile. Dans une tradition très américaine, le livre est riche en anecdotes, mais pauvre en contenu scientifique.

Votre GSM, votre santé, on vous ment, de Richard Gautier, Pierre Le Ruz, Daniel Oberhausen et Roger Santini (Marco Pietteur). Ecrit en 2004 par quatre scientifiques indépendants, ce livre confirme, au vu des dernières recherches, les dangers réels du portable et des antennes-relais.

Sur l'Internet, outre les sites généralistes déjà cités, des pages virulentes contre les « dangers du portable » :

PRIARTEM (Association pour une réglementation de l'implantation des antennes-relais de téléphonie mobile), la plus importante structure fédérant les associations locales en lutte contre les antennes, une mine de documentation actualisée :
http://www.priartem.com

Association des victimes des opérateurs de mobile, nouveau site créé par l'association Agir pour l'environnement, également très active contre les dangers des antennes situées trop près des lieux habités :
www.avom.org/

Comité scientifique sur les champs électromagnétiques :
http://csifcem.free.fr/

Collectif pour une implantation raisonnée des antennes-relais :
http://cirar.chez.tiscali.fr/

Informations pour les copropriétaires et les locataires :
http://www.mon-immeuble.com/dossierantennesrelais.htm

Deux sites personnels :
http://www.ifrance.com/portables/
http://telephone.mobile.online.fr/

En anglais

Commission d'experts officiels européens, plutôt rassurants :
http://www.cost281.org/

Article de synthèse de George Carlo sur les résultats inquiétants du programme américains WTR :
http://www.medscape.com/Medscape/GeneralMedicine/journal/2000/v02.n04/mgm0731.carl/mgm0731.carl-1.html

Rapport du groupe d'experts indépendants commandé par le gouvernement britannique, dirigé par Sir Walter Stewart, paru en 2000.
http://www.iegmp.org.uk/

Nouveau rapport d'experts anglais sur la téléphonie mobile, plus favorable à l'industrie :
http://www.nrpb.org/news/index.htm

Rapport gouvernemental canadien :
http://www.rsc.ca/english/RFreport.html
Résumé en français http://www.rsc.ca/francais/RFreport.html

Rapport gouvernemental américain :
http://www.gao.gov/cgi-bin/getrpt?gao-01-545

Sur les antennes-relais du portable, le congrès d'experts internationaux convoqué par la ville de Salzbourg, en Autriche, recommande des normes d'exposition très inférieures aux normes officielles actuellement en usage :
http://www.land-sbg.gv.at/celltower/

En 2004, la première étude en laboratoire sur l'effet sanitaire des antennes, commandée par le gouvernement hollandais, livre des conclusions très préoccupantes, notamment sur le nouveau système UMTS ou « 3G » (mobiles de troisième génération) :
http://www.gr.nl/pdf?ID=377

Chapitre 5. Des ondes qui soignent

Il n'existe aucun ouvrage ni aucun site web de nature synthétique ou panoramique sur les thérapies électromagnétiques. On trouvera quand même des chapitres intéressants dans les livres déjà cités au début, *L'Homme électromagnétique*, *The Body Electric* et *Cross Currents*. Pour le reste, la documentation est disséminée par catégories de traitement. La très grande majorité des documents est en anglais, et généralement sur le web. Voici les principales références, par ordre d'apparition dans le chapitre.

Les thérapies russes, ukrainiennes ou d'autres pays de l'Europe de l'Est sont encore assez peu représentées sur le Net. Les sites suivants proposent une version internationale en anglais :

Centre IMEDIS de Youri Gotovski, Moscou :
http://www.deol.ru/users/imedis/index_e.htm

Site personnel d'Alexander Doubrov, Moscou :
http://www.apdubrov.da.ru/

MRT (Microwave Resonance Therapy), Serguei Sitko, Kiev :
http://www.sitko-mrt.ukr-info.net
http://zhenjiu.narod.ru/mrt_0_eng.htm

Appareils russes disponibles en Europe :

Le Scenar, un appareil de diagnostic et de traitement, dispose d'un centre de formation en Angleterre, dirigé par une spécialiste russe, Zoulia Frost :
http://www.scenar.info/

L'Amsat, issu de la recherche spatiale, une véritable usine à gaz du diagnostic informatique, débarque enfin en Europe :
http://www.healthbody.ch/AMSAT.html

L'histoire ancienne de l'électrothérapie est encore très peu explorée. Les vieux traités sont épuisés depuis longtemps et rien de récent n'a été publié. Sur le web, il y a peu de choses. Signalons quand même un article bien informé du physicien grec Panos Pappas, qui examine les méthodes anciennes à l'aune de ses propres théories :
http://www.papimi.gr/early.htm

On trouve des images pittoresques d'appareils anciens sur des sites muséographiques comme celui du très sérieux Bakken Museum ou ceux de collectionneurs américains plus farfelus comme Jeff Behary ou Bob Grove, qui n'ont pas une très haute opinion de la valeur scientifique de leur sujet :
http://www.thebakken.org/
http://www.mtn.org/~quack/index.htm
http://www.quackmedicine.com
www.electrotherapymuseum.com/
http://people.clarityconnect.com/webpages2/arcsandsparks/default.html

Le constructeur français d'appareils à courant haute fréquence (« rayon violet ») en usage depuis les années 1920 : Holo-Electron, 55, rue de Bretagne, 75003 Paris, tél. 01 48 87 49 67.

Georges Lakhovsky :

Les livres et les appareils de Georges Lakhovsky ne sont plus disponibles en France, suite à la mort de son fils Serge en 2002. On espère des rééditions.

Un chapitre sur Lakhovsky ainsi que d'autres résumés de recherches anciennes figurent dans *La Vie secrète des plantes*, de Christopher Bird et Peter Tomkins (Laffont, 1975).

The Lakhovsky Multiple Wave Oscillator Handbook, de Thomas J. Brown, est disponible chez son éditeur américain, Borderland Sciences, qui diffuse également un livre et deux cassettes vidéo sur Roy Rife :
http://www.borderlands.com/

Roy Rife :

Sites en français sur Rife :
http://web.wanadoo.be/zone/rife.html
http://perso.wanadoo.fr/webblop/Info/Rife.htm

En anglais

The Cancer Cure that Worked, de Barry Lynes (Marcus Books, 1987), le livre qui a fait redécouvrir Roy Rife, est réédité en édition de poche, on peut le commander sur tous les sites de vente par correspondance, à commencer par Amazon.

Principaux sites sur Rife :
http://www.rife.de/
http://www.rt66.com/~rifetech/
http://www.resonantlight.com/
http://www.rife.org/
http://www.electroherbalism.com/

Antoine Priore :

Dossier Priore, de Jean-Michel Graille (Denoël, 1984), raconte en détail la vie et les travaux d'Antoine Priore. Le livre est malheureusement épuisé. Une réédition s'imposerait.

Sites web en français sur Priore :
http://www.priore-cancer.com/
http://members.aol.com/_ht_a/ccapt2001/decouvertes.html

TENS, stimulateurs électriques antidouleur :

Distributeur français :
Schwa-Médico
http://www.schwa-medico.com/france/
CEFAR
http://www.distrimed.com/
TENS-MEDI
http://pages.infinit.net/tens/

Site américain de l'inventeur, William Shealy :
http://www.shealyhealthnet.com/

CES, stimulateurs électriques crâniens :
http://www.alpha-stim.com/
http://www.mindcare.com/
http://www.alternatives.com/raven/cpain/electmnu.html
http://www.algy.com/anxiety/cranial.html

Champs magnétiques pulsés :
Un fabricant en France : EcoSystem, 3, rue du Parc, 28140 Terminiers,
tél. 02 37 32 10 93, fax 02 37 32 12 36, e-mail ecosystem@wanadoo.fr

Un appareil belge, le TinyScan :
http://web.wanadoo.be/etudesetvie/tiny.htm

Importateur d'appareils allemands :
http://www.centurion-systems.com/magnethum_fr.htm

Un appareil franco-suisse contre la calvitie :
http://www.bx3-4.com/

Deux sites américains :
http://www.buryl.com
http://www.qrsamerica.com

Jacobson Resonator :
http://www.jrse.com/

Panos Pappas, Ion Magnetic Inductor :
http://www.papimi.gr/

TMS (Transcranial Magnetic Stimulation) :
http://www.musc.edu/tmsmirror/WWWpages.html

Hulda Clark :
http://www.drclark.net/
http://www.curezone.com/clark/
http://www.westernherbsonline.com/

Bob Beck :

http://www.sotainstruments.com/
http://www.sharinghealth.com/beckprotocol/buildyourown.html

Des sites d'information ou de vente par correspondance qui proposent divers types d'appareils :
http://www.debmar.com/
http://www.braintuner.com/
http://shell.amigo.net/~stenulson/althealth
http://www.tools4explore.com/
http://www.cerebrex.com/
http://www.altered-states.co.nz/

Appareils allemands, Bio-Résonance et Bio-Information :

Un livre en français : *Le Système MORA ou le rationnel en médecine énergétique*, de Jean-Marie Danze (Encre, 1992).
http://www.delvaux-danze.be/
Sites allemands (avec version anglaise) :
http://www.eav.org/
http://www.med-tronik.de/
http://www.vegatest.com/
http://www.bit-org.de/
http://www.oirf.com/

Appareils similaires en Europe et aux Etats-Unis :
http://www.bri-research.com/
http://www.tb-electronics.ch/
http://www.computerizedstressreduction.com/
http://www.qxsubspace.com/
http://www.quantum-life.com/

Magnétothérapie (aimants) :

En français, le livre classique du Dr Louis Donnet, *Les Aimants pour votre santé* (Dangles, 1991).

Les deux principaux distributeurs d'aimants thérapeutiques par correspondance :

Auris
46, rue Barrouin, 42952 Saint-Etienne Cedex 9, tél. 04 77 92 30 90
http://www.auris-institut.fr/
Bérus
Tufféry, 46310 Frayssinet, tél. 05 65 24 50 59
http://www.magnets-therapy-berus.com/

Des sites américains sur la thérapie par les aimants :
http://members.aol.com/JBainSI/Magnotherapy.html
http://www.planetherbs.com/articles/biomag.html
http://www.magnabloc.com/

Les livres d'Albert Roy Davis et Walter C. Rawls, des chercheurs indépendants qui ont exploré l'effet des pôles Nord et Sud (*The Magnetic Effect, The Magnetic Blueprint of Life, Magnetism and its Effects on Living Systems)* sont toujours disponibles chez Amazon. Leurs résultats sont assez stupéfiants et très controversés.

Chapitre 6. Des ondes qui tuent ?

En français

Les Armes de l'ombre, de Marc Filterman (Carnot, 2000). Le seul livre en français sur la question. A prendre avec des pincettes – à mon avis, cet ancien militaire, spécialiste des radars, fait la part un peu trop belle aux spéculations les plus paranoïaques. On peut lire des extraits sur le site de l'auteur :
http://membres.lycos.fr/filterman/index.htm

Les anges ne jouent pas de cette HAARP, de Nick Begich et Jeane Manning (Louise Cousteau). Traduction française d'un livre écrit par les deux premiers investigateurs à s'être penchés sur cette inquiétante installation militaire américaine.

En anglais

Secrets of Cold War Technology – Project HAARP and Beyond, de Gerry Vassilatos (Borderland Sciences, 1996)

Future War : Non-Lethal Weapons in Modern Warfare, de John B. Alexander (St. Martins, 1999)

Earth Rising — The Revolution : Toward a Thousand Years of Peace, de Nick Begich et James Roderick (EarthPulse Press, 2001).

Au sujet du contrôle mental et des armes psychotroniques, le site américain le plus important est celui du *Mind Control Forum* :
http://mindcontrolforum.com/

Chapitre 7. Vers une nouvelle révolution biologique

En français

Encore une fois, il faut se reporter au livre de Cyril Smith précédemment cité, *L'Homme électromagnétique.* On pourra le compléter avec l'ouvrage ardu mais passionnant de Fritz-Albert Popp, *Biologie de la lumière* (Marc Pietteur, 1989).

A propos des recherches de Jacques Benveniste, on ne saurait trop recommander la lecture du livre *Un cas de censure dans la science – l'affaire de la mémoire de l'eau*, de Michel Schiff (Albin Michel, 1994). Pour les développements plus récents, le site Internet de Benveniste :
http://www.digibio.com/

En anglais

Outre les livres déjà cités, *The Body Electric, Cross Currents, Electromagnetism and Life*, il existe de nombreux ouvrages très techniques qui compilent des articles scientifiques ou des actes de congrès. Deux incontournables, très gros et très chers :

Biological Coherence and Response to External Stimuli, d'Herbert Fröhlich *et al.* (Springer, 1988).

Magnetobiology, Underlying Physical Problems, de Vladimir Binhi (Academic Press, San Diego, 2002).

Sur le web, quelques articles de fond :

Page française sur le chercheur russe Vladimir Binhi :
http://membres.lycos.fr/teslabel/russe.htm

Recherches de Henry Lai, Ross Adey et autres pionniers :
http://www.electric-words.com/cell/research/index.html#adey

Les travaux de l'équipe de Pouschino ont été publiés par les revues *FEBS Letters* (n° 366, 1995, n° 395, 1995), *Biochemistry and Bioenergetics* (n° 43, 1997, n° 46, 1998), *Biophysics* (volume 39 n° 1, 1994) et *Electro and Magneto-Biology* (19-1, 2000).

PS. J'ai conçu cette bibliographie à l'intention d'un large public, désireux d'approfondir les différentes questions soulevées par ce livre. On n'y trouve donc pas les indications qui figurent habituellement dans les bibliographies scientifiques pures et dures, à l'usage des professionnels de la science, à savoir la liste complète de tous les articles et publications scientifiques étayant chaque point développé au cours du livre. Une telle liste aurait rempli une centaine de pages au bas mot. Les chercheurs intéressés trouveront aisément toutes ces références dans les bibliographies spécifiques des ouvrages et documents cités ci-dessus, en particulier les rapports d'experts.

Table

DU MÊME AUTEUR

Je pense donc je me trompe
Les erreurs de la science de Pythagore au Big Bang
Préface d'Yves Coppens
Albin Michel, 1994

« *Espaces libres* »

au format de poche

DERNIERS TITRES PARUS

100. *Le Cercle sacré. Mémoires d'un homme-médecine sioux*, d'A. Fire Lame Deer.
101. *Être à deux ou les traversées du couple*, collectif dirigé par N. Calmé.
102. *La Source du bonheur*, de C. Boiron.
103. *Une passion*, de C. Singer.
104. *Cent prières possibles*, d'A. Dumas. Préface d'O. Abel.
105. *L'Art de vivre au présent*, collectif dirigé par É. Le Nouvel.
106. *Manque et plénitude*, de J.-Y. Leloup.
107. *Le Cercle de Vie. Initiation chamanique d'une psychothérapeute*, de M. Séjournant.
108. *Le Théâtre de la guérison*, d'A. Jodorowsky.
109. *Histoire d'âme*, de C. Singer.
110. *L'Âme de la nature*, de R. Sheldrake.
111. *Au nom de la vérité, Algérie 1954-1962*, de Mgr L.-É. Duval.
112. *L'Art du kôan zen*, de T. Jyoji. (Inédit)
113. *L'Absurde et la Grâce*, de Jean-Yves Leloup.
114 *Le Palais des arcs-en-ciel*, de T. Tcheudrak.
115. *Éloge du bon sens*, de M. de Smedt.
116. *En chemin vers le Bouddha*, d'O. Germain-Thomas.
117. *Pour comprendre l'intégrisme islamiste*, de M. Gozlan.
118. *Le Rêve de Confucius*, de J. Levi.
119. *Un art de l'attention*, de J.-Y. Leloup.
120. *Religions en dialogue*, de J. Mouttapa.
121. *Le Courage de se libérer*, de P. et P. Fenner.
122. *Histoire des Dalaï-Lamas*, de R. Barraux.
123. *Du Sahara aux Cévennes*, de P. Rabhi.
124. *Aux sources du zen*, d'A. Low.
125. *Le Curé de Nazareth*, d'H. Prolongeau.
126. *L'Évangile d'un libre penseur*, de G. Ringlet.
127. *Le Courage de vivre pour mourir*, de N. Masson-Sékiné.
128. *Quand la conscience s'éveille*, d'A. de Melo.
129. *Les Fables d'Ésope*, de J. Lacarrière.

130. *L'Esprit des arts martiaux*, d'A. Cognard.
131. *Sans les animaux le monde ne serait pas humain*, de K. L. Matignon.
132. *L'Arc et la Flèche*, d'A. de Souzenelle.
133. *Adieu, Babylone*, de N. Kattan. Préface de M. Tournier.
134. *Le Gardien du feu*, de P. Rabhi.
135. *La Prière parallèle*, de C. Paysan.
136. *Dieu a changé d'adresse*, d'O. Vallet.
137. *La Danse de la réalité*, d'A. Jodorowsky.
138. *Le Courage de changer sa vie*, d'A. Ducrocq.
139. *Le Maître de nô*, d'A. Godel.
140. *Les Fleurs de soleil*, de S. Wiesenthal.
141. *Khalil Gibran*, de J.-P. Dahdah.
142. *Ces ondes qui tuent, ces ondes qui soignent*, de J.-P. Lentin.
143. *Les Dix Commandements intérieurs*, de Y. Amar.

Composition Nord Compo
Impression BCI, avril 2004
Editions Albin Michel
22, rue Huyghens, 75014 Paris
www.albin-michel.fr

ISBN 2-226-15194-X
ISSN 1147-3762
N° d'édition : 22490. – N° d'impression : 041691/1.
Dépôt légal : mai 2004
Imprimé en France.